U0067367

音樂治療十四講

吳幸如・黃創華　著

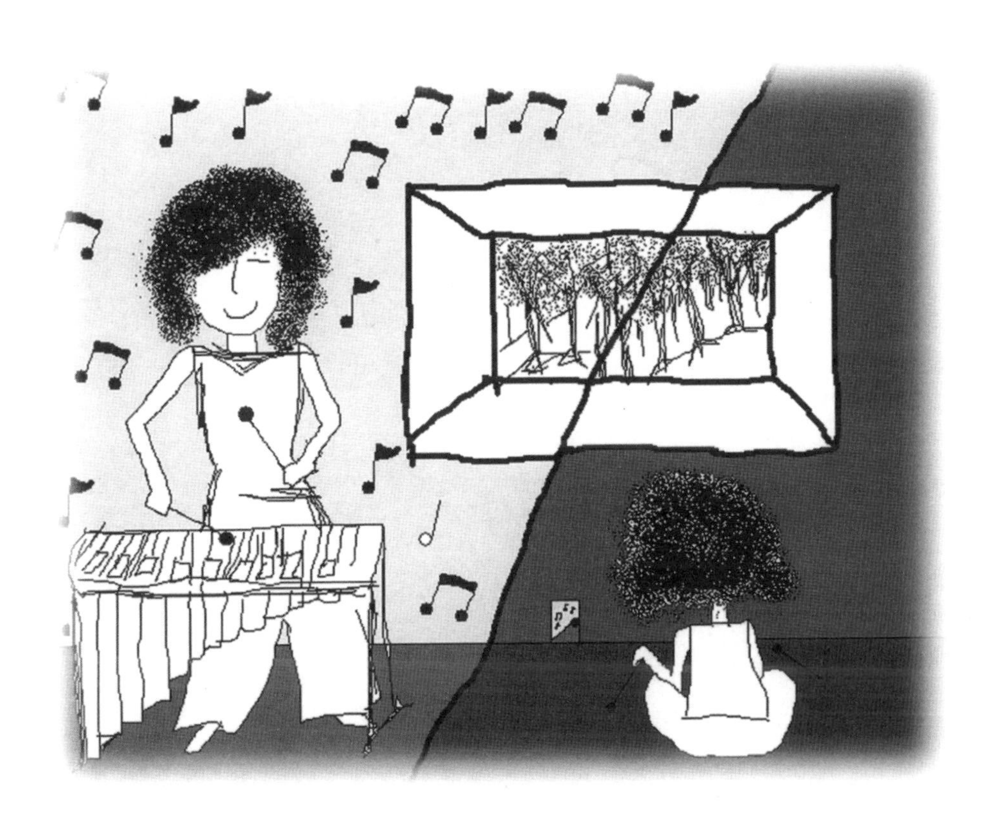

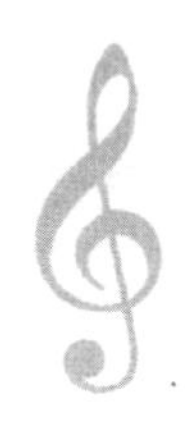

作者簡介

吳幸如

台南應用科技大學幼兒保育系助理教授
社團法人中華國際兒童產業暨教育協會創會理事長
中國國家職業培訓技術指導師（OSTA/CETIC）
淂洣國際嬰幼兒美感教育機構（IAEPECE）副總經理暨執行長
第十二屆台灣奧福教育協會副理事長暨秘書長
臺南市鼓樂協會音樂藝術總監
台灣幼兒早期教育協會教育委員
台灣國際嬰幼兒發展協會教育委員
國際嬰幼兒律動輕瑜伽（IBESY）創辦人
國際樂齡正念手部按摩（IHMME）創辦人
高雄市旗山區旗尾國小校務發展顧問
國科會產學案「兒童正念與遊戲課程設計與實施方案」計畫主持人
中國文化大學推廣教育中心美感教育、兒童正念培訓講師
台南市佛光山慈航幼兒園兒童正念與遊戲輔導講師
台南市迦南美地護理之家樂齡正念手部按摩輔導講師
國際奧福 Orff ／美國 Kindermusik ／表達性藝術國際證照培訓講師

加拿大多倫多大學皇家音樂學院畢業，獲鋼琴演奏與理論教師特優雙文憑，並取得美國桑密特大學音樂藝術教育碩士學位，修習奧福、達克羅茲、高大宜等完整課程培訓，多年來從事兒童美感教育課程之研發與證照推廣，亦為淂洣國際嬰幼兒美感教學系統執行長，擁有中國國家職業培訓技術指導師（OSTA/CETIC）國考資格。多次參與國際音樂治

療研習，引發音樂治療在兒童與特教領域應用的興趣，赴美研修音樂治療課程，為美國音樂治療學會（AMTA）會員，並獲美國表達性藝術音樂治療（EAMT）證照、國際頌缽音療（MISP）證照、美國Kindermusik 音樂藝術（KCL）執照、國際 Birthlight 嬰幼兒瑜伽文憑（BDBY）、國際嬰幼兒按摩協會認證講師（CIMI）、國際幼兒在校按摩合格講師（MISP）、日本フィトセラピー協会植物療癒師（Phytotherapy therapist）、日本ハンドケア協会手部照護師（Handcare meister）、英國（TMTS）按摩治療師協會及加拿大（EAMT）按摩培訓學校認證講師、正念減壓（MBSR）密集班（初階／中階）、正念臨床引導師。

持續推廣兒童音樂教育逾三十年，受邀於中國山東、杭州、北京、西安、寧波等地擔任表達性藝術音樂、兒童正念師資培訓講師，多次主持國中、國小、幼教音樂師資培訓、擔任幼托中心機構之督導、幼兒教育機構兒童正念與遊戲及樂齡正念手部按摩輔導講師，參與各縣市教育局主辦「美感教育」師資養成計畫、亦為教育部國科會產學案「兒童正念與遊戲課程設計」計畫主持人。

曾任台灣音樂輔助治療協會理事，受邀於楠梓特殊學校、南部精神醫療院所、特教機構、養護中心……等從事音樂治療之輔導工作，及各大醫療機構的音樂治療與實務課程之講授分享與示範演練，專業之音樂著作多達二十餘冊。

目前任職於台南應用科技大學幼兒保育系，教授音樂教育概論、美感教育、兒童音樂治療、兒童正念與遊戲、奧福音樂、創造性肢體律動、表達性肢體開發、創造性音樂戲劇、嬰幼兒節奏撫觸按摩、幼兒律動輕瑜伽、嬰幼兒手語歌謠、社區親子音樂、樂齡正念音律舒緩按摩、非洲鼓樂舞蹈、Educational Drum Circle、Drum healing 等課程。

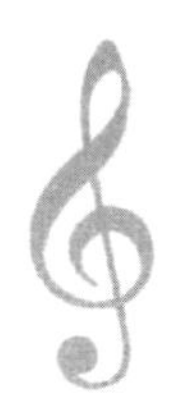

黃創華

嘉南藥理大學嬰幼兒保育學系助理教授
台灣正念發展協會理事
台灣正念學學會正念療育資深督導師
國際 Zerka Moreno 學院認證心理劇導演暨訓練師
台灣心理劇學會認證心理劇導演暨訓練師
國際易術表達性心理治療中心認證 Yi Shu Expressive Therapy Trainer
第一屆臨床心理師高考及格
第一任台南市臨床心理師公會理事長

國立高雄師範大學輔導與諮商哲學博士，國立台灣大學臨床心理碩士。研究興趣為非語言為主的治療模式，包括：心理劇、音樂治療、沙遊治療、戲劇治療等，並長期從事諮商與心理治療、心理劇、團體治療的專業督導，以及正念治療、正念教育的推廣與研究。

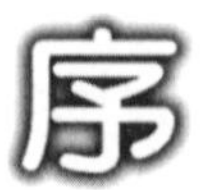
序

多年前吳道愉前總編輯說明心理出版社觀察到學術界與社會大眾的需要，邀請我們共同撰寫一本音樂治療的學術專書時，當時的心情是興奮的，但開始著手後，不免偶爾會夾雜著後悔的心情。主要是在於寫出一本符合自己理想的音樂治療專書，實際上要付出的精力與時間，實在比原本想像的要多出太多。國內外的相關資料也相當豐富，剪裁取捨都頗費思量，即便是章節的安排前後就歷經過三次重大的改動，才有了現在呈現在讀者面前的這個樣貌。

如今書在林敬堯總編輯的手中完成了，我們頗覺歡喜與滿足，能夠把多年在音樂治療理論研究上的思考所得，及臨床實務上的經驗實例整理出來與同好分享，實在是一件有意義且值得高興的事，在此要特別感謝心理出版社的耐心與支持。

撰寫本書的初衷是希望提供一個簡要卻完備的音樂治療多元視角，並且能夠兼顧理論、實務與研究三方面而無所偏廢，以便讀者可以在最短的時間內對音樂治療有足夠的認識。

吳幸如的基礎訓練源自於音樂，黃創華的基礎訓練則源自於心理治療，並且兩人皆有多年的實務經驗，兩位作者的合作正符合音樂治療多元整合的精神，因此本書的內容也能夠符合音樂、教育、心理、醫學、護理、復健……等不同訓練背景的研究者與實務者參考。

本書更盡可能以深入淺出的文字佐以案例故事或活動範例來說明音樂治療的相關內涵，並且在適當的地方用圖表、照片和插圖來增加其可

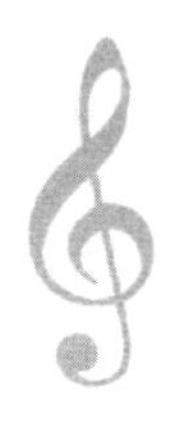

讀性，對於非專業人員的社會大眾來說，也可以輕鬆的一窺音樂治療的究竟。

本書內容共有五大部分。

第一部份是音樂治療概論，包含第一至第三講，主要論述音樂治療的定義、基本要素及其起源與歷史。

第二部分則是理論探討，從第四至第七講詳細介紹四大取向的音樂治療理論，值得一提的是，本書中論及音樂治療理論四大取向的區分法，是作者深入不同理論後的結晶，依此架構可提供不論是心理、音樂、教育或醫療等不同領域的專業人員，都能依其專長訓練，找到最適配其背景的音樂治療模式與技術，拓展其工作範圍，增進其工作效能。

第三部分從第八至第十二講，是音樂治療的臨床實務準則與不同族群的應用，包括：兒童與青少年、一般飽受壓力之苦的成年族群、遭遇種種身心苦痛的特殊成年族群，以及高齡者和安寧療護的音樂治療，這都說明了音樂治療在配合不同人生發展階段時的應用原則和相關事項。

第四部分則是最後的十三、十四兩講，以台灣的音樂治療研究與未來展望作為總結，希望台灣音樂治療除了臨床服務和社會推廣之外，在學術層面上能有更大的提昇與開展。

第五部分則是集中於附錄和散見於各講之中的案例說明與活動範例，總共約四十個音樂治療活動，更增添本書的可讀性、理解性與參考價值，若能配合案主身心狀態、機構情境條件和治療師的臨床應變能力，將可延伸創造出更多的合適活動。

最後要特別感謝林敬堯總編輯的細心、鼓勵、敦促和全方位的支援，他親自執行編輯與校對的工作，為本書增色不少，也要感謝阿年和 Sharkan 為本書繪製的插圖，更感謝有緣在音樂治療相遇的一切師長、同好、學生、案主和他們的親屬，這本書也因你們而更豐富。作者才學有限，錯謬難免，故懇請諸方先進批評指正，以便我們在未來修訂時能即時改正。

吳幸如　黃創華

2006 年 10 月於台南

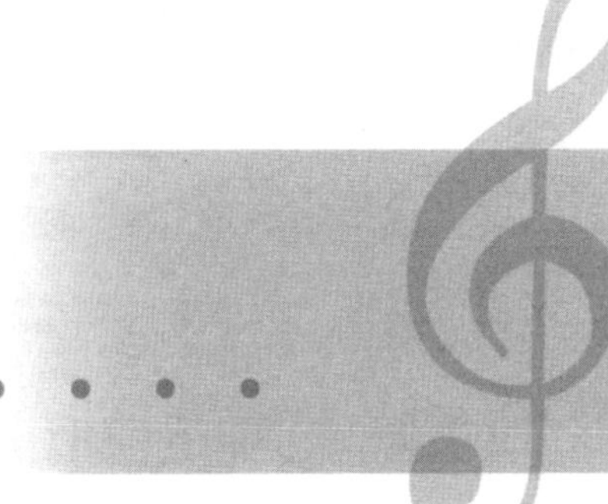

CONTENTS

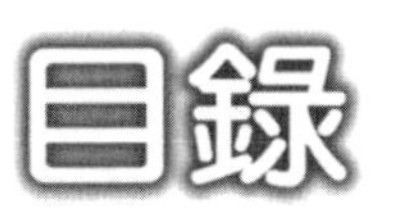

目錄

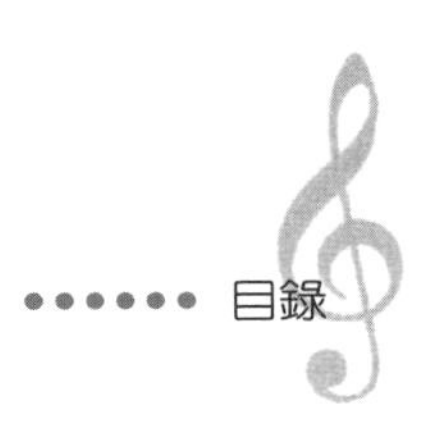

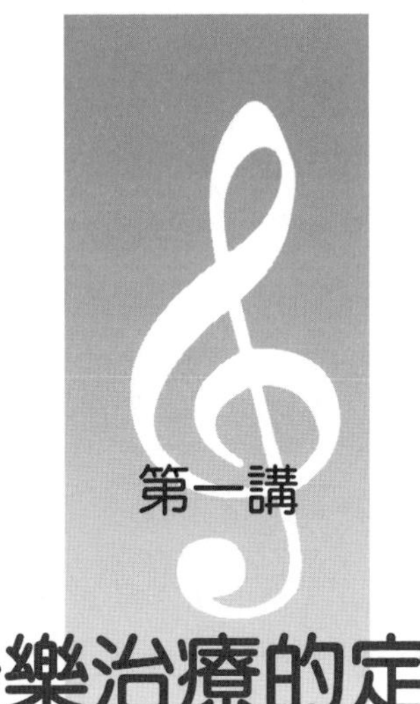

第一講

音樂治療的定義

音樂與治療，看似風馬牛不相及的兩個範疇，放在一塊兒卻又是那麼地自然妥貼。音樂領域和治療領域，一屬藝術、一屬科學；一重感性、一重理性；一偏右腦功能、一偏左腦功能（但只是有所偏重而已，事實上音樂活動影響腦部的範圍相當廣泛。音樂與腦部的關係可參閱 Jensen, 2001）；合而為一成為音樂治療，造成藝術與科學的結合、感性與理性的融合、右腦與左腦的統整，真是相對而又互補的組合。雖然音樂治療是一個嶄新的領域，然而遠古人類的醫療活動總是離不開音樂（例如：總是配合著穩定旋律的咒語），即使目前世界各地的許多原住民部落也還是這樣。古代希臘羅馬的太陽神阿波羅也是同時擁有兩種身分——醫藥與音樂之神，所以音樂治療是一個有著悠久內涵的新興學門。

第一節

音樂

自古以來，音樂的效用就為人所熟知，尤其音樂對情緒和感受有巨大的影響力。它使人平靜，也使人興奮；助人入睡，也讓人清醒；更可幫助我們表達超越言語的深刻情感，如：愛、悲、喜、憂……等不易表達的深邃情緒。

舉例來說，週末好不容易賦閒在家，泡了壺好茶，準備了喜愛的零嘴，隨手轉了台電視節目，想要找個可以消磨一個下午的節目。當你找到電影頻道後，是不是一「聽」就知道它可能是哪一類的影集？雖然你不知道它的片名、前面演了些什麼，但你就是能馬上知道它可能是驚悚恐怖片、幽默滑稽片、警匪追逐片，還是文藝愛情片……。因為不同類型的片子會配上相對應的音樂來襯托戲劇的張力，所以我們一「聽」就知道了！

顯然音樂詮釋深刻情感的力量和效率，是無可替代的。缺少了音樂的影片，將會減損多少重要的元素！而且影片結束了，好的音樂還可以單獨存在，譬如：電影「鐵達尼號」、「真善美」、「屋頂上的提琴手」……的主題曲，或卡通影片「獅子王」、「頑皮豹」、「科學小飛俠」、「小甜甜」……的片頭音樂；年代久遠之後，當我們再次聽到時，我們不僅憶起影集片段，還可以重溫當年的情懷。對很多人來講，這還是一段他們可以彼此分享的美好共同記憶！

拜現代科學之賜，音樂更是隨手可得，更與現代人的生活分離不開。例如：有時作者在滂沱大雨的午後，馳騁在高速公路上，飛車趕往另一個城市開會，緊湊的步調和繁重的工作讓肌肉僵硬、心情急躁、呼吸急促、思緒昏亂……，這就是現代社會的生活步調。你是不是也常有這樣的經驗呢？就像塞在車陣的時候？

轉念間，扭開音響，一首巴海貝爾的卡農組曲（Pachelbel: Canon in D），配上海潮聲背景的曲子，隨著漸緩加強的悠揚樂音，思緒也漸被牽引脫離世俗雜念，規律反覆的節奏讓我的身心回歸原有的韻律，呼吸漸漸平緩、思緒慢慢沉澱，身體緩緩鬆弛、煩憂層層脫落。間或來而復返的海潮音讓我化身成大海中嬉遊的海豚、躍起落下、尖聲鳴叫、穿梭迴游、應和唱答。不知不覺間，到了交流道，該下高速公路了，在進入會議廳之前，身心煥發，又是一段美好的時光。

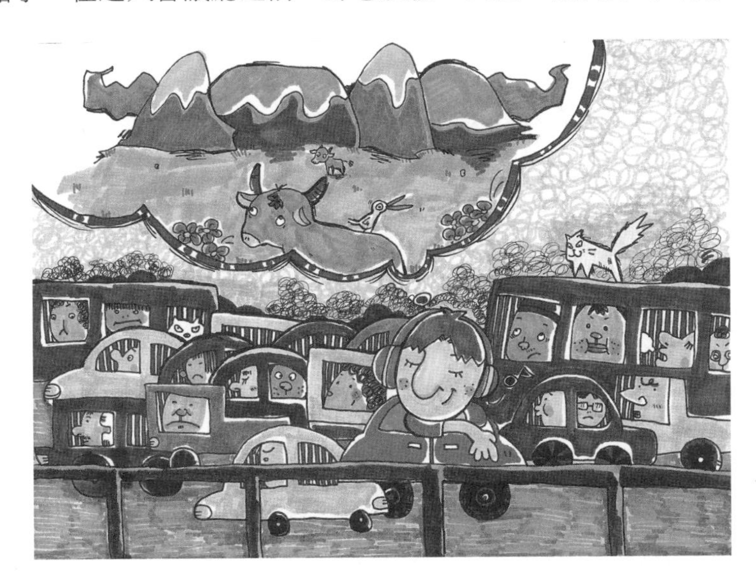

音樂減緩治療的痛苦不適

近年來，國內民眾和專業人士對音樂治療的興趣大增，原因可能和社會的複雜化和高壓力有關；除此之外，音樂具有的美感特性可能是最重要的原因之一。音樂讓我們總是聯想到美好的情感與事物，反之，治療卻讓我們總是聯想到抗拒、痛苦，能免則免，諱疾忌醫不是一個正確的態度，但卻是一般人常有的心態。因此，如果進行治療時可以伴隨美好的感覺，或者說在美好的情境下進行治療，甚至「美好的音樂」本身就具有不凡的治療力量，那不是相輔相成嗎？音樂治療就是「音樂」與「治療」的完美結合，使用音樂治療的人需要同時具備音樂素養和治療能力，這並非一件容易的事情。而且，音樂治療也可能因誤用而產生一些傷害，所以在流行的背後，需要對音樂治療有更多正確的瞭解，才能享受其利益而避免其害處，本章將介紹音樂治療的基本重要概念和定義。

音樂提供迴轉更新的空間

音樂可以穿透肉體的限制與困頓，撫平心靈的疲憊與煩憂，帶領魂靈上遊天際高山，下探海洋深谷，遠赴無盡穹蒼與浩瀚宇宙。隨著印地安排笛的樂音，我們如同遨翔在蔚藍天空上展翅的蒼鷹，俯瞰著安地斯山脈綿延不盡的翠綠；隨著鯨魚高亢的鳴叫，海豚飛躍的舞姿，我們的心思徜徉起伏於波光粼粼的大洋海面；隨著葛利果聖歌的莊嚴寧靜與西藏喇嘛的吟唱梵唄，我們的心靈將創造出一片不受時空限制的內在淨土。這就是音樂可貢獻的一個重要特質——讓我們可以在需要時，暫時躍出煩亂的環境，在選擇之音樂所創造的空間中沉澱凝定，得到更新與重獲活力（renew/refresh），這也是音樂具治療潛力的最基礎要素。

現代音響的普及讓音樂隨手可得，無論我們是身處動彈不得的台北街頭車陣中，還是在緊張繁忙的辦公室裡，音樂都能讓我們暫時脫離慣性的反應，轉換意識之狀態，回歸身心的秩序，使生活的逼惱變得比較可以被忍受。如此說來，音樂是一種逃避的工具嗎？並非如此，除非是對音樂已經過度的陷溺成癮，否則對大多數人來說，音樂只是一個迴轉空間，就如著名的心理學家 Anthony Storr 所說：「無疑的，音樂提供了一個暫時避開外在世界喧囂的途徑。這個過程是在更新振奮，其作用就像沉思或睡眠對心理內容所做的審查、篩選及重整」（張嚶嚶譯，1999，頁 161）。

就像天主教徒有時需要避靜（retreat），東方佛道信徒要坐禪（meditation）或閉關，或者一般宗教信徒的早晚功課及早晚禱告一樣，暫時的退隱是為了向前邁進的預先準備，如同中國《易經》哲學所宣示的陰陽互補、循環往復的道理一樣，有進就要有退，有退才能再進。因此 Storr 又說：「這個過程本身就有助益。**那不是在退化，而是『以退為進』**，是暫時的隱避，促使我們的心靈進行內部的重整，進而有助於我們適應外在的世界，不是提供一種逃避」（張嚶嚶譯，1999，頁 162）。

音樂是人類美好情感的展現

人類除了生存與功能的生活之外，還會試著注入美感與活力在生命之中，以獲得更高的成就與滿足。除了會欣賞落日的絢麗色彩、花朵的繽紛美麗、浪潮的奔騰洶湧、溪澗的蜿蜒曲折……等自然美景，更懂得用繪畫、舞蹈和音樂……等藝術媒材來予以重製再造，並加上創造者的內心體驗，與鑑賞者的深心共鳴，以賦予生命更豐饒的意義。

今天我們從音樂會、電視、唱片、廣播……接觸音樂的機會已非常頻繁；在成長的過程中，我們也有過參加合唱團、聽音樂會、買唱片、演奏樂器的經驗，甚而在種種公共場合，像是超市、遊覽車、餐廳、美容院，亦處處皆是音樂；從遙遠的非洲、南美洲、東南亞、澳洲部落到現代文明的歐洲街頭音樂，皆不難得知，音樂從亙古至今，一直與人類的生活習習相關。

音樂是現代人紓壓減苦最簡便有效的方法

然而，人們雖有燦爛的音樂文化，但另一方面，隨著時代的變遷工商業科技的發達，為壓力所苦的人也越來越多。壓力成為現代人的共同經驗之一，是人人煩惱疲憊的罪魁禍首。因此，學會減緩壓力或壓力免疫是身為現代人的必修功課。所謂壓力免疫就是在壓力形成之前就預做防範，適時紓解，以避免其重複累積，而致身心病變時，就不容易處理了。

但日日生活於忙碌疲憊中的現代人，迫切需要的不是高深系統的知識，及繁複困難的技巧，而是輕易就能轉換心情、恢復精神的方式。而「音樂」正因具備這項重點而備受重視，它能經由聆聽或吟唱，發揮難以想像的強大力量，藉由音樂的交流，調劑身心、抒發情緒，促進身心的健康平衡。

自古以來，音樂就和人類的生活密不可分，我們透過語言傳達互相的訊息，更透過音樂聯繫彼此的心靈深處，甚至幾個世紀以前的偉大樂音都還能悸動現代人的心靈。音樂可以為我們打開一個新鮮的空間，讓我們悠遊於彼，宗教音樂讓我們魂神超拔，冥想音樂讓我們平靜安詳，進行曲讓我們熱血沸騰，音樂讓我們暫忘現實壓力的逼惱，讓身心安憩，待氣力舒活後再回來面對困境，那時也許本來無力解決的難題也就迎刃而解了。工商社會的生活裡有了音樂，就像沙漠中發現綠洲，帶來微風與甘泉。

第二節

治療

人生在世，避免不了種種身心、環境、人際或靈性（生命意義之追尋）的逼惱痛苦，因此各種不同形式的治療方法亦應運而生，治療是指這逼惱痛苦狀態的改善，也含有關懷、陪伴之意。狹義的治療指的是症狀的解除，理想是完全治癒，但許多疾病是無法完全治癒的，像慢性疾病或是嚴重的心理疾病，因此廣義的治療包括症狀的緩解或延緩惡化；此外，最廣義的治療則尚包括疾病的預防。音樂治療主要是一種輔助療法，在不管狹義或廣義的治療活動中，都占有重要的一席之地，因此其應用範圍極其廣泛，如果說任何想得到的治療領域，都可能借用音樂的某些元素予以協助，並不算是誇張的說法。

音樂對人類的影響雖然是多方面的，但最顯著的還是在於情緒，所以音樂和心理治療的關係也很密切，古代中國音樂哲學名著《呂氏春秋・適音篇》就說到「故樂之務在於和心」，在理解音樂治療之先，對心理治療也應該有一個概括的理解。心理治療基本上是一個人際互動的歷程，在此歷程中治療師表達出對病人的瞭解、尊敬和協助（Weiner, 1998）。正式的心理治療定義依據不同的理論而不同，心理治療大師 Wolberg（1988）就列出著名心理學家的心理治療定義，達三十九種之多，而經整理之後，歸納出一個較為人們所接受的心理治療定義是：

> 心理治療是由受過訓練的人，審慎有計畫的與個案建立起專業關係，透過運用心理學方法，來處理情緒本質的問題，使達到

下列三類目標：

1. 消除、改正或延緩已有的症狀（removing, modifying, or retarding existing symptoms）。

2. 調整令人困擾的行爲模式（mediating disturbed patterns of behavior）。

3. 促使正向的人格成熟與人格發展（promoting positive personality growth and development）。

在此定義下的治療方法多達數百種，因此 Wolberg 再對心理治療做系統性的分類，依照治療目標之淺深可分成三種層次的治療，即支持性治療（Supportive Therapy）、再教育治療（Reeducative Therapy），以及再建構治療（Reconstructive Therapy），這個分類系統有助於我們掌握心理治療理論大家族中不同方法的定位。三個層次的主要內涵與治療目標整理如表 1-1。

有一點必須注意的是，雖然治療層次深淺有別，但並不表示層次愈深的治療就是愈好的治療，而是要取決於案主的實際需要。治療方

表 1-1 心理治療的層次及其目標

治療層次	治療目標
支持性治療	目標在於減輕案主的痛苦及消除症狀，恢復案主的控制感，使其功能恢復到較好的水準。
再教育治療	目標在於調整不適宜的行為型態，幫助案主利用現有的資源，尋求更滿意的工作適應，人際適應及社會適應。
再建構治療	目標在於深層的領悟，藉由解除阻止案主成長的人格障礙，而發掘出新潛能，也讓案主之人格結構有重組的機會，以趨於更加成熟。

法的選取，主要是考慮到案主的動機、需求及接受改變的能力來決定治療的目標。如果案主動機強、準備度夠，即使短期表面的處理都可能獲致意想不到的進展；相反的，即使運用深度的治療技巧，但案主動機弱、準備度不夠，恐怕事倍功半，甚至一無所獲。不過整體來說，層次較深的治療技巧通常需要較專門的訓練。

雖然音樂治療基本上是輔助療法，在 Wolberg 的分類中，音樂治療和輔導（guidance）、緊張控制（tension control）、環境治療（milieu therapy）、藝術治療（art therapy）、戲劇治療（drama therapy）、舞蹈與動作治療（dance and movement therapy）、詩詞治療（poetry therapy）等療法主要被歸在支持性治療的層次（參見 Wolberg, 1988, Chap. 16）。但在合格心理師或治療師的適度運用及配合其他療法情況下，也可達到深層效果，端視治療師的訓練和案主狀況而定。因此音樂治療亦可依臨床介入深淺區分不同的層次，Wheeler 認為音樂治療可以分成三類：1.活動治療（music therapy as an activity therapy）；2.再教育為主的洞察治療（insight music therapy with reeducative goals）；3.再建構為主的洞察治療（insight music therapy with reconstructive goals）（Unkefer & Thaut, 2002），這個分法和上述 Wolberg 的分法有些類似。

為方便說明起見，以下將以案例解說音樂治療三個不同層次的運用。由於很少有同一案主同時接受完整三種不同層次之音樂治療，因此筆者綜合、濃縮數個實際經驗的拼裝意象（composite image）案例（引用自黃創華、吳幸如，2004，經授權使用），以英英（化名）代表之，以保護案主隱私，也便於此處的解說，但不代表以下的治療程序是固定不變的模式。

英英（化名）是一個脾氣暴躁，常和同儕衝突的六歲女孩，被媽媽帶來找治療師，治療師讓其有機會盡情用樂器敲打、唱歌、律動，和以舞蹈來發洩情緒，慢慢的，她可以用話語來表達其心情，暴怒衝突的情況漸漸減少，此即爲支持性的音樂治療，是以活動爲主的，而不論及是否有內在的領悟。

後來，有一次治療師要英英選兩種樂器來代表她相反的兩種心情，利用這兩種樂器來代表不同的心情，英英選了大鼓和沙鈴，治療師讓她用樂器盡情發揮。後來治療師問英英敲大鼓的心情如何，想到什麼？玩沙鈴的心情又如何，又想到些什麼？英英說敲大鼓時想到媽媽罵人的樣子，而玩沙鈴時想到媽媽唱歌、唸故事給英英聽。媽媽在旁邊聽到這些話，都忍不住笑了起來。後來治療師問媽媽有沒有注意到，英英玩沙鈴的時間很少，而大鼓卻敲得又重又急，媽媽聽後若有所悟，眼睛似乎也閃著淚光。後來幾次，媽媽和英英都說母女的互動和感情好多了，而英英在幼稚園的人際關係也有進步。此即爲再教育的音樂治療，案主領悟其行爲模式，但對行爲模式之來源並不一定有洞察領悟。

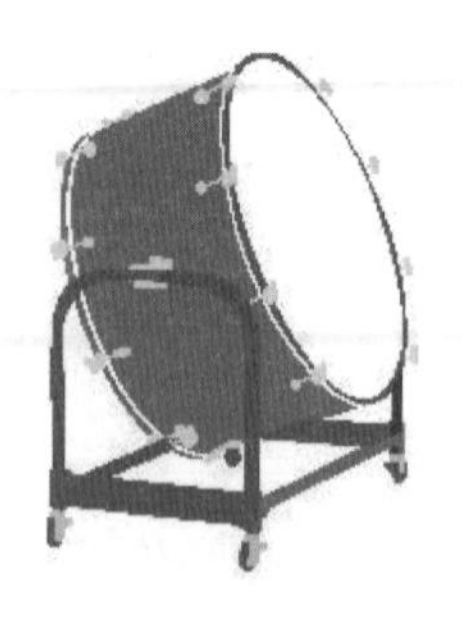
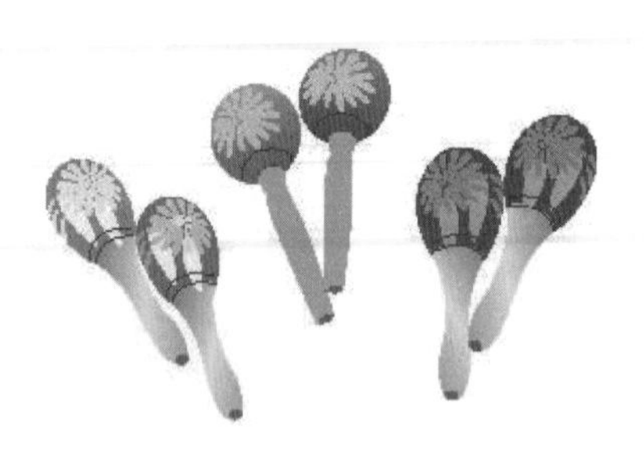

一段時間後，英英的母親單獨來找治療師，說她雖然不再亂打英英，但是有時會有無名的怒火，很怕自己控制不住又重蹈覆轍。於是治療師以音樂引導想像技巧來帶領她探索自我，在音樂引導與聯想中，她回想起自己也有一個滿腹牢騷，脾氣暴躁的母親……，此爲再建構的音樂治療。

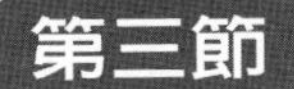

音樂治療

著名心理學者 R. J. Corsini 在其所編著的《心理學辭典》（Corsini, 2002）對音樂治療（music therapy）做了兩個簡明的描述：

1. 使用音樂來治療心理疾病（mental disorders），有時也叫 musicotherapy。

2. 運用音樂附屬於（adjunct to）治療或復健中，在特別訓練之治療師的指導下，音樂治療計畫將根據個人的需求提供種種聆聽或參與的經驗，譬如：經驗分享、情緒表達、鬆弛歡樂……等，有時也叫做 musical therapy。

因此音樂治療有兩種主要的形式，前者又叫「以音樂來做治療」（music as therapy），後者是「在治療中使用音樂」（music in therapy），也可看出音樂具有治療功效顯然是無庸置疑的。然而音樂與一般醫療、身心復健、心理諮商及心理治療……等的結合，而成為一門正式的學科，則可說是由 1950 年代美國國家音樂治療協會（The National Association for Music Therapy, NAMT）的成立開始確立。而保羅．諾多夫（Paul Nordoff）和克立弗．羅賓斯（Clive Robbins）於 1959 年特為殘障兒童發展出的「諾多夫．羅賓斯音樂治療法」（Nordoff-Robbins Music Therapy），更是廣受舉世矚目與好評。

但是音樂治療到目前為止，仍然是一門發展中的新興學科，所以其定義繁多、不一而足。音樂治療是由英文 Music Therapy 翻譯過來的，而這一個名詞也是 1950 年美國國家音樂治療協會成立時所採用的，迄今只有五十多年的歷史。音樂自古以來即被認為是一種溝通的

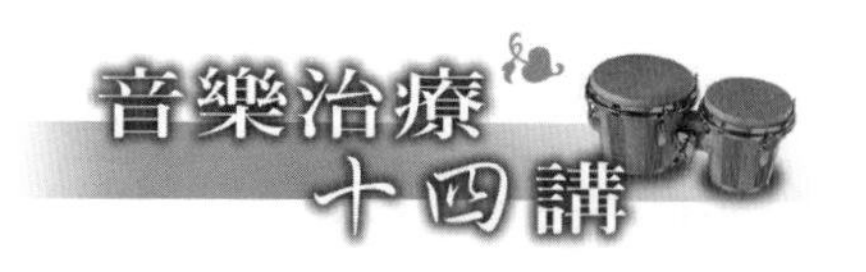

語言，和自我表達的方式（Storr, 1992），治療則有照顧、幫助和處理的意思（張初穗，1994）。所以音樂治療即是以音樂為溝通的媒介，以增進個體身心健康的一種治療方式（Schulberg, 1986）。

許多專家從不同的層面給予音樂治療不同著重點的闡釋，以下列舉一些重要的意見以供參考。Alvin（1975）認為音樂治療是將音樂以人為的方式應用在患有生理、心理、情緒障礙之兒童或成人身上，以有助於治療、復健、教育與訓練之進行。Gaston（1968）提出音樂治療是將音樂所激發出來的治療功能應用在改變或矯正患者的異常心理或行為。Prinsley（1986）認為只要有計畫且控制性地使用音樂來達到治療性目的，便可稱為音樂治療。Gauthier 和 Dallaire（1993）則指規劃性地使用音樂及其要素，以幫助患者於治療期間達到身體、心理、情緒之統合，稱之為音樂治療。由此我們可以看出，在音樂治療發展的早期階段，音樂治療的定義強調在異常或病理族群的服務上，但隨著年代演進，音樂治療的定義漸趨擴大與完整。

第一個全美音樂治療組織 NAMT 在 1977 年發行的手冊《以音樂治療為生涯》（*Music Therapy as a Career*）中，對音樂治療所下的定義就較為統整清晰多了。

> 音樂治療是音樂治療師在治療環境中，藉由音樂來恢復（restoration）、保持（maintenance）及增進（improvement）個體心理與生理上的健康作用，以使個體在行為上帶來所欲求的改變。這種改變能使個體在進行治療後，對自己及所生存的環境有較大的瞭解，因之達到良好的社會適應。

而著名音樂治療學者 Kenneth E. Brusica 對音樂治療的定義較諸前賢都更顯精詳、完整且具體（Brusica, 1991）。因此，本書將依此定義做為討論音樂治療的基本架構。

音樂治療是一個人際互動歷程（interpersonal process），在此歷程中治療師使用音樂和其所有面向（music and all of its facets），譬如：生理的、情緒的、心理的、社會的、美學的以及靈性的，以幫助案主去增進（improve）、恢復（restore）或保持（maintain）健康。在某些情況中，案主的需求可直接藉由音樂的要素來達成，在其他情況，案主的需求則是藉由強調治療師和案主的人際互動關係，或者團體中的人際互動關係來達成。在治療中所運用的可以是特別由治療師所創造的，也可以是由案主自己創造出來的，或者是在文獻記載中已存的不同時代、不同風格的音樂類型（Brusica, 1991, p. 5）。

由 Brusica 的定義可以看出，他和 Wolberg 對心理治療的定義在架構上是頗為近似的，我們也可以進一步據此討論音樂治療的內涵應包含的要點：1. 人際互動歷程；2. 治療師；3. 音樂要素；4. 音樂治療的功能；5. 案主；6. 音樂治療的方法與形式。我們將在下一講分別闡述這些要點。

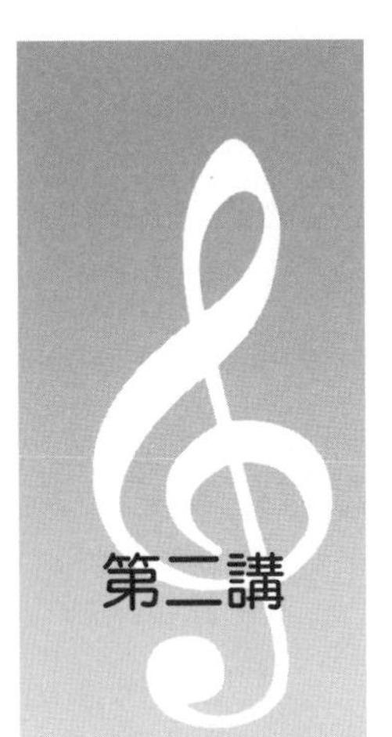

第二講

音樂治療的基本要素

在 Brusica（1991）的定義中可以看到音樂治療的基本要素，應包含以下六大要點，為了對音樂治療有更完整的掌握，這一講將分別逐項說明之。這六大要點包括：1.人際互動歷程（interpersonal process）；2.治療師（therapists）；3.音樂要素（elements of music）；4.音樂治療的功能；5.案主（clients）；6.音樂治療的方法與形式。

第一節

人際互動歷程

治療是如何發生的呢？或說，治療的機制何在？雖然不同的理論學派有不同的說法，但是目前治療學界都一致同意的是「關係」（relationship）為治療的最重要基礎。不管是音樂治療、舞蹈治療、遊戲治療或心理治療，音樂、動作、遊戲媒材或任何治療技巧雖然都很重要，但是如果沒有治療者提供、創造出之尊重、溫暖、興趣、關懷、瞭解、真誠、同理、相互分享、接納、欣賞的人際互動氣氛，案主不可能真實展現自我而發生較深的改變。不可忘記的是，治療永遠是發生在人與人之互動歷程中的。

《聖經》（請參閱「撒母耳記上・第十六章・掃羅召大衛鼓琴驅魔」及「第十八章・婦女讚大衛之勇掃羅不悅」）中有個早期音樂治療的故事非常有趣，也可以適當地說明「治療關係」在音樂治療中扮演之角色的重要。

話說以色列王掃羅被邪靈所折磨，僕人建議找伯利恆城中耶西的兒子，善彈琴的大衛來治療掃羅。大衛來了，服侍掃羅，掃羅很喜歡他，選他替自己拿兵器，跟在身邊。從那時起，每當上帝差來邪靈附在掃羅身上的時候，大衛就拿起他的豎琴來彈，邪靈立刻離開掃羅，掃羅就覺得爽快舒適。後來大衛在戰場上屢見奇功，以色列的婦女都唱道：「掃羅殺死千千；大衛殺死萬萬！」因此掃羅開始妒忌大衛。第二天邪靈又來，掃羅像瘋子一樣的胡言亂語，大衛像往常一樣彈著豎琴，可是這次掃羅卻拿著矛要殺死大衛。

所謂的邪靈，以現代的眼光看來，大概指的是掃羅因為身心失衡引起的行為錯亂，而大衛的豎琴顯然發揮了極大的治療功效。然而讀者們不知道有沒有注意到一件非常有趣的事，那就是爲什麼故事開始時，豎琴的樂音可以平息掃羅的身心煩憂，而後來卻失靈了呢？樂音有時可以有療效，有時卻沒有療效，原因何在呢？從《聖經》的例子可以很清楚的看出，有效無效的原因來自掃羅和大衛之間「關係」的變化，也就是案主和音樂治療師相互關係的品質是影響療效的重要基礎因素，掃羅信任大衛時，豎琴就可以治病；掃羅妒忌、不喜歡大衛時，音樂技巧再高明也不會有用了。

這是想要正確應用音樂治療的人需特別留意的重點，除了 Bruscica 強調治療師與案主或團體成員之間之人際互動關係外，Association of Professional Music Therapists（APMT, 1990）也強調音樂治療是在治療師與案主之間建立的交互關係（mutual relationship），這種關係的成長是促使改變發生的基石，治療師要尋求建立互動、分享的音樂經驗，以引領治療目標的達成。Bunt（1994）也強調音樂治療是建立在治療師和案主之關係的培育、進展之中的。Boxill（1989）更把關係再細分為：1.案主和自我、他人及環境的關係；2.案主和音樂的關係；3.案主和樂器的關係；4.案主和治療師的關係。這是音樂治療實務者和研究者都應該注意的要點。

第二節

治療師

治療師指的是在音樂治療活動中提供服務的人，他可以是音樂治療師（music therapists）以及對音樂治療感興趣的其他專業人員（AMTA, 2005），他除了要有音樂的相關素養和訓練外，也需具備生理學、心理學及治療的相關知識，以及對服務對象的特性及病理學知識的瞭解。

東京音樂療法協會會長村井靖兒博士（吳鏘煌譯，2002）提到，在日本目前執行音樂療法的有醫師、護士、音樂治療師……等；我國著名的輔導學者劉焜輝教授（1994a）也說：「歐美各國音樂治療師專業人員以及培養此專業人員的教育機關已經建立起來，但是，並非只由此專業人員實施音樂治療，乃是由醫師、心理學家、教育家、音樂家、作業治療師等不同職業類別的人所實施，許多國家尚無資格制度與教育制度可言。」劉焜輝進一步強調「今日談音樂治療，必須先認清，其內涵尚在摸索中，有待今後的研究與充實（頁 21）。」

以上談的都是專業的治療師，如果更廣義的說，是對音樂治療有足夠知識的非專業人員，以音樂治療的原則來自我協助，則此治療師就是指自己，此可謂之「音樂自我療法」。

第三節

音樂要素

音樂治療無疑是以音樂及其相關要素為主的治療活動。音樂是有組織的聲音活動，包括節奏、旋律、和聲，創作者必須通過生理及心理的反應活動，將聲音的基本要素互相作用並組織起來，才能形成音樂（郭美女，2000）。音樂具有相當廣闊多向度的特性，它可以刺激生理反應（例如：放鬆肢體）、情緒反應（例如：喜怒哀樂）、心理反應（例如：想像與自我表達）、社會互動（例如：藉由參與音樂活動提升人際行為的適應能力）、美感和精神靈性的超越體驗。

Hanslick（引自郭美女，2000，頁 196）說：「音樂的原始要素是規律而悅耳的聲音。」中國音樂氣功治療師吳慎博士解釋他的治療原理說道：「美妙的音樂不但能使練功者放鬆和入靜，而且通過聲波振動使人體氣場（內氣、能量流）運動加強，從而改變原來病態磁場的運動方向……以調整機體內的生物分子序列，使紊亂的生物場機能轉變成有序化狀態。」（吳慎，1998；Wu, 2001）所以音樂治療中，規律或者秩序扮演最核心的重要角色。英文的疾病即 dis-order，也就是失序，而治療就是讓失序的恢復成有序化狀態（order）。

第四節

音樂治療的功能與效果

音樂治療和一般音樂活動、音樂鑑賞或音樂教育雖然相關卻大不相同，它是一種音樂的特殊運用（NAMT, 1983），目的在達成生理、心理、人際互動、靈性上的健康狀態，而不完全是審美或技巧的訓練。

一般論及治療，通常有兩類的問題值得研究。其一是該治療「是否」有用？其二則是該治療「為什麼」有用？前者和療效問題有關，後者則是和療效因子有關。也就是要知其然，也要知其所以然。

在此先不擬做詳盡的療效或療效因子的論述。我們先討論更基本的問題：也就是音樂有什麼功能？便於以後討論到這些功能如何應用在音樂治療中時，會有所助益。

音樂的功能

從音樂的風格多變和應用普遍，就可以知道音樂的功能是相當廣泛的。從巴哈「布蘭登堡協奏曲」到伍佰的「浪人情歌」，音樂的旋律、節奏、和聲、曲調……其風格截然不同，功能也自然有異。青少年喜好震耳欲聾的重金屬或搖滾樂來展現他們的心情與活力；而母親哼唱著輕柔的催眠曲撫慰孩兒入睡；軍隊以雄壯的進行曲來鼓舞士氣，提振士兵的戰鬥精神；老年人從懷舊歌曲中重溫往日時光；在醫院的候診走廊播放輕柔的音樂，可以幫助幫助病人及家屬減低焦慮、放鬆心情；工作場合的音樂可提振精神，增加工作效率……。

音樂除了在上述日常生活中的功能外，某些商業場合也常用不同類型的音樂來達到不同的效果。舉例來說，通常強調氣氛取向（通常費用較高）的餐廳，會播放幽雅平緩的古典音樂，讓人可以安靜舒適的慢慢地享用美食，而且播放的音量也較輕柔；反之，強調方便的速食餐飲，店中音樂總是讓人聽不清楚對方談話，而且多是節奏快速的曲子，讓人不知不覺中就快快地吃完東西，或打包外帶走人；再者，當你在大賣場或百貨公司聽到費玉清唱了「晚安～晚安～再說一聲！明～天～見！」你就知道該拿的東西趕快拿，不然就來不及結帳了。

所以不同的音樂應該有不同的用法，放錯位置，結果可能比沒有音樂還要更悲慘！溫愛玲（1996）提到有家知名飲食連鎖店，當初成立時可沒這麼風光，甚至營業額老是「長黑」，可是檢討起來，食品可口、環境清潔、服務親切、價格不貴，那究竟是為什麼呢？經過投資的日本人來台調查才發現，問題出在音樂。原來店中一向多偏好慢吞吞又令人感傷的歌曲，顧客不自覺地用餐速度也變慢了，而且哀傷的曲調也讓人食慾減退；後來換了輕快的音樂，果然沒多久就生意興隆。所以想開餐廳，一心一意想營造自己獨特的品味，如果不在意賺不賺錢，那倒是無所謂，但也想賺錢的話，不研究研究音樂是不行的！

音樂也常被用來當作一段時間的開始和結束，這比口語的宣達來得更容易被接納。作者（吳）記得學生時代，同住室友每天晚上都先用錄音機設定時間及選定共同喜好的樂曲，當作明天早上的 Morning Call，當第二天早上時間一到，耳邊就想起歌手潘越雲「守著陽光，守著你……」的聲音，於是這一曲也成為了我們的室歌；此外，作者（黃）當兵時，早上聽到起床號，就知道痛苦的一天又開始了，晚上聽到「南屏晚鐘」就知道又挨過了一天，但這總比老是聽到班長大聲嘶吼「起床」、「三十秒內床上躺平」來得好過多了；寺院裡也常用晨鐘暮鼓來顯示作息的規律；在音樂治療活動中，例如：兒童音樂治療常用「哈囉歌」讓小朋友知道治療即將開始，用「再見歌」來告知治療的結束（「哈囉歌」與「再見歌」可參見本書的附錄）；由此可見，音樂之用，大矣哉。

此外，無庸置疑的，音樂的功能也常結合醫療應用，它可減輕疼痛、舒緩壓力、降低焦慮、集中精神、轉移注意、消除疲憊、轉換氣氛、化解不安、提振活力、宣洩情緒、促進食慾、幫助入眠……，不論是牙科、婦產科、開刀房、小兒科、精神科……都普遍應用。音樂可幫助孕婦減少分娩的緊張、減低疼痛病人的用藥需量、舒緩精神病人情緒、協助復健病人的肢體協調、促進特殊兒童的認知及語言學習……，音樂的功能之多之廣，實難一一細述。

音樂功能的分類

因此，音樂的功能如何分類，是一件頗為不易的工作，因為牽涉到分類角度的問題，不同的立場就有不同的分法，例如：可以從健康狀態來分類，也可以依年齡層來分類，也可以依音樂類型來分類

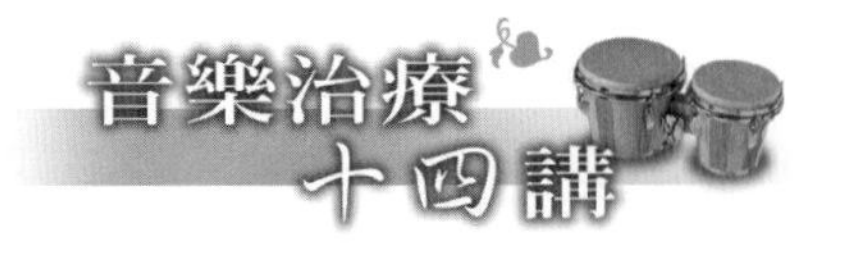

……，任何分法都難分軒輊，重要的是分類的目的何在。在本書中，我們是以治療的角度為重，因此音樂功能的分類是以其對健康的影響來劃分。

根據世界衛生組織（World Health Organization，簡稱 WHO, 1946）的看法，健康是指人在生理、心理及人際上的安適狀態，不只是沒有疾病而已。而美國精神醫學會（American Psychiatric Association，簡稱 APA, 1994）在第四版的《精神疾病診斷統計手冊》〔*Diagnostic and Statistical Manual of Mental Disorders* (4th ed.)，簡稱 DSM-IV〕上，也把靈性問題慎重納入，由於音樂對靈性的影響也是眾所皆知，所以筆者根據世界衛生組織和美國精神醫學會的定義，把音樂對健康的功能分為生理、心理、人際和靈性四方面來討論。

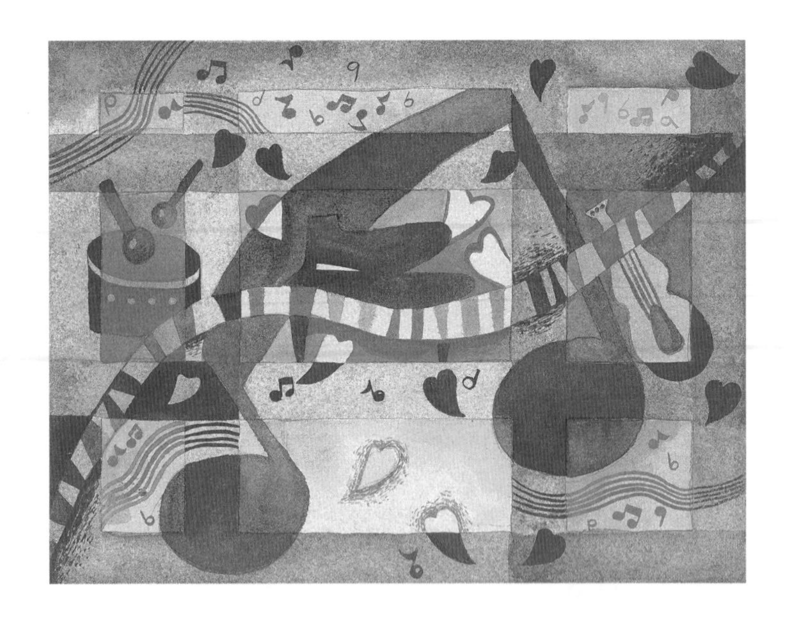

值得注意的是，人是一個有機整體的存在，而音樂是有組織的聲音，其成分為節奏、旋律、速度、和聲、強弱、音色……也是不可分割的，所以音樂對人的功能當然同時影響生理、心理、人際和靈性，至少為作用於其中的一部分或一部分以上，或各部分之間也會互有影響，但為了討論方便才分開予以說明，這點請讀者注意與理解。

音樂與生理

音樂對無生命之物質，與對有生命之機體生理皆有直接影響，而且音樂對低等生物是如此，對高等生物亦然。音樂的波動（節奏、韻律）可以直接由人體感知而對生理機能造成影響，甚至無法聽到音樂的聽障朋友都可以經由振動來感受音樂。舉例來說，舉世聞名的成功學大師拿破崙・希爾（Napoleon Hill）的小兒子在出生時就沒有雙耳，也就是他終身都無法聽到聲音。但小希爾在三歲時卻被拿破崙・希爾在無意中發現他喜歡用牙齒輕輕咬著留聲機的邊緣，同時臉上露出極為陶醉投入的表情（彭一昌，2000）。由此可以確知音樂可以透過人的皮膚、骨骼來傳遞，並影響人的生理機能或心理反應。

作者也曾有一次非常深刻的體驗，數年前我們到日本旅遊，時值寒冬，冰雪紛飛，讓來自南台灣的我們冷得直打哆嗦。走到明治神宮附近，聽到一陣急促的鼓聲，身體馬上暖和起來，再往前走發現原來是一些年輕人在街頭表演擊鼓。很驚訝為什麼聽鼓聲就可以驅除寒意，分析起來，是鼓聲的節奏振動影響了心臟的跳動速率，帶動血液的循環加速，使身體的熱量被迅速動用而暖和起來。

日本作家村上春樹也有過類似體驗（洪金珠，2006），他說當他年輕沒有名氣，也還未專事寫作之前，有一次深刻的音樂「治療」經驗。那天晚上，他與太太一起去聽鋼琴演奏會，當天二人都因工作而疲憊不堪；但當清亮的琴聲響起，村上突然覺得疲倦一下子被拔除，

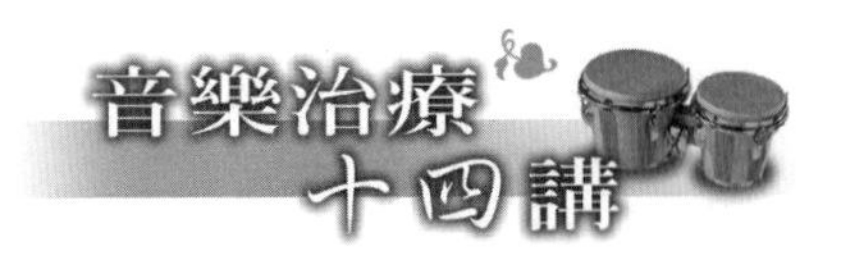

立刻感受到音樂對自己身體的「療效」。

此外，曾有報導說科學家發現白蟻聽快節奏的重金屬音樂時，啃咬木頭的速度會加快將近一倍。《讀者文摘》（2002年1月號第18頁）也曾報導科學家發現聽了悠揚音樂的乳牛其乳汁產量會增加。實驗是英國的心理學專家做的，選用的音樂都是每分鐘一百拍以下的慢歌，像是貝多芬的「田園交響曲」，就會有增量百分之三的催乳效果，但如果聽的是每分鐘一百二十拍以上的快節奏音樂時，產量反而會降低。

也有科學家用共鳴磁場分析器（Magnetic Resonance Analyzer，簡稱 MRA）的微波動測定儀，來觀察測量水的結晶照片，有趣的是，聽不同音樂的水結晶會呈現完全不同的樣貌，像聽了貝多芬「田園交響曲」、莫札特「第四十號G小調交響樂」……都有美麗幽雅的結晶，而聽歌詞如果是充滿怒意的水結晶，則呈現零零碎碎的破壞形式（廖哲夫譯，2002），顯示聲波對物質的極微層面有極大影響，而此影響對於人體的影響如何，尚待更進一步研究與嚴謹推論，但至少我們知道人體70%以上是水分，因此其影響之大是可以想見的。

而奧地利有家電台甚至用超過二十千赫的的高頻率聲波來驅蚊，好玩吧！維也納多瑙河附近，蚊蟲肆虐，居民都不堪其苦，但在這樣的頻率下，蚊子都嚇跑了，也因此該電台收聽率大增，而此頻率對人類並無影響，只是有時候家中養的貓狗會稍微焦躁不安，但聽眾還是樂於收聽這個節目，順便驅趕蚊蟲，倒真是一舉兩得（引自2003年6月 25 日《人間福報》頭版報導）！因此可知音樂對生理的影響是廣泛且多層面的，甚至在人們意識沒有察覺的範圍下，也可能受影響，所以可以說，音樂之用，既大且深，但也不可不慎！

音樂與心理

音樂對心理具有強大影響，這大概是最明顯、最為人所熟知，且最無庸置疑的了。音樂所營造的情緒氣氛，和自己當時的心情接近時，就會覺得被接納、被瞭解，而減少寂寞、孤苦的感覺，並因此釋懷、鬆弛下來。譬如：心情不好時聽聽悲傷的音樂，並不會因此悲上加悲、苦上加苦，反而會有同聲一哭的痛快，可以一吐胸中塊壘而放下內心重擔，這不是一味用理智來控制、壓抑所能達到的。

而主動的音樂表達形式，譬如：唱歌、擊鼓……更有直接抒發情緒的功能，並因情緒轉換而達到心境的轉變，藉由自我表達而增加自我肯定與自我認同；除此之外，音樂可以提供想像的空間，激發聯想或促發回憶，探索潛意識的感受或意念、影像，以提供進一步自我瞭解的素材。

舉例來說，嬰兒聽到媽媽的搖籃曲就能夠安然入睡；軍人聽到進行曲就感到勇氣百倍；畢業時的驪歌更讓依依之情迴盪不已；情人間的對唱更能牽引綿綿愛意；不同的情境都可以有不同的音樂來搭配增強，不同的心情也可以有不同的音樂來引導轉換。

即使民間流傳千年的種種儀式禮俗音樂，也自有其道理深意，只是在沒有深究的情況下，一般人習用而不察罷了，要到了某種特殊情況下才能體會。徐新建（1999）在＜由死而歌——哭喪禮儀與身心治療＞一文中談到十幾年前，其朋友小松的父親因病去世，他們幾個朋友前往喪家協助，面對熟識的長者離世，心情自然是哀淒的，然而多數朋友都是在文革中成長，對民間習俗隔離太久，早已不懂基本的處理常識，所以手足無措，相顧無言，既不懂表述哀思，也不會慰藉朋友。因此在臨時搭建的靈堂中，氣氛沉悶而壓抑，大家心裡頭都很不好受。

後來幸好有一位民間經歷豐富的朋友尹光中在場，當即帶頭唱起了「孝歌」，屋裡的境況頓時為之一變。尹光中隨手抓起一支盆子，以盆代鼓，擊「鼓」而歌，歌詞都是與死者生平有關，卻全是他有感而發，即興編唱的。他先盡興唱上一段，再讓家屬和眾人跟隨唱和。

這樣唱唱和和間，不但靈堂的氣氛不再沉悶壓抑，彼此的心情也不知不覺恢復了平靜和坦然。由此可見，這類淵源流長的「民俗音樂治療」，也應該是值得我們留意與關心的研究主題。

音樂與人際

語言是最常用的溝通工具，但不見得是最有效的工具。我們可能因為語言而互相瞭解，但也可能因為語言而發生誤解，甚而導致傷害。語言還會有文化的差異性，同樣說華語的新加坡人和香港人，對於同一個用詞可能有完全不同的理解。然而音樂、繪畫、戲劇、雕塑……等藝術卻有超越文化、語言之獨特的穿透性與溝通力，甚且跨越時空，激起人性最深層的共鳴。也許偉大的藝術無法像一般語言表達精確邏輯的意念，但卻能溝通人性共通的深刻情感。為何藝術有此效用？這目前還是一個謎，尚待未來的研究予以釐清，然而其功能卻是無可否認的。

也許從人類的發展歷程中可以看出一點端倪，Zerka T. Moreno（1996）在說明心理劇（psychodrama）創始者 J. L. Moreno 為何不跟隨 Freud，而要走出自己的路時說，因為 J. L. Moreno 經過其觀察與深思後發現，無論是由個體發生學（ontogenetically），還是由種系發生學（phylogenetically）上來看，人類的語言發展都是很慢的，所以他不相信語言是走入心靈的大道。在嬰兒學會說話前的人生最初兩、三年間，他與外界、他人並非毫無溝通，而是認真地行動（action）與互動（interaction）著，因此 J. L. Moreno 認為應該有更原始的一層是在語言之下影響著心靈（psyche）的，他發現可以代表生命各種面向的，是戲劇。

音樂，也如同戲劇，是一種超越語言而富含心靈溝通潛能的工具。Kornfield（2001）分享過一群西藏喇嘛和另一群獄中的非裔美國受刑人之間，因為歌聲而互相瞭解的動人故事。有人安排 Gyuto Tantric Choir，一個由西藏喇嘛組成之著名的複音梵誦合唱團，為 San Quentin 監獄表演，之後再由監獄的福音合唱團獻唱以為答禮。該福音合唱團員多為非裔美國人，在獄中受耶穌精神感召而重生。

隨著演唱會的日益接近，主辦單位卻不由得開始擔心這兩群文化、長相、語言、體型、膚色……盡皆不同的群體是否會有難以跨越的鴻溝。最後主持人介紹西藏喇嘛的背景，說明他們曾經因為自己的信仰而被中共監禁，最後只好歷經千辛萬難的逃出雪域，如今卻又不知何日得以返鄉。在艱苦的流亡歲月中，唯一可資憑藉以渡過難關的，就是他們的歌曲和祈禱，也是他們將要獻唱的。

主持人說完後，只見福音團員和西藏喇嘛彼此深深地對望著，互相分享內心最深的哀慟與理解，在全心全意地為對方獻唱之後，只見他們彼此深情地擁抱對方，彷彿失散多年的弟兄。這樣的力量，是勝於千言萬語的。

音樂與靈性

音樂可滋養靈性，許多音樂治療的研究也發現音樂對靈性成長的力量（Maack & Nolan, 1999）。即使不是在治療情境，日常生活中的音樂聆賞也對靈性多有啟發。舉例來說，吳汝鈞，一個著名的佛教學者，研究佛教三十多年，在黃文玲（2002）的採訪中談到：「有一次我聽一首由法國夏邦泰（Charpentier）所譜的經文歌「早禱歌」（Te Deum）中的一小章節，短短的只有三分多鐘，但是感染力非凡，在裡頭，我受到強烈震撼，霎時間淚流不止，我感到上帝的存在與愛。」

一曲偉大的樂曲有創作者的生命體驗，藉由成形的樂符超越時空限制而傳遞到聆聽著靈魂深處的共鳴，這的確是不可思議的一件事，卻屢見不鮮。吳汝鈞說那是一個難以忘記的經驗，而且感到弔詭的是，他曾用心研讀當代神學宗匠巴特的鉅著《教會教義學》（*Die Kirchliche Domagtik*），卻一點感覺都沒有，但夏邦泰的聖樂馬上讓他感受到上帝的慈愛。他把這種愛稱為是音樂實體的力量，而這個音樂實體正是上帝。這種音樂實體所表現的內容就是愛。

有一部很有名的佛教電影「緬甸的豎琴」，敘述二次大戰時，在緬甸的日軍對抗英軍的故事。電影中的日軍小隊長井上是年輕的音樂家，很熱心教大家唱歌，隊上有一士兵水島豎琴彈的好，因此藉著歌唱和音樂，他們度過了最辛酸苦難的日子。戰後日軍被遣送回國，但水島卻下決心留在緬甸要為遍野的無名亡靈收屍。在隊友回日本的那一天，水島站在俘虜營外，雙方隔著鐵絲網無言以對，水島奏出「驪歌」，淚水滴在豎琴上，彈奏畢，他深深一鞠躬，走入霧色中（釋永芸，2003）。

生命，至喜至悲時，語言，難以企及。此時，唯有音樂，唯有藝術，能略略表述其萬分之一。

第五節

案主

案主指的是在音樂治療活動中接受服務的人。目前音樂治療使用的範圍相當廣泛，早期使用在精神病患及特殊兒童輔導（自閉症、過動症、腦性麻痺、唐氏症……）上較多，但近年已經擴展到不同年齡與不同領域，包括：身心障礙、智能障礙、學習障礙、情緒障礙、行為問題、視障、聽障、肢體障礙、語言障礙、高齡醫護、疼痛控制、安寧療護……等，以及一般人的壓力舒緩、心靈成長、個人探索，或配合不同取向的心理治療團體（如心理劇）。所以，就人生發展來說，音樂治療可適用於從出生到臨終的每個階段；就範圍來說，則從一般的壓力控制或情緒調節，到輕重不等的各式生理、心理疾病皆可能有所助益，這些在本書的第九講到第十二講中，會陸續介紹。

第六節

音樂治療的方法與形式

音樂治療的方法與形式相當多元豐富，端賴治療師的靈活運用，但為方便討論起見，我們分成下列四個部分說明，包括：1.直接使用音樂來達成治療（music as therapy）；2.在治療過程中使用音樂（music in therapy）；3.主動／被動的音樂治療（active/passive music therapy）；4.個別／團體的音樂治療（individual/group music therapy）。

用音樂以治療

用音樂以治療（music as therapy）就是直接使用音樂來達成治療。音樂的節奏（rhythm）、旋律（melody）、速度（tempo）、和聲（harmony）、力度（dynamic）、音色（timbre）都可以直接影響人體的身心，而產生一些治療的功效，這就是「用音樂以（as）治療」。這種方式對於具有音樂素養訓練較多者能充分使用此治療方式，大部分的專業音樂治療師屬之。但必須注意的是，對大部分的症狀來說，音樂治療仍只是所有治療中的一環而已。

治療中用音樂

治療中用音樂（music in therapy）就是指在生理疾病的治療過程，或心理治療、團體輔導等情境中運用音樂。由於錄音帶、錄影帶、音響設備、電子合成器（MIDI）、卡拉 OK……等科技產品的廣泛被使用，以及一些簡便的樂器被發展出來（例如：奧福打擊樂器、棒鐘、響笛……），使得在任何治療形式中，運用音樂變得極為容易，譬如：牙醫、團體心理治療、婦產科、放鬆訓練、復健病房……，在這些治療活動中，音樂基本上是屬於輔助、背景及增進治療的作用，這叫做「在（in）治療中用音樂」，這是許多治療專業人員都會使用的。

主動或被動的音樂治療

一般來說，音樂治療的形式可分為主動音樂治療和被動音樂治療；主動音樂治療也稱做活動性音樂治療，被動音樂治療又叫接受性（receptive）音樂治療法。前者指的是操作（play）樂器的行為，就是以利用音樂為自我表現的方式，例如：奧福音樂治療法（Orff approach）、阿爾文音樂療法（Alvin's approach）、諾多夫—羅賓斯音樂治療（Nordoff-Robbins Music Therapy）……等等（Schalkwijk, 1994; Taylor, 1997）；後者是聽音樂的行為，就是利用音樂做為刺激感官的方式，譬如：引導想像與音樂治療（Guided Imagery and Music，簡稱 GIM）。

個別或團體的音樂治療

另一個音樂治療形式的區分是個別音樂治療或團體音樂治療；個

別音樂治療通常是一個治療師（有時也會有兩個以上的協同治療師）和一個案主，而團體音樂治療則是一或兩個以上的治療師和一群案主（最少是兩人以上，最多可達十餘人）。在個別音樂治療和團體音樂治療形式中，可以運用與發揮的療效因子（therapeutic factors）是不同的，個別治療可對案主狀況有較詳盡細膩的掌握，但團體治療則可以使用更多的「灌輸希望」（instillation of hope）「普同感」（universality）、「利他主義」（altruism）、「發展社交技巧」（development of socializing techniques）、「行為模仿」（imitative behavior）」、「人際學習」（interpersonal learning）、「團體凝聚力」（group cohesiveness）等團體療效因子（Yalom & Molyn, 2005），治療師必須考量案主的需要與治療目標來選擇。

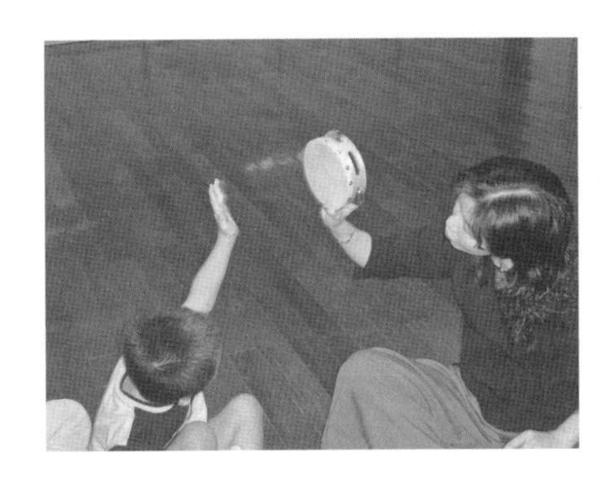

個別音樂治療

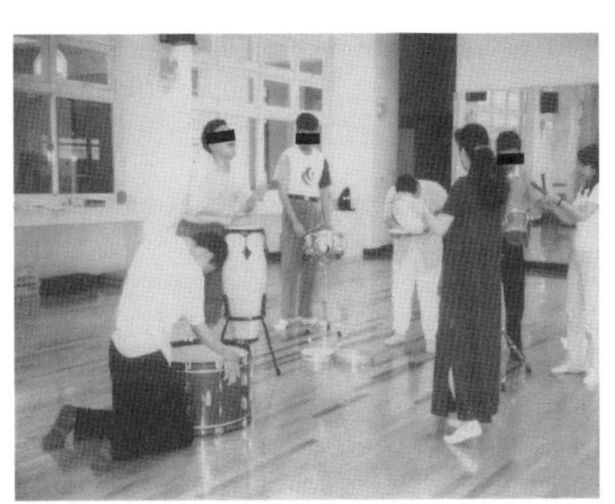

團體音樂治療

由此可知，音樂治療雖然是以藝術形式為主要介入媒材，其實施過程也需要治療師的臨場創意變化，所以有其藝術性。然而，治療畢竟是科學性的活動，所以仍以觀察衡鑑、計劃組織、臨床推理、系統評鑑……等科學活動為主軸，才足以被稱之為專業性的治療活動。因此，音樂治療可說是「音樂以為其特色」、「治療以為其核心」，把人類感性與理性這兩種並立互補功能，做完美結合的治療形式。所以每一個運用音樂治療的人，也都需要感性與理性兼具，或說科學性與藝術性並備，這真是一個迷人而不容易圓滿的挑戰，值得也需要有志於此者一起努力。

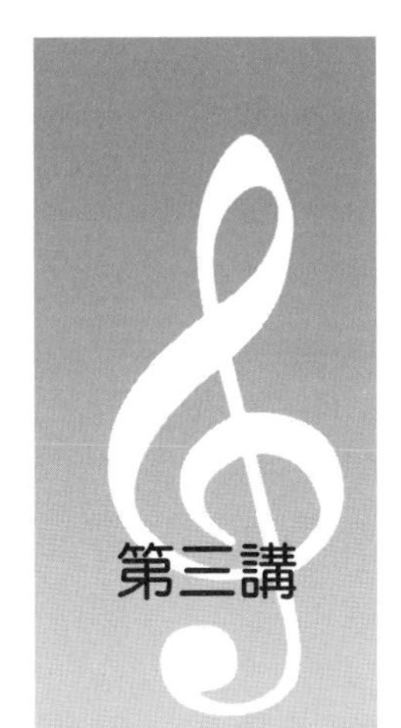

第三講

音樂治療的起源與歷史

自古以來，人們就直覺的瞭解音樂對人身、心、靈的影響和療效。精確地說，音樂不只有「影響」而已，應該說是其「感人也深、化人也速」才對，雖然古人沒有近代系統精細的研究，但音樂除了藝術的用途外，實用的治療功能是無庸置疑的。

既古老又新穎的音樂治療

現代日本著名的宗教活動家，日本最大佛教團體創價學會名譽會長，創價大學創辦人，曾獲「聯合國和平獎」、「聯合國榮譽表彰」等大獎的池田大作先生（池田大作，1998），自述有一天偶然聽到電視播放貝多芬的「愛格蒙序曲」（Egmont Overture），就不由的想起青年時代為理想咬牙艱苦奮鬥的回憶。當時他和第二任的戶田會長一起工作，事業陷入困境，池田先生當時又身染肺病，身心極度疲勞。那時他住在東京大田區的狹小公寓裡，深夜欣賞貝多芬的唱片是一大樂趣，在困苦處境中，貝多芬的雄壯樂曲帶給他巨大希望與勇氣，感覺自己是在「暴風中的青春」，是走向光輝勝利的序曲。

「愛格蒙序曲」是貝多芬於 1810 年受到維也納布爾格歌劇院的委託，為歌德的悲劇「愛格蒙」所做的序曲，這序曲與其他九首小曲，被認為是貝多芬所有序曲中的傑作。悲劇的內容敘述的是十六世紀荷蘭民族英雄愛格蒙伯爵的故事，由於反抗西班牙的壓迫，愛格蒙被判死刑，其情人克麗芯營救不成，服毒自殺，變成夢幻中的自由女神，來到獄中祝福即將光榮就義的愛格蒙。本序曲帶有悲壯的色彩，最後在強而有力的勝利感中終結（福原信夫等，1970）。

我們可以感覺到年輕的池田先生聆聽此曲時，內心燃起的生命火花，當時如果沒有偉大的音樂相伴，那一段歲月想必會更加艱辛。因此，許多生命處於低點的人們，都需要美好音樂帶來的希望與勇氣、撫慰與平安，以便有機會創造下一個生命的高點。此外值得一提的是，池田先生聽到熟悉的音樂就想到過去生命某段和此音樂有關的場景，這也是在音樂治療中，治療師常會刻意運用的方法之一。

有人類就有音樂治療

在《聖經》及古埃及、中國、印度、希臘和羅馬的文獻中也都不乏紀錄。譬如：古老的印度並沒有文字可供記錄，所以早期的佛門弟子並沒有錄寫佛陀說教的工具，一切都要靠口傳默背，因此他們便把佛說精華編成偈頌，形成有順序的摘要，有助於佛弟子以聲韻來背誦（潘愷，2002）。由此可見音樂和記憶之間的關係，人可說天生就是音樂的生物，以有變化的韻律來背誦可比單調的直接枯背要容易多了，因此可知為何佛教或其他宗教都有梵唄、吟唱、聖歌等儀式了。事實上，音樂可以促進對語文知識的記憶也獲得了實驗研究的證實，Colwell（1994）把二十七個幼稚園的小朋友分成三組，第一組讓他們口頭練習，第二組則是用歌唱來練習，第三組則是兩者皆有。最後以內容回憶或改錯來測驗他們的學習效果，實驗結果顯示，使用音樂（歌唱）的兩組都比只有口頭練習的那一組效果來得好。

音樂治療是音樂學和治療學科際整合下的新興學門，但它又有可遠溯至蠻荒時代的長遠歷史，可說既新潮又久遠。說新潮是因為西方在一次及二次大戰之間和之後，嘗試用科學方法研究、應用音樂於治療上，並正式使用 Music Therapy 這個名詞，至今大約只有六十年的歷史；說久遠則不論東西方在人類歷史上都可發現，音樂和治療的關係從來就密不可分，只是可能用不同的解釋體系（譬如：巫術的、宗教的、神秘的）在說明，或用類似而不同的名詞來表達，例如：音樂醫療、音樂醫學、音樂療法……等，或雖使用但沒有強調其特殊地位而已。不但每個時代都有音樂和醫療關聯的記載，全世界不管哪個民族，哪個地區也都有音樂醫療的不同應用，由此可見音樂治療和人類生活的密切關聯。本講試著尋本探源，希望提供音樂治療研究者能從歷史脈絡中發現更多有關音樂治療的不同面貌、應用和豐富的潛在資源。

第一節

遠古傳說時期的音樂治療

東方遠古時代音樂治療

中國是世界文明古國，古代音樂和醫學都有極高水準，甚至在遠古時期就有許多有關音樂用於身心醫療的傳說，而在文字發明之後，古典文獻中有關音樂醫療的記載也不絕於書，但為什麼近代中國對於中醫音樂療法卻沒有更進一步的發展呢？根據吳慎（1998；Wu, 2001）的說法，一是統治階級瞭解音樂的驚人力量，深恐一音喪邦，所以對音樂加以壟斷；二是秦始皇焚書坑儒，造成珍貴典籍與樂譜付之一炬，中醫音樂治病也因此失傳；三是後來唐代的王臣雖一度應用音樂來調理身心，但宋朝皇帝又視音樂為靡爛而否定之，致使中醫音樂療法再度失傳，這是至為可惜的事。

樂先藥後

幸而近代的學者又重新在古籍和中醫傳承中發現了這個奧秘，例如：前文提及的吳慎，他擁有美國健康科學博士學位，自幼精曉音律，祖父為著名中醫師，家學淵源，他的成就已經為英美人士肯定，並被收錄在 1997 年的「英國劍橋名人錄」中。他根據中國造字原理，並參考《黃帝內經》和漢代劉向《說苑》等古籍記載，發現「樂先藥後」的理論。中國文字基本上是象形表意文字，很少人想過為什麼治病的藥字是音樂的「樂」加上草字頭「艸」（吳慎，1998；Wu, 2001）。

樂＋艸＝藥

在《黃帝內經》和《說苑》中發現人們在遠古時代就是用樂聲治病的。五千年前原始部落中，有個叫苗父的醫師，「以管（古樂器）為席……諸扶而來者，輿（抬）而來者，皆平復如故。」吳慎解釋，苗父是以竹管樂器演奏的方式為席地而坐的患者治病。吳慎認為早期人類在以音樂治病的同時，開始慢慢發現草本植物的五味也可以醫療五臟之病，於是在「樂」字上再加個「艸」頭，形成現在的「藥」字，這就是藥字的由來。依其看法，中國醫療的起源，本就是由音樂開始的，不論其真實性是否可靠，這都是一個很有啟發性的思考方向，值得再深入研究。

黃帝藉音樂戰勝蚩尤

古書曾記載黃帝和蚩尤大戰，黃帝以音樂大敗蚩尤，又以音樂治療軍中士兵的傳奇故事（吳慎，1998；曾焜宗，1997；潛明茲，1997）：「黃帝蚩尤戰，元女請帝製角二十四以驚眾；又請帝製鼓鼙，以當雷霆。」意思是說，遠古時代的兩大部落首領黃帝和蚩尤作戰，黃帝久攻不克，一晚夢見九天玄女告之，蚩尤是銅頭鐵腦，唯有音波足以降服。因此黃帝捕捉東海之濱的特有怪獸——夔牛之皮製成戰鼓，聲如雷霆，震破敵膽，取得勝利。

只是沒想到黃帝軍中的部分士兵也因音波而昏迷，大臣風后以竹管之聲使其清醒。但病重士兵仍然無法痊癒，因此黃帝又命人採銅鑄鼎，及製作兩個大弦琴，彈奏給士兵們聽，所有士兵就都痊癒了。所以吳慎（1998；Wu, 2001）說中國古人認為樂的五音（宮、商、角、徵、羽）對應於人的五臟（脾、肺、肝、心、腎），可以用五音來治療五臟之病，後來又發現草本植物的五味（甜、辣、酸、苦、鹹）亦可醫療五臟之疾，於是在「樂」字上再加「艸」字頭，於是形成「藥」字的由來。雖然神怪之事，難以盡信，然而可以證明古人對音樂與治療之間的關聯，具有極為深刻的認識。

古代樂舞與表達性藝術治療

上述故事雖然有些神奇，但也證明了我國古人對音樂療效的充分認識。此外，根據學者（張援，2001）的研究，先民在詠歌或舞蹈的過程中，歌與舞是合為一體的，稱之「樂舞」，是歌唱、舞蹈、詩歌共為一體的綜合藝術，都含有傳遞情感和經驗信息的意義，所謂「言之不足，故嗟嘆之；嗟嘆不足，故永歌之；永歌之不足，不知手之舞之，足之蹈之也。」與現代所稱之表達性藝術治療（Expressive Art Therapy）的意義頗為類似。

《尚書・大禹謨》記載禹的時代，苗人不服統治，禹討伐三十天沒有結果，受後大臣建議以「文德」降服，就是用顯示武功的樂舞，操練演習達七十天，苗人遂降。《呂氏春秋・古樂篇》也說「民氣鬱閼而滯著，筋骨瑟縮不達」，可以用樂舞來活動筋骨，增強體質以利工作。我們也可以看到近代黃河邊上拉船的縴夫，為了鼓舞士氣，行動一致，也常以歌聲應答來提振精神，增進工作效率。

西方遠古時代音樂治療

在文字記載以前的西方遠古時代，音樂和身心靈的治療也一直有密切的關聯（吳鏘煌譯，2002；張初穗，2000a；Davis, Gfeller, & Thaut, 1999）。當然，在遠古初民純樸的心目中，對於疾病的解釋是和現代大不相同的。他們大部分認為生病是由於超自然的力量，祖先或亡靈作祟，或其他的鬼神力量。因此，治病的權力就由可以和神靈溝通的薩滿（shaman）巫醫所掌握，而音樂也常和宗教、祭祀、咒詛、驅邪……等儀式聯繫在一起。薩滿巫師集醫術、巫術、音樂治療師、宗教祭祀師等多重身分於一身，藉由歌聲、吟唱、律動、節奏、呻吟、吼叫……等種種方法來和靈界進行交流，以做驅趕惡靈的儀式，而達到身心康復的目的。

在現在世界各地的原始部落的調查中，仍可看到巫醫身著特殊服飾、跳躍晃動、敲鼓搖鈴、呼喊吟唱，甚至進入恍惚出神狀態，也把病者類似恍惚狀態中，藉由催眠、暗示、鼓勵，增進病癒的信心，而達到病癒的目的。但也同時，病人也可能由於處於被動無助的狀況，受聲音、節奏的影響產生強烈的生理、心理作用，而處於極度的恐怖和驚慌，痛苦卻仍不能減輕（張初穗，2000a）。

不過在神靈觀念下的「音樂治療」，在驅魔趕鬼的騷動駭人樂音中，巫醫的身體律動、節奏變化、誘發恍惚出神的意識狀態、族人和諧互動的一體感……等遠古初民並不瞭解（但實際發生有利影響）的治療觀念，可能有部分暗暗符合現代音樂治療理論的概念，在遠古初民不知而為之的情況下，達到音樂治療的實際效果。隨著時代進展，慢慢宗教觀念也由趕鬼驅魔轉為向神祈禱，請求贖罪而得病癒。因此宗教祭司運用的音樂不只是取悅神，也同時能撫慰病患、紓解悲傷、緩和情緒、撫平創痛，在宗教儀式中，病患也透過音樂得到身心的撫慰與紓解。

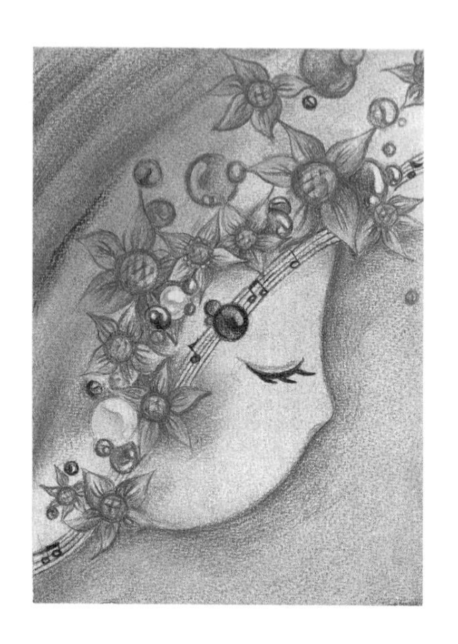

第二節

文明萌芽時期的音樂治療

東方文明萌芽時期的音樂治療

有明確文字的音樂治療記載在中國可說是史不絕書，古代音樂和醫學都有相當高的水準，在音樂治療方面也很早就有理論闡釋和實務的記載。例如：《左傳・昭公元年》記載晉侯求醫於秦，秦伯派遣良醫醫和去看診，醫和就論述到音樂和疾病的關係：「節之。先王之樂，所以節百事也。故有五節遲速本末以相及，中聲以降。五降之後，不容彈矣。於是有煩手淫聲，慆堙心耳，乃忘平和，君子弗聽也。……天有六氣，降生五味，發為五色，徵為五聲，淫生六疾。六氣曰陰、陽、風、雨、晦、明也……。」其大意是說，**聽音樂必須有所選擇與節制，則會有益於身心，否則恐反有害。**

又譬如前文已經提及的舜之樂舞叫做「韶」，也稱為「大韶」、「蕭韶」，它被認為是天神賜予人類的宗教樂舞，包含九次變化、九段歌詞，又稱為「九辯」、「九歌」，這個樂舞的場面非常浩大，而且流傳了兩千多年到春秋時期還是存在。吳國公子季札到魯國時看到這個場面說：「德至矣哉，大矣！如天之無不幬也，如地之無不載也，雖甚盛德，其蔑以加於此矣，觀止矣。若有他樂，吾不敢請已。」其意大概是說好美啊！偉大啊！像天空籠罩一切，像大地負載一切……《左傳・襄公二十九年》。

孔子在齊國看到此樂也是盛讚不已，《論語・八佾篇第三》子謂韶：「盡美矣，又盡善也。」在《述而篇第七》中又記載孔子在齊聞韶，三月不知肉味，曰：「不圖為樂之至於斯也。」（傅佩榮，1999）。由此可見，好的音樂對人情緒、情感的影響有多深，孔子聽到韶樂的演奏，有相當一段時間食肉而不知其味，所以這就是現代音樂治療師常運用到的「移轉原理」（diversion）（Campbell, 2001），這可說明人的感官功能有相通作用，其中一種受到強烈刺激，另一種感官的注意力就暫時被拉開、被忽略，如果韶樂可以讓人三月不知肉味，其他的種種不適、病痛大概也可以被轉移了，只是現在的音樂似乎還沒有聽到有如此強效功能的。

此外，孔子在《論語》中有關樂教、樂療的思想就不勝枚舉了，例如：《八佾篇第三》子曰：「關雎，樂而不淫，哀而不傷。」顯示孔子的樂教思想是要真情流露，可以感動人心，但又要適度合宜。《憲問篇第十四》子擊磬於衛，有荷簣而過孔氏之門者，曰：「有心哉，擊磬乎！」既而曰：「鄙哉，硜硜乎？莫己知也，斯已而已矣。『深則厲，淺則揭。』」子曰：「果哉！末之難矣。」這一段的意思大概是說有一天孔子在擊罄，門外有一個揹著草筐的人經過，聽到罄聲就說：「是有心人啊！」停了一會兒又說：「聲音硜硜的，太執著了，沒人瞭解自己，就算了吧！水深就直接走過，水淺就拉起衣服走過。」此例說明雖然兩人志趣不同，然而樂音是可以反映人心、傳達情意的；甚至可以說，非語言（nonverbal）的訊息更是可以無阻礙地顯露人心深層意識的真實態度啊！

《衛靈公篇第十五》顏淵問到治理國家的方法，孔子回答時也提到樂教。顏淵問為邦，子曰：「行夏之時，乘殷之輅，服舟之冕，樂則『韶』、『武』。放鄭聲，遠佞人。鄭聲淫，佞人殆。」其中就提到治理國家要注意樂教，韶樂、武樂是好的，鄭聲（靡靡之音）則不宜。此外，《論語》中另有多處孔子以樂教良莠來看出個人修養或政治好壞，像《季氏篇第十六》孔子曰：「益者三樂，損者三樂。樂節禮樂……」《陽貨篇第十七》子之武城，聞弦歌之聲。夫子莞爾而笑……；子曰：「禮云禮云，玉帛云乎哉？樂云樂云，鐘鼓云乎哉？」子曰：「惡紫之奪朱也，惡鄭聲之亂雅樂也，惡利口之覆邦家者。」由此可見，孔子多麼瞭解音樂對人心的影響功能，又是多麼地重視樂教，也可看出不好的音樂之害，是和伶牙俐齒顛覆國家的人一樣嚴重的啊！

大體來說，此時期的樂教、樂療思想和當時的陰陽五行觀點有密切關聯，也對後世中國音樂治療理論發展造成重大影響，基本上強調陰陽「相成」又「相濟」的說法，實際體現了對立又統一的觀點。而《左傳》中子產、醫和等人有關「五行」與五味、五色、五聲關係的論述，更清楚反映了春秋時期的五行哲學思想（古文出處參閱王進祥，1983）。

西方文明萌芽時期的音樂治療

在西方，古埃及人、希伯來人和巴比倫人都有在神殿運用音樂進行治病的儀式（Alvin, 1975; Feder & Feder, 1981; Sigerist, 1970），而在約西元前六百年左右，古希臘人開始脫離超自然力的醫療觀，由於數學、醫學、哲學的進步，希臘人以理性的態度來瞭解音樂和醫療的關聯，認為音樂對思考、情緒和生理健康具有特別的力量，古希臘南部斯巴達（Sparta）地方的 Thales 被認為曾透過音樂的力量來治療瘟疫（Merriam, 1964）。希臘的主神阿波羅是同時兼管音樂和醫療的神，希臘人認為生病是由於身、心失去和諧（harmony），而音樂可以幫助一個人恢復平衡，也就是恢復健康。他們也已經瞭解不同的音樂對人有不同的影響，譬如：抒情詩歌和敘事詩有鎮定和提升情緒的作用，而戲劇性的音樂則有興奮、激昂的作用（Grout, 1973），並進行系統性的研究。

情緒困擾的人常被建議以音樂做處方（Feder & Feder, 1981），古希臘哲學家 Pythagoras 更首先提出「音樂醫學」（music medicine）這個概念，他摒棄迷信觀念，首次科學的指出音樂對人體心理活動的影響，甚至於他對音樂的評價認為是高過其他的醫療處置的（陳建華主編，2001；Sidorenko, 2000），近代德國 Peter Huebner「醫療共鳴治療音樂」（Medical Resonance Therapy Music, MRT-Music）的概念即來自 Pythagoras（Sidorenko, 2000）。Aristotle 認為音樂的價值在於情緒宣洩（emotional catharsis）；Plato 認為音樂是靈魂的良藥（the medicine of the soul），此二人堪稱為現代音樂治療的先驅者，因為他們對音樂治療原理的理解和現代已經非常接近。而 Caelius Aurelianus 已經提出警示，認為不應該毫無選擇的使用音樂於心神錯亂者身上（Feder & Feder, 1981），由此可以看出，當時對音樂應用於醫療的瞭解已相當精細。

羅馬時代的醫學權威 Aeslepiades 用和諧的音樂來抑制精神錯亂病人的發作，Celsus 認為處理精神病患要用人性的方法——音樂，他說：「悲傷、憂鬱、錯亂的愁思要以鐃鈸或其他樂器的聲音來緩和。」Aristedes 說音樂就如藥物，有預防和治癒的作用（張初穗，

2000a）。阿拉伯的濟里亞卜認為烏德（一種樂器）的四條弦與人們的四種心理氣質有關，並為之增加了一條弦，稱為「靈魂之弦」（陳建華主編，2001）。而歷史記載，古時候的醫師大多是音樂家，最為人所熟知的是掃羅王和大衛的故事（本書第二講已有敘述），為掃羅王治病的大衛就是音樂家，他的豎琴使掃羅王鎮靜下來，這說明人們很早就認識到音樂的鎮靜作用（陳建華主編，2001）。

這個時代的音樂治療理念幾乎完全用理性醫療觀（rational medicine）替代了前期的巫術和宗教儀式觀，雖然仍有少數人把疾病歸因於超自然力量，但大多數人都支持對疾病原因進行理性的研究，這也是歷史上首次基於實徵證據來研究健康和疾病（Sigerist, 1970），這樣的態度一直延續到羅馬帝國的滅亡，歷史進入黑暗時期為止。

第三節

中古世紀到近代的音樂治療

東方中古至近代的音樂治療

先秦諸子百家對樂教和樂療都有所論述，例如：《孝經》認為「移風易俗莫善於樂。」《呂氏春秋》說：「故樂之務，在於和心，和心在於行適。」《莊子》「奏之以陰陽，燭之以日月之明。」荀子《樂論》「夫聲樂之入人也深，其化人也速，故先王謹為之文。……故其清明象天，其廣大象地，其俯仰周旋有似於四時。故樂行而志清，禮修而行成，耳目聰明，血氣和平，移風易俗，天下皆寧，美善相樂。」又說：「樂也者，和之不可變者也；禮也者，理之不可易者也。樂合同，禮別異；禮樂之統，管乎人心矣。」

《樂記》成書約在戰國時代，著者無定論，是我國最早的音樂理論專書，總結了先秦的音樂美學思想，它認為人心感於物而形於聲，在根據美的規律使之「成文」，自然之聲就成了藝術之音。這種對於音樂本質的解釋，具有相當的深度，對於後世影響也很大（王進祥，1983）。《樂本篇》說「凡音之起，由人心生也，人心之動，物使之然也。感於物而動，故形於聲。」「凡音者，生人心者也。情動於中，故形於聲；聲成文，謂之音。是故治世之音安以樂，其政和；亂世之音怨以怒，其政乖；亡國之音哀以思，其民困；聲音之道，與政通矣。」《樂象篇》在論述音樂的神髓時說：「情深而文明，氣盛而化神，和順積中而英華發外，唯樂不可以為偽。」在《樂記・魏文侯篇》中有一段魏文侯和子夏的對話，魏文侯說道：「吾端冕而聽古樂，則唯恐臥；聽鄭衛之音，則不知倦；敢問古樂之如彼何也？新樂之如此何也？」表示當時的人已經很清楚有些音樂有催眠作用，有些有興奮作用。中國古代對音樂理論的發揮可以說是列舉不能窮盡啊！

而音樂治療的原理也在中國最早集大成的醫書《黃帝內經》（簡稱《內經》）中有詳盡闡述。《內經》上說：「天有五音，人有五臟……人與天地相應。」「耳者宗脈之所聚也」「腎氣通於耳，腎和則能聞五音矣。」「其別氣走於耳而為聽，別氣者主心之氣也，故曰：心開竅於耳也。」其中五音對五臟的原理，《內經》闡述甚詳，《內經・素問・五臟生成篇第十》「五臟之象，可以類推；五臟相音，可以意識。」；《內經・素問・宣明五氣篇第二十三》「五臟所藏：心藏神，肺藏魄，肝藏魂，脾藏意，腎藏志。」；《內經・素問・陰陽應象大論篇第五》「肝主目……在音為角，在聲為呼……。」「心主舌……在音為徵，在聲為笑……。」「脾主口……在音為宮，在聲為歌……。」「肺主皮……在音為商，在聲為哭……。」「腎主耳……

在音為羽，在聲為呻……。」，這是中國音樂治療的最重要、最基本的原理，表 3-1 把五臟、五音和五聲對照整理，以便參閱。

表 3-1　五臟五音五聲對應表

五臟	五音	五聲
肝	角	呼
心	徵	笑
脾	宮	歌
肺	商	哭
腎	羽	呻

而《內經》是以先秦陰陽五行學說為骨幹的（王慶其，1999；吳慎，1998；周春才、韓亞洲，1999；周學勝，2001；洪敦耕，2000；Pachuta, 1989; Temelie, 2002; Veith, 1972; Wu, 2001; Xie, & Huang, 1998），陰陽學說認為自然界中相互關聯的現象或事物，具有截然相反的兩種屬性，即以陰、陽來概括表達；例如：水為陰，火為陽。一般來說，陽代表運動、上升、外放、無形、溫熱、明亮、興奮、剛強……等特性和具有這些特性的事物或現象；陰代表靜止、下降、內守、有形、寒冷、晦暗、抑制、柔弱……等特性和具有這些特性的事物或現象。《內經》即是以此哲學思想展開系統地闡述人體結構、生理、病理以及對疾病的診斷、治療和預防等等問題，奠定了中醫學理基礎。

陰陽是相對而又互相制衡的，在中醫學理中即是說明人體的生理狀態，陰陽一直保持著動態平衡，稱之為「陰平陽秘」。若陰陽不能維持相對平衡，即為陰陽失衡，導致疾病。此外，中醫認為對立雙方又有相互依存的關係，即是陰和陽各以對方的存在為自己存在的條件，任何一方都不能脫離另一方而單獨存在的互根關係；同時認為，具有互根關係的陰陽雙方，又不斷滋生、促進和助長對方的互用關係，此之謂「陰陽互根互用」（周學勝，2001）。

而音樂則是通過樂波來調節人的陰陽平衡，《內經・素問・針解篇》說到：「使人聲應音，人陰陽合氣應律。」意即可以透過音樂的節奏和人體起共鳴，進而規律人體的生理節奏。疾病來自外界陰陽變化旋轉致使體內陰陽變化旋轉失調，反之，亦可透過外界聲波振動的節奏，來影響體內生理波動節奏，進而發生治療效果，稱之為「音療陰陽」（吳慎，1998；Wu, 2001）。

所以中醫歷朝雖有不同進展，但基本理念不出《內經》的基本範疇。中醫認為「心主神明」、「音樂通神明」，意即高級心理活動會影響喜、怒、憂、思、悲、恐、驚的情緒變化，進而導致種種情志變化，而音樂可以對心理、生理狀態發生特殊的作用，導致心神安寧、氣血順暢，恢復身心的康寧。歷代名醫也深明此理，並依之治病。

古醫書記載有小孩因中暑，氣息奄奄，當時認為是「風邪內閉心竅，幸得竅開，方可挽回。」後來方法用盡，只好放到野外，忽聞雷聲大作，嚇得小孩大哭，反而好了，原因是雷聲振開了心竅的閉塞。《遼史》記載耶律軫的妻子重病許久，換了好幾個醫師都治不好，後敵魯看了說：「心有蓄熱，非藥能及，當以意療會擊鉦鼓。」於是叫人在患者面前打擊行軍的樂器，病就好了；又有痘疹出不來，有醫師以爆竹驚嚇使之出的（吳慎，1998）。

《舊唐書》記載：「皇甫曾求音樂，每思涸則奏樂，神則著文。」大概是說音樂可使人精神恢復，文思泉湧。元代名醫張子和治療悲傷過度的病人時，請藝人跳舞歌唱來配合藥物治療。扎針時，找些善於奏樂的人來吹笛鼓琴，雜以歌唱，以轉移病人的注意力。他在《儒門事親》說「好藥者，與笙笛。」「忽笛鼓應之，以治人之憂而心痛者。」他把笙、笛、鼓三種樂器比喻成「好藥」，可見其對音樂治療的重視（章正儒，1993）。

宋代文豪歐陽修也有以音樂治好幽憂之疾的事例，不但記下音樂治病的具體病例、症狀，而且還記錄了治療的方式以及樂器和樂曲的情況。元劉郁《西伎記》記有琵琶曲治好頭痛癎疾之例（陳建華，2001）。張景岳在《類經附翼・律原》指出「樂者，天地之和氣也。律呂者，樂之聲音也。蓋人有性情則有詩詞，有詩詞則有歌詠，歌詠生則被之五音而樂，音樂生必聞之律呂而和聲。」甚至認為單一的音調也會影響人的神情。明代龔居中也有「歌詠所以養性情」之說，清代吳師機說過「看花解悶，聽曲消愁，有勝於服藥者矣」（章正儒，1993）。

清代《志異續編》記載有一讀書人日夜沉睡不醒，偶而醒來也是累得張不開眼的樣子，名醫葉天士診斷後，沒有開任何藥，卻叫家屬買一面小鼓，時時在病人床頭擊打。讀書人聞鼓聲後，漸漸清醒不復倦臥。弟子不解，問葉天士根據的醫理為何？「脾困故人疲倦，而鼓聲最能醒脾。」留下了古代音樂治療的生動案例（余開亮、李滿意，2006）。由此可見古代醫家對音樂治療代代都有研究與發揮。

西方中古至近代的音樂治療

西方在羅馬帝國滅亡到文藝復興之間將近千年的「黑暗時期」，音樂治療理論與實踐的發展都十分緩慢，直到進入文藝復興時期（西元十四至十六世紀）之後，物理學、醫學解剖、藝術、音樂……等有長足進步，因此音樂治療才朝向了更科學的方向發展。這期間醫院開始建立用來安置病人，而醫療學說仍然以希臘時代流傳下來的四種體液說（four cardinal humors）為主，音樂治病理論也和此學說有關。當時很多醫師寫了有關音樂、健康和疾病的書籍，譬如：Bourdelot醫師（1610～1685）寫了一本音樂歷史的書；Burton 醫師（1557～1640）據說本身就是慢性憂鬱症患者，他寫了一本有關音樂治癒力量的書，很可能就是他的夫子自述（張初穗，2000a）；文藝復興時的音樂家 Zarlino 和 Vesalius 醫師就探討和聯繫了音樂和醫療的關係（Boxberger, 1962）；當時許多作家像是 Shakespeare 和 Armstrong，都在其戲劇或詩作中，記述了運用音樂於治療中的大量例子（Davis, 1985）。

十八、十九世紀歐洲和美國的醫師們，開始深入瞭解音樂對人體生理方面的作用，觀察到音樂對呼吸、心率、血壓、消化系統的影響（陳建華，2001；Alvin, 1975）。西方國家出現了最早介紹音樂治療作用的著作，譬如：英國布朗所著的《音樂醫學》、奧地利醫師利希騰塔爾著的《音樂醫生》，自此這方面的研究逐漸增多（陳建華，2001）。1804 年 Edwin Atlee 寫了一篇論文〈論音樂對疾病治療的影響〉（*An Inaugural Essay on the Influence of Music in the Cure of Diseases*），說道：「音樂對心靈影響重大，對生理也是。」（Campbell, 2001; Davis, et al., 1999）1870 年代在紐約的精神病患收容所 Blackwell's Island（現在改名為 Roosevelt Island）舉辦了一系列具實驗性的療效音樂會。

1874 年 James Whittaker 寫了一本《音樂為良藥》（*Music as Medicine*）、1878 年一本由 Virginia Medical Monthly 編輯出版的書《音樂是心靈良藥》（*Music as Mind Medicine*）都在音樂治療史上給予不小的貢獻（Davis, et al., 1999）。美國第一個在精神醫療機構中成立長期的音樂治療計畫是 George Alder Blumer 所建立的，他充分體會音樂的力量，引入了結合了藝術、閱讀、音樂和生理教育的統整治療計畫來幫助精神病患（Campbell, 2001; Davis, et al., 1999）。而在 1899 年，著名的神經學家 James Leonard Corning 完成了第一篇系統性的音樂治療研究，標題為〈睡眠前和睡眠期間音樂振動的效果研究〉（*The Use of Musical Vibrations before and during Sleep: Supplementary Employment of Chromatoscopic Figures: A Contrivution to the Therapeutics of the Emotions*），也是一個具有指標意義的里程碑（Davis, et al., 1999）。

這個時期最有名的音樂治療實例是十八世紀名聲遍及整個歐洲的義大利歌手法瑞內里（Carlo Broschi Farinelli），他十七歲即走紅義大利南部，二十五歲名滿全歐。1937年時西班牙國王菲利普五世（King Philip V of Spain）得到惡性憂鬱症，幾乎無法主持政務，王妃耳聞法瑞內里之盛名，希望他的歌聲可以為國王治病，因此三十二歲的法瑞內里到了西班牙。據說當晚法瑞內里唱了四首曲子，第一、二首曲子是在國王隔壁的房間唱的，第二首曲子結束時，法瑞內里被請到國王的房間，並當面稱讚、感謝他，並點了第三首曲子；四首曲子演唱完後，國王非常高興，不久後就開始主持政務了。因此王妃非常滿意，以年薪五萬法郎邀請法瑞內里擔任國王的專任歌手，也可以算是國王的專任音樂治療師了。據說直到菲利普五世過世前，法瑞內里每晚都會為他演唱治病時的那四首曲子，有生之年，他都受到比任何大臣都更為高級的禮遇，而且在 1750 年還獲頒西班牙最高榮譽的十字勳章（吳鏘煌譯，2002；Davis, et al., 1999），這大概是歷史上待遇最好的音樂治療師了，真讓人羨慕。有一部影片 FARINELLI, IL CASTRATO（台灣譯為「絕代豔姬」），描寫的就是法瑞內里一生的傳奇故事。

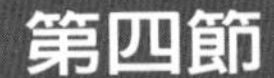

第四節 現代科學音樂治療的進展

歷史進入二十世紀，科技的發明和系統的實徵研究為音樂治療開啟了全新的面貌，也標示著專業化、科學化的音樂治療學時代的來臨。譬如：留聲機的發明，使得1914年，Evan O'Neill Kane醫師在外科手術時用留聲機轉移病人的注意力，使病人得以平靜（Davis, et al., 1999）。而且，透過現代科技進行許多實驗瞭解到，什麼樣的節奏可以令人安定、什麼樣的節奏適合激發能量、什麼樣的節奏能夠催眠，這些都能夠得到實際的數據，而把研究成果累積起來，而非過去個別的觀察報告所能比擬的；因此，音樂治療的發展開始快速而多樣化起來。

這個時期的音樂治療除了醫師、音樂家等專業人士予以重視外，也受到社會大眾的歡迎，專業音樂家也常被邀請到醫院中去鼓舞病人的情緒，音樂家充當志工到軍醫院去慰問傷兵的活動也日趨普遍和專業化。留聲機的發明也使音樂的使用更加方便和普及，在醫院裡唱片、音樂被用來轉移病人注意力、幫助入睡、穩定手術病人情緒和增進麻醉藥效力的輔助工具（Taylor, 1981）。第一次世界大戰期間音樂被用來幫助傷兵的肢體復健，第二次大戰期間音樂的用途更加擴大，除了肢體復健外，也用於平穩士兵的情緒，以及處理有精神困擾的軍人。在特殊教育領域音樂也開始在盲啞學校的教學活動中積極地被運用（Soloman, 1980）。

1950年的7月2日一些精神科醫師、專業音樂家和音樂教育工作者在紐約聚會，成立了第一個正式的音樂治療專業組織──「國家音樂治療學會」（National Association of Music Therapy，簡稱 NAMT），並推舉 Ray Green 為第一任主席，以及組織了研究委員會（Research Committee）。該會宗旨是：「持續的促使音樂之治療性用途的發展，以及增進音樂治療專業的訓練、教育和研究」（NAMT, 1994）（引自 Peters, 2000, p. 38）。

1958 年英國在 Juliette Alvin 倡導下成立「英國音樂治療學會」（British Society for Music Therapy，原名 Society for Music Therapy and Remedial Music）；其後許多歐洲國家也於 1960 到 1970 年代相繼有音樂治療的組織活動，包括荷蘭、斯堪地那維亞、東德、西德、奧地利、法國、瑞士、南斯拉夫和比利時；北美洲的加拿大於 1974 年成立「加拿大音樂治療協會」（Canadian Association of Music Therapy）；澳洲也於 1975 年成立「澳洲音樂治療協會」（Australian Music Therapy Association），Ruth Bright 為第一屆主席（Peters, 2000）。

兩次世界大戰在某種角度上來說，對現代科學意義上的音樂治療有促發作用；二次大戰後，英美許多退伍軍人醫院收容戰後傷兵，使得音樂治療人員的需求日漸增加；戰爭期間音樂治療傷兵的精神疾病也有一定成效，所以音樂治療被迅速推廣，大戰末期美國的醫師和音樂家在音樂治療的臨床實驗上取得許多重要成果，並在 Kansas 州立大學設立音樂治療課程（Davis, et al., 1999; Peters, 2000）。

因為訓練背景略有差異，某些音樂治療師在 1971 年另成立了「美國音樂治療學會」（American Association of Music Therapy，簡稱 AAMT）；1983 年國家音樂治療學會（NAMT）和美國音樂治療學會（AAMT）的資深音樂治療師合作成立了「音樂治療檢定委員會」（Certification Board of Music Therapy，簡稱 CBMT）（Davis, et al., 1999）；1998 年美國之國家音樂治療學會（NAMT）和美國音樂治療學會（AAMT）合併且改名為「全美音樂治療學會」（American Music Therapy Association，簡稱 AMTA）。且比較偏研究取向的季刊

《音樂治療期刊》（*Journal of Music Therapy, JMT*）和比較實務取向的半年刊《音樂治療展望》（*Music Therapy Perspectives*）皆為 AMTA 認可的正式刊物（Davis, et al., 1999; Peters, 2000）。

日本是第一個引介現代音樂治療的東方國家，並於 1970 和 1980 年代發展出數個相關專業組織，且於 1988 年成立「日本音樂治療協會」（Nippon Institute of Music Therapy）（Maranto, 1993, 引自 Peters, 2000），1995 年日本國內兩大音樂治療團體「日本生物音樂學會」和「臨床音樂治療協會」合併組成全國性的音樂治療組織，定名為「全日本音樂治療聯盟」（簡稱全音聯）（陳美如譯，2004）。

中國大陸的音樂治療在 1980 年代後發展迅速，且由早先的精神、神經系統的疾病，而拓展到內科、外科、婦產科、兒科、牙科、腫瘤科……等多種疾病的預防與治療（陳建華，2001）。1989 年 10 月「中國音樂治療學會」於北京成立，其後於許多精神科、復健醫院、綜合醫院……都提供音樂治療服務，中國音樂治療的會員單位有數百個，也有醫生把音樂與電針灸和電療結合起來，創造了音樂電針灸儀和音樂電療儀（Harvey, 2000）。

1997 年留美十年的高天回到北京音樂學院任教，並成立中國第一所專門的音樂治療機構——中央音樂學院音樂治療研究中心，並擔任中心主任。1998 年高天又協助推動於北京中央音樂學院成立音樂治療研究所，2003 年再成立大學部音樂治療課程。高天並於 2003 年 6 月 17 日到台灣進行兩週的私人訪問，參訪台灣音樂治療服務機構，與台灣治療師對話，交換心得，並研商兩岸教育、推廣與交流的可行性，開啟了兩岸音樂治療互動的大門（《悅音》25 期第一版報導）。

音樂治療在台灣的歷史還顯得相當年輕，大概只有十多年的歷史。開始是由醫療單位、諮商輔導、特教復健……等專業人員將音樂治療的技巧嘗試應用在精神科、療養院、特殊教育、諮商機構、醫療其他不同科別……之中，1990 年代前後音樂治療的介紹文章開始陸續出現在上述不同領域的專業期刊上，也開始有音樂治療的碩士論文出現（詳見本書第十三講）。

但音樂治療的積極推展，首功應歸於 1989 年自美返國的張初穗治療師，他任職於心愛兒童發展中心，1991 年在輔仁大學音樂系開設台灣第一個音樂治療選修課程。之後幾年在國外取得學位證照的治療師陸續回國，並分別任職於精神科、復健科、輔導中心、發展中心、重建中心、特殊機構與學校，也在大專院校開設音樂治療選修課程，並受邀演講與帶領工作坊（蕭斐璘，2000）。

經過多年醞釀，於 1996 年 6 月 8 日下午二時三十分，在台北市國際會議中心三樓國際藝術中心，「中華民國應用音樂推廣協會」（Music Therapy Association of Taiwan）終於宣告成立，並開始發行《悅音》季刊。

二十世紀迄今的音樂治療進展是相當蓬勃而多樣的，為求簡明易讀，茲以編年製成「表 3-2：二十世紀音樂治療重要大事記」，相關資料取自陳建華（2001）、 蕭斐璘（2000）、AMTA（2005）、Bunt（1994）、Campbell（2001）、Davis、Gfeller、Thaut（1999）、Taylor（1997）、Peters（2000）等人的著作中，由表列資料的對照下，可發現台灣起步雖晚，但正在加大步伐趕上國際音樂治療潮流的腳步。

表 3-2 二十世紀音樂治療重要大事記

年代	事件
1914	Dr. Evan O'Neill Kane 投書美國醫學會（American Medical Association）的專刊，說明他在外科治療以留聲機轉移病人注意。
1918	英國音樂家 Margaret Anderson 在 Columbia University 開設了第一門音樂治療（Musicotherapy 或稱 hospital music）的課程。
1929	Duke University Hospital 是第一個利用收音機和擴音器，在小兒科病房播放音樂的醫療機構。
1930 | 1940	* 牙科、外科以音樂舒緩病痛的使用日廣（例如：音樂用以輔助開刀前的麻醉），University of Chicago 進行多項大規模的相關研究。 * E. Thayer Gaston 在 University of Kansas 和位於 Topeka 的 The Menninger Clinic 成立美國最早的音樂治療訓練場所，許多同事尊其為「音樂治療之父」。
1944	Michigan State University 設計第一個音樂治療課程（curriculum）。
1945	美國國家音樂協會（National Music Council）設立了一個「音樂治療委員會」（Music Therapy Committee）。
1946	University of Kansas 設立了第一個完整的音樂治療養成教育課程。
1950	國家音樂治療學會（National Association of Music Therapy, NAMT）在美國成立。
1958	英國音樂治療學會（British Society for Music Therapy, BSMT）由 Juliette Alvin 促使成立。
1964	美國國家音樂治療學會（NAMT）發行《音樂治療期刊》（*Journal of Music Therapy, JMT*）。
1968	倫敦 Guildhal 音樂戲劇學院（Guildhal School of Music and Drama）設立第一個音樂治療課，由英國的音樂治療先驅大提琴演奏家 Juliette Alvin 女士所授。
1971	美國音樂治療學會（American Association of Music Therapy, AAMT）成立。

表 3-2 二十世紀音樂治療重要大事記（續）

年代	事件
1974	Paul Nordoff 和 Clive Robbins 在倫敦南部的 Goldie Leigh 醫院教授第一個音樂治療課。
1974	加拿大音樂治療協會（Canadian Association of Music Therapy）成立。
1975	澳洲音樂治療協會（Australian Music Therapy Association）成立。
1976	英國成立專業音樂治療師學會（Association of Professional Music Therapists, APMT）。
1980	美國音樂治療學會（AAMT）之期刊《音樂治療》（*Music Therapy*）開始發行。
1984	美國國家音樂治療學會（NAMT）發行第二份期刊《音樂治療展望》（*Music Therapy Perspectives*）。
1983	國家音樂治療學會（NAMT）和美國音樂治療學會（AAMT）的資深音樂治療師合作成立音樂治療檢定委員會（Certification Board of Music Therapy, CBMT）。
1988	日本音樂治療協會成立。
1989	張初穗治療師自美返台，任職於心愛兒童發展中心。
1989	中國音樂治療學會在北京成立。
1991	張初穗在輔仁大學音樂系開設台灣第一個音樂治療選修課程。
1991	英國 Bristol University 設立第一個選修課（part-time course）。
1996	台灣成立中華民國應用音樂推廣協會，並開始發行《悅音》季刊。
1997	留美十年的高天回到北京音樂學院任教，並成立中國第一所專門的音樂治療機構——中央音樂學院音樂治療研究中心，並擔任主任。

表 3-2　二十世紀音樂治療重要大事記（續）

年代	事 件
1998	美國之國家音樂治療學會（NAMT）和美國音樂治療學會（AAMT）合併且改名為全美音樂治療學會（American Music Therapy Association, AMTA）；且《音樂治療期刊》（*Journal of Music Therapy, JMT*）和《音樂治療展望》（*Music Therapy Perspectives*）皆為 AMTA 認可為該會正式刊物。
1998	北京中央音樂學院成立音樂治療研究所。
2003	北京中央音樂學院成立大學部音樂治療課程。
2003	高天由大陸來台訪問兩週，參觀音樂治療機構，並與台灣治療師進行對話，心得交換，研商兩岸教育、推廣與交流的可行性，是兩岸音樂治療互動的開端。
2007	3 月 31 日於輔仁大學成立台灣音樂輔助治療學會。

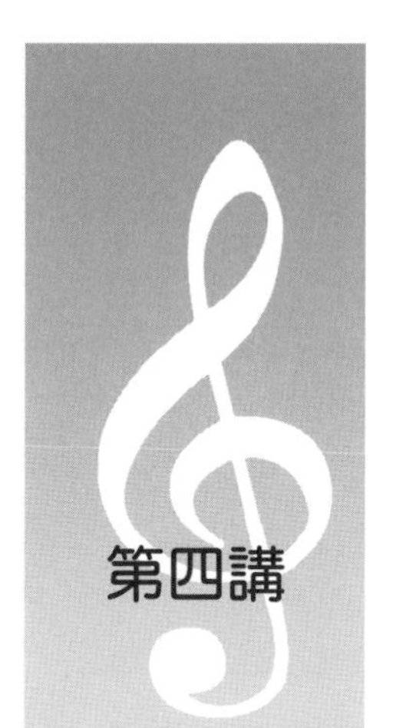

第四講

心理治療取向音樂治療

音樂治療的理論體系到底有多少種，是一個不容易簡單回答的問題。即使是日本藝術治療學會理事、東京音樂治療協會會長、全日本音樂治療聯盟常任理事的精神科醫師村井靖兒教授在＜音樂治療理論＞一文中，也不免興起「要撰寫的內容與音樂治療理論貼切與否不得而知，然而由於音樂治療的理論尚未完全確立，因此因作者不同而有不同的見解實在是無可避免的」（村井靖兒，2004，頁39）之感嘆。

這個感嘆來自於音樂治療的「多元」特性，由於從事音樂治療者的專業背景相當多元，實際應用範疇也非常廣泛，服務對象更是無所不包。因此，應用的理念模式受到治療師的訓練背景和臨床經驗影響甚大，他們依循以解釋其理念架構與實務內涵的理念模式也因此分歧多樣。所以瀏覽音樂治療專業文獻時，會發現不同作者所提及之理論種類各有不同，這對有興趣於音樂治療的入門者和一般讀者來說，當然造成不少的混淆與迷惑，也對音樂治療的研究與發展形成專業溝通上的障礙。

因此，本書嘗試把音樂治療領域中相關的重要理念模式作一系統化的整理，以方便讀者理解，也有利於專業討論上的需要。當然本書無法涵蓋文獻中已經被提及的所有音樂治療理論模式，但仍嘗試把國內音樂治療界常見的模式加以歸納而系統化。至於恰當與否，作者不敢自我評論，只能勉力為之，算是拋磚引玉，敬待高明指正，或待未來更加深入研究後，再予以修改擴充。

第一節

音樂治療模式的分類

台灣近十餘年來，音樂治療在諮商輔導與心理治療（李麗真，1994；林素秋，2003；姚佳君，2005；胡雅各，1999；黃創華、吳幸如，2004；張玉珍，1987；劉焜輝，1994a，1994b，1994c，1994d，1994e）、醫療護理與身心復健（李選、葉美玉、劉燦榮，1993；施以諾，2003c；施以諾、江漢聲，2003；張瑛、黃秀梨、李明濱、許心恬、廖玟君，1996；陳泰瑞等，2005；黃秀梨、張瑛、李明濱、柯文哲、朱樹勳，1996；張淑敏、宋惠娟，2005；Shih, Hwang, & Chiang, 2003），以及早期療育和特殊教育（李玲玉、詹乃穎、何函儒、鄭如晶、蘇秀娟，2005；林鎮坤，1996；陳宣蓉，2003；黃金玥，2002；黃榮真，1994；莊惠君，2001；蕭斐璘，1998）、高齡養護與安寧照顧（呂以榮，2005；黃淑鶴、林佳靜、陳明麗、賴允亮，2001）諸領域之應用與療效研究皆愈來愈多，顯示助人專業對音樂治療的重視與需要逐漸增加。此處也僅能列舉一部分，國內音樂治療相關文獻請參考本書第十三講「音樂治療研究」。

自古以來，人們就知道音樂對身心健康的效益，以音樂來增進諮商效果更是許多諮商師常用的手法，譬如：配合案主喜歡的鎮靜性音樂來做放鬆訓練，或以音樂輔助引導想像來評估案主的心理狀態……等等技巧。團體諮商中音樂的使用更是普遍，即使諮商師並不把音樂當作主要的諮商技巧，但他們也常會用音樂來增進團體氣氛，催化或轉換案主情緒，結合繪畫與舞蹈、律動等方式來暖化案主與團體活力。凡此種種，皆可看出音樂具有的治療潛能。音樂使用的範圍大小，或深淺程度並無絕對限制，而是取決於諮商師的治療技巧與音樂能力（黃創華、吳幸如，2004，頁 2）。

但是音樂治療並非徒靠技巧即能施行，有效的治療尚須統整的理論以為導引，也會有利於相關研究的進行。可惜國內少見對音樂治療之理論模式進行系統性研究的文獻，因此黃創華、吳幸如（2004）參考國內外相關文獻進行比較分析，並以其臨床實務經驗加以說明，對於國內常見之音樂治療模式，就其理論來源與應用特色，做有系統的耙梳整理，以填補此方面的缺縫。對未來音樂治療相關的實務與研究工作，也可提供條理系統的參考架構，以利於相關模式之回溯尋根或推演開展的探討。本書的第四講「心理治療取向音樂治療」、第五講「音樂取向音樂治療」、第六講「教育取向音樂治療」和第七講「醫療取向音樂治療」，即是把黃創華、吳幸如（2004）部分的研究成果（經作者同意授權使用）加以增刪補充的結果。

過去的音樂治療理論模式

音樂治療以音樂的理論和技巧為基礎，但在治療實務上卻常以傳統心理治療或教育訓練的理論及技巧來實施（劉焜輝，1994b）。劉焜輝歸納音樂治療有下列幾種模式：1.藥物治療模式；2.精神分析模式；3.行為治療模式；4.諮商模式；5.團體治療模式；6.鬆弛訓練模式；7. 淨化模式；8. 作業治療模式；9.遊戲治療模式等。

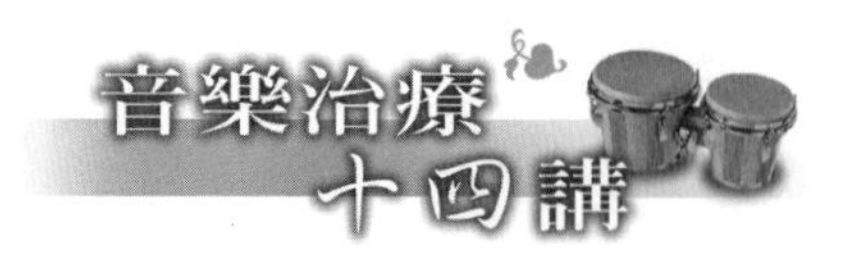

而村井靖兒（2004）舉出 Evan Ruud、Henk Smeijsters 及 Kirstin、Robertson 和 Gillam 等人所分類的音樂治療理論系統，Ruud 分為五類：1.醫學模式；2.精神分析模式；3.行為治療模式；4.人文主義模式；5.溝通模式。Henk Smeijsters 則是分為：1.從咒術性思考而來的；2. 從數學性思考而來的；3. 從醫學性思考而來的；4. 從心理學思考而來的四種分類。這是將由遠古以來各個時代之音樂治療的時代思潮，對音樂治療理論如何發生影響的劃分方法。Kirstin、Robertson 和 Gillam 也是分為五類：1.醫學模式；2.行為理論與音樂治療；3.認知模式；4.精神分析理論及其音樂治療理論與關聯；5.人本存在主義哲學與創造性即興模式。

本書並不擬對這些理論模式一一詳加說明，有興趣的讀者可以自行參閱原作，在此我們對過去的理論分類略作回顧的原因，是我們可以很容易就發現這些理論其實可以簡單區分為兩大取向，一是身體治療取向（醫學模式、藥物治療模式、作業治療模式……等），另一則是心理治療取向（行為治療、心理分析、認知治療、人本治療……等）。這和現在百花齊放的音樂治療現狀，已經不完全相符了，因此，有必要整理出新的音樂治療理論模式分類系統。

本書的音樂治療理論模式分類系統

黃創華和吳幸如（2004）以文獻探討和比較分析法，分析音樂治療文獻資料，瞭解目前音樂治療的理論與發展。資料來源包括：英文專書、中文專書、相關研究報告、期刊學術論文，電子資料庫、國外音樂治療研究所及大專院校資料庫、國外音樂治療學會網站、美國博碩士論文資料庫等。此外，研究者也親身走訪、請人代借，或透過館際合作系統借閱國內大學圖書館、國家圖書館、社會科學資料館等各館藏書籍或期刊，以期蒐集到較完善的資料。國內無法獲得的圖書則由網路書局購買，或請友人在國外代購後郵寄回台，以補國內資料的不足。資料蒐集後，遂加以分析比較、歸納重整成為本書採用的體系。

分析後作者發現可以就實施音樂治療工作的專業人員之專業背景來源加以區分，因此音樂治療可以系統化地歸納為四大取向，分別是：「心理治療取向音樂治療」、「音樂取向音樂治療」、「教育取向音樂治療」和「醫療取向音樂治療」四大類。這一講先介紹心理治療取向音樂治療，其餘的理論取向將在後續內容逐一說明。

第二節

心理動力取向音樂治療

Robart（1988）認為當代音樂治療受到傳統心理治療理論的影響甚深；Ruud（1980）也說初期的音樂治療理論多數是建立在心理治療學派之上，並以其概念來闡釋的。的確如此，許多音樂治療理論就是由心理治療學派直接衍生而出的，像是心理動力取向音樂治療、完形取向音樂治療、行為取向音樂治療、認知取向音樂治療……等等，也有像引導想像音樂治療是融合某些心理治療學派而成的。這些立基於心理治療理論的音樂治療，名之為心理治療取向音樂治療，包括：心理動力取向音樂治療、引導想像音樂治療和其他心理治療學派的音樂治療，本節先介紹心理動力取向音樂治療。

心理動力取向音樂治療（Psychodynamic Oriented Music Therapy）立基於 Freud、Adler、Jung、Fromm 和 Erickson 等心理治療先驅者的治療理論（Scovel, 1990），這一派的音樂治療理論認為音樂治療的過程，也如同口語為主的心理治療一樣，只是採取的主要媒介是聲音或音樂而已，因此仍然可以沿用心理動力學派之理論與概念的角度來思考（Robarts, 1998）。

心理動力取向是對 Freud 古典理論與技術，在遵循傳統精神分析（classical psychoanalysis）之基本看法的條件下做部分彈性修改（Wolberg, 1988），像對潛意識的重視，超我、自我、本我人格結構的認同，強調移情關係，強調整體人格改變，強調詮釋的重要……等，都仍然是其堅守的立場。但在治療關係上不再完全被動或隱匿，而是增加治療師的主動性；治療次數也予以縮短，不嚴格要求每週五次，而改為每週三到五次，甚至一到兩次。廣義的心理動力取向治療在當代仍是應用廣泛的學派，並對音樂治療產生重大影響。

Stern 整合發展心理學與心理動力的觀點，解釋音樂治療中自體感（the sense of self）的改變歷程。認為自體感的發展，有如嬰幼兒發展人際互動能力的過程，會在治療過程中依次發展出成形中的關係、核心關係、相互主體的關係和語言的關係。亦即在音樂治療中可以從非語言的模仿、分享開始，逐漸到能使用以語言這種象徵式的表徵能力與他人發展進一步的人際關係（姜忠信，2001）。

再者，眾多音樂治療學派也應用了心理動力取向的技巧，例如：Bursica（1987）認為 Juliette Alvin 的自由即興治療是奠基於 Freud 的動力取向治療；Priestley 的「分析音樂治療」（Analytical Music Therapy）則奠基於 Jung 和 Freud；Warja 也用象徵即興技巧（metaphoric improvisation techniques）去幫助憂鬱案主接觸感覺、意像，以得到領悟（Peters, 2000）。

因此精熟心理動力理論的諮商師，可以把動力思考運用於音樂治療之中，例如：以移情關係或客體關係來理解治療關係，以音樂做為探索潛意識動機的媒介，或運用音樂的象徵性於治療中……等（Hanser, 1999）。在第二講中，我們分析了音樂治療中治療關係的重要性，心理動力理論對於移情（transference）與反移情（counter-transference）的深入探討，可以提供許多有用的思考與提醒。再者，治療師也可以運用動力治療的技術，例如：自由聯想、夢與心像的詮釋、移情詮釋……等，幫助案主瞭解其潛意識衝突、情感、動機、象徵，以促使其正向人格改變（Scovel, 1990）。

以下用一段常見的團體輔導技巧來說明其應用：

團體開始時，治療師把不同類型的樂器隨意散置於場地中央及周圍。治療師可以彈奏（或者播放選好的樂曲）一段音樂，讓成員在場地中隨意自由走動，並自然地觀察、接觸、嘗試操弄各種不同樂器，與之建立關係。當治療師停止音樂時，成員就選擇一種自己有興趣或是喜愛的樂器。

治療師讓成員坐下，成員輪流自我介紹並同時撥弄所選樂器以發出聲音，且說明選擇該樂器的理由，治療師由此可以逐漸瞭解成員所投射的情感或自我認同，這就是心理動力理論中「投射」（projection）概念的運用。除了樂器形式，更重要的是治療師要注意每一個成員選擇的過程與方式，因為成員無意間的舉動（潛意識）更容易瞭解其真正的性格傾向。

譬如：作者常常發現，一些主動性較強的成員，即使團體尚未開始，治療員還未給予任何指令之前，就已經迫不及待地跑去觸摸、把玩，詢問一些新奇的樂器了；被動的成員則常會先默默地觀察他人，並在必須選擇時，選擇其曾經使用過的樂器。

由此可知，樂器本身，不論形狀、顏色、音色都很容易挑起人們好奇心而吸引其親近，而此親近的過程因人而異，在有心理動力治療訓練的治療師眼中，都足以提供豐富的素材以進入成員的內在世界。

這個過程之後，請成員圍成一圈坐下，治療師不要給太多說明，只要簡單指示「大家先不要用嘴巴講，而是把想講的話語用樂器來表現出來，也就是用樂器來溝通。」作者常常再一次發現，很多人會毫不猶豫地開始動作，而有人仍持續觀望。這些反覆持續的模式，當時機成熟時可以回饋給成員或團體，常常可以引發熱烈的討論和深刻的洞察。

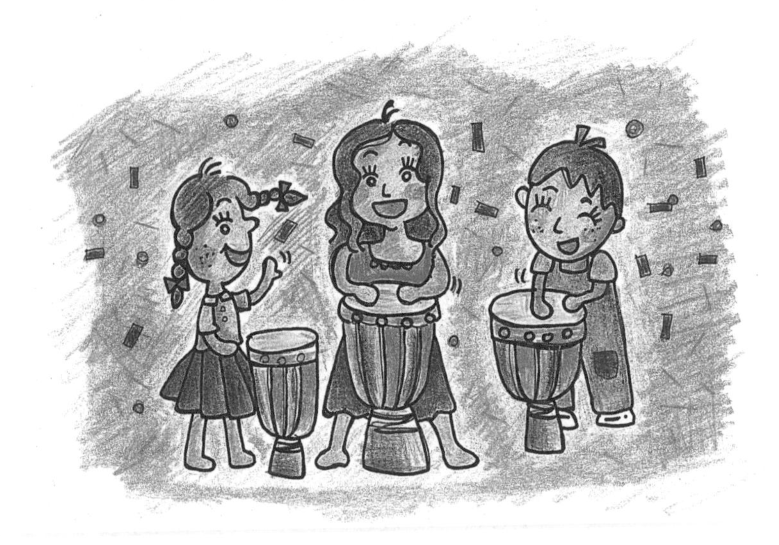

第三節

引導想像音樂治療

引導想像音樂治療（Guided Imagery and Music Therapy，簡稱 GIM）這也是一個和心理動力治療關係密切的音樂治療學派，由 Helen Bonny 於 1970 年早期所創。Bonny 在馬里蘭精神醫學研究中心擔任音樂治療師時，發現案主在放鬆狀態聆聽經過仔細檢選的古典音樂，會激發出有力的情感和象徵意象（symbolic images），並導引出和治療議題相關的領悟，最終導致自我實現和自我整合（Summer, 1997; Wigram, Saperston, & West, 1995）。

Bonny 受到 Freud、Jung、Maslow 的理論影響，想像技術則是受到 Assagioli 心理綜合學（Psychosynthesis）和超個人（transpersonal）思潮和 Desoille 清醒夢（waking dream）之啟發（Wigram, et al., 1995）。她發展出來的治療歷程現在被稱為標準的音樂引導想像四階段程序（Bonny, 1978），包括：

1. 預備會談（the preliminary conversation）
2. 放鬆聚焦（the induction-relaxation and focus）
3. 音樂聆聽（the music listening phase）
4. 經驗整合（the post-session integration）

「**預備會談**」也就是在治療開始時，治療師先解釋流程，讓案主瞭解治療結構並幫助他進入治療情境，並同時衡鑑案主的身心狀況，除了瞭解案主陳述內容，也觀察其述說的方式，和其他非語言的溝通習慣，以掌握案主整體心理狀況，進而決定引導的方向和欲使用的音樂形式。

「**放鬆聚焦**」是第二階段，此階段則是讓案主斜躺於長椅或軟墊上，運用肌肉放鬆法或冥想暗示放鬆……等方法讓案主達到肢體放鬆和心理專注的狀態，以為音樂聆聽做好準備。

「**音樂聆聽**」階段，是 GIM 的主菜，治療師此時扮演著一個非常重要的角色，他是聆聽者（案主）和外在正常實體（normal reality）的聯結基礎（grounding），也就是治療師提供的安全感，讓案主可以放心地放掉平時的壓抑或控制，而完全地經驗其內在自我，逐漸開啟、深入探索潛意識的情感、衝突、想像。音樂讓案主在悠遊於其內在真實（inner reality）時仍可以維持和外在真實（outer reality）的持續接觸，因此治療師持續地觀察、記錄，並以語言來反映整個歷程，適時地給予案主支持、引導，帶領他安全地走過這個心靈之旅，最後讓音樂激起的這些意象可以用言語陳述並加以凝結。

雖然單純的音樂聆聽想像經驗也可能造成一些改變，但大部分的治療專家都認為認知理解在治療歷程中扮演重要角色，所以最後的「**經驗整合**」階段可以幫助案主把音樂誘發的內在經驗統整起來，此階段可能需要幾天，也可能是幾週或幾個月才能完成，依照案主情況而定。而治療師使用的方法可以是一般的對話、討論，或是採用藝術媒材（結合繪畫治療）、畫曼陀羅（mandala）、使用文字記述（例如：寫日記），或兩種以上方法的併用，這樣可以把案主的領悟與學習凝結起來，並與自己的治療議題或現在、過去、未來生活發生聯結，提供有意義的治療性指引（Burns, 2001; Summer, 1997; Taylor, 1997; Wigram, et al., 1995）。

第四節

其他心理治療取向音樂治療

除了上述較主要也常被提及的心理治療取向音樂治療外，其他心理治療學派也都有依其理論架構和技術結合音樂而成的衍生學派，譬如：**交流分析音樂治療**（Hanser, 1999）；**完形取向音樂治療**則是完形治療中此地此時、未竟事務……等概念的運用，其中最著名者是Hegi（章華，2002）；**應用行為矯正技術的音樂治療**（Applications of Behavior Modification Principle to Music Therapy Treatment）將古典制約、操作制約、行為塑造……等技術運用在音樂治療過程中（Hanser, 1999）。

而受到心理治療或心理學影響，但未及前述學派普遍的音樂治療學派，研究者根據文獻和實務研討會所聞的還有很多，在此僅能列出部分以供參考。例如：診斷性音樂治療（Diagnostic Music Therapy）、個別指導音樂治療（Private Instruction Music Therapy）、音樂活動式音樂治療（Music Activity Therapy）、音樂治療與痊癒（Music Therapy and Healing）、學術及臨床訓練中的音樂治療（Music Therapy in Academic and Clinical Training）、復健的音樂治療（Rehabilitative Music Therapy）、超個人音樂心理治療（Transpersonal Music Psychotherapy）、認知音樂心理治療（Cognitive Music Psychotherapy）、發展／綜合的音樂心理治療（Developmental/Integrative Music Psychotherapy）、榮格取向音樂心理治療（Jungian Music Psychotherapy）、生物－心理－社會音樂治療（Biopsychosocial Music Therapy）、緩和性音樂治療（Palliative Music Therapy）、預防性音樂治療（Preventive Music Therapy）……等等。Peters（2000）還提到一些「學派」，諸如：Bruscia 的體驗即興治療（Experimental Improvisation Therapy）、音樂心理劇（Music Psychodrama）、聲音即興治療（Vocal Improvisation Therapy）等。

由此可知這個領域分枝龐雜，對於實務工作者來說，應該依照個人訓練背景，配合執業環境與案主類型，選取適當學派，或整合數派以成個人臨床風格，才是可行的具體方法。譬如：作者（黃）學習古典心理劇（classical psychodrama）超過十二年，帶領與導演心理劇亦有十餘年的經驗，並於 2002 年 8 月正式取得國際 Zerka Moreno 心理劇學院的高級導演資格，目前並具備心理劇準訓練師資格，所以雖然作者並不是遵循 Joseph J. Moreno（1999）的音樂心理劇模式來帶領團體，但在團體中也常常運用音樂，並以心理劇的概念來理解音樂的用途。試舉兩個例子來說明，一是「暖身」（warm up），一是「替身」（double）。

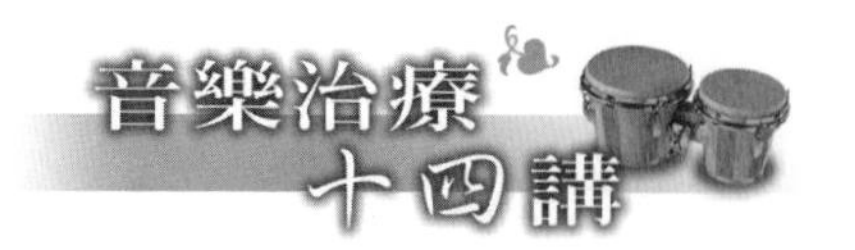

「暖身」是心理劇中一個重要的概念，目的在於自發性與創造力的產生，導演會運用繪畫、音樂、冥想等方式為團體和成員暖身，為後續之選角及演出做準備（黃創華，2005）。在作者的團體工作中，常會在團體初期運用音樂來引導成員讓身體自發、自由的擺動或舞動，在三十至四十分鐘的音樂配合自發舞蹈之後，再把其間的感受畫下來，常常成員們生命中尚未釋懷的議題就這樣很快地浮現出來了，個人經驗發現音樂常是快速而深入的暖身媒材。

心理劇中有許多角色，最重要的就是呈現其議題並尋求突破的那個人，叫「主角」，而扮演主角生命中的其他人，或主角內心的某個部分者的叫「輔角」，所有的輔角中扮演主角的人，就叫「替身」，替身可以透過主角的話語或肢體線索，來幫助主角自我探索，常常替身可以說出主角想說卻沒有說出來的話和感覺，而讓主角感受到被瞭解與受到支持。而適當的音樂有時就是最好的替身，當主角遭遇難以言喧的悲慟時，當那樣的苦楚難以用任何話語來表達時，當任何人都找不到用什麼話來表達時，這時候，音樂卻可以大展身手，適時的音樂可以引導主角把所有身心的堵塞、障礙清洗乾淨，而其他成員也在感同身受的氛圍中同被淨化。音樂，是強而有力的「替身」。

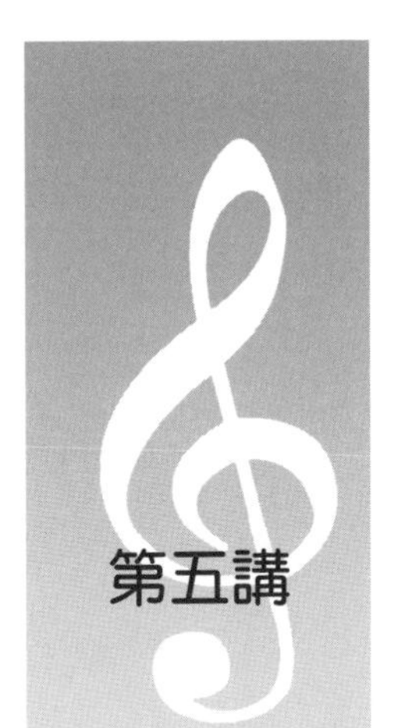

第五講

音樂取向音樂治療

村井靖兒（2004）回顧了 Evan Ruud、Henk Smeijsters 和 Kirstin、Robertson 與 Gillam 等人所整理的三種音樂治療理論分類系統後，總結說道「上述三種分類法的缺點，那就是最重要的音樂概念沒有被放在焦點上（頁 41）。」對一個以「音樂」為主軸的治療法來說，這的確是不合情理的，因此黃創華、吳幸如（2004）特把音樂取向的音樂治療獨立出來，也就是諾多夫－羅賓斯音樂治療法（Nordoff-Robbins Music Therapy）或者稱為創造性音樂治療（Creative Music Therapy）。這是一個以音樂為中心（music-centered），強調音樂介入技巧和音樂要素分析的音樂治療模式，這一講將對其源流、理念與實務加以介紹。

第一節

諾多夫—羅賓斯音樂治療的源流

諾多夫—羅賓斯音樂治療是一種即興的創造性音樂療法（Creative Music Therapy）（吳鏘煌譯，2002；Bruscia, 1987; Nordoff & Robbins, 1992; Pavlicevic, 1997; Peters, 2000; Schalkwijk, 1994; Taylor, 1997），是由諾多夫和羅賓斯兩人共同創立的。

諾多夫（Dr. Paul Nordoff）是一個美國的鋼琴家和作曲家，1949年到1958年間任職美國Bard College音樂教授。羅賓斯（Dr. Clive Robbins）則是一位特殊教育工作者，當羅賓斯任職於Sunfield Children's Home時遇見諾多夫，而共同開創出這個音樂治療法，他們從1959到1976年間一直以治療師與協同治療師的角色密切合作，在許多地方幫助許多種類心理疾病、情緒障礙和肢體障礙的孩童（Bruscia, 1987）。

羅賓斯的夫人Carol Matteson Robbins也是一位音樂治療師，自從1975年開始就和夫婿羅賓斯合作，在諾多夫1977年去世後，更和夫婿共同指導紐約大學的諾多夫音樂治療診所（Nordoff Music Therapy Clinic），推展諾多夫—羅賓斯音樂治療和相關訓練工作（Nordoff & Robbins, 1992），並於1990年成立紐約大學諾多夫—羅賓斯音樂治療中心（Nordoff-Robbins Center for Music Therapy）。世界各地也建立起該療法的中心或組織，包括：英國、蘇格蘭、丹麥、西德、澳大利亞等地。

羅賓斯夫婦曾於1995年8月來台做為期一週的專業講習，遺憾的是，羅賓斯夫人於該年離台後就因癌症過世。2001 年 5 月羅賓斯教授又二度來台，作者（吳）亦恭逢其盛，對其個人風采與實務示範都留下深刻印象。羅賓斯教授目前已自美國紐約大學（NYU）音樂治療研究所退休，以七十餘歲的高齡仍風塵僕僕講學於世界各地，推廣諾多夫—羅賓斯音樂治療法不遺餘力，令人敬佩。

他身為諾多夫—羅賓斯音樂治療法創立者之一，創建許多國家的諾多夫—羅賓斯音樂治療中心，並且擁有四十五年以上的音樂治療臨床經驗，也獲得許多學術殊榮，包括：1979 年美國費城 Combs 音樂學院授與榮譽人文博士學位；1988 年德國 Witten/Herdecke 大學授與榮譽醫學博士學位；1993 年美國州立紐約大學 Potsdam 分校授與榮譽人文博士學位等（引自 2001 年羅賓斯教授來台講學「身心障礙兒童音樂治療研習會」資料）（Robbins, 2001a）。

第二節

諾多夫—羅賓斯音樂治療的理念

諾多夫—羅賓斯音樂治療的特色是運用聲音、樂器即興表達的音樂經驗（music experience），激發或促進案主表達內心之情感生活之治療方式（Pavlicevic,1997; Taylor, 1997）。換句話說，他是以即興的音樂（通常是鋼琴）來反映出案主的情感，促使案主感到被理解而更能展現出其內在的真實面。這種以音樂來「反映」案主情感或內心狀態的方式，非常近似於心理治療中的案主中心學派（Client-Centered Therapy）用語言來反映案主的內心狀態。

案主中心學派是由著名的美國心理學家 Carl Rogers 所創，以深刻地同理案主的內在現象場（phenomenal field）或現象世界（phenomenal world），來促進案主的自我體驗與自我瞭解為主要特色。因此黃創華、吳幸如（2004）認為諾多夫—羅賓斯音樂治療可比擬為音樂治療中的案主中心學派，只是一以音樂為媒介，一以語言為媒介的差別而已。

此外，Rogers 是心理治療界強調要把治療過程詳加錄音、錄影，並予以公開化研究的第一人；而諾多夫—羅賓斯音樂治療法也是非常強調要把音樂治療的歷程完整、詳盡的記錄，並以質性研究方法加以研究，這也是一個有趣的相似點，但也可能不是單純的巧合，而是反映了兩個學派間基本哲學理念的相似性。

諾多夫和羅賓斯發展出的方法是利用樂器演奏來連結案主與治療師之間的互動，通常是治療師在鋼琴上即興演奏，有時候也可以用聲音即興（vocal improvisation）來引導，案主以擊鼓來回應。在治療中，案主的自發動作與樂器敲打，治療師則會利用鋼琴即興來反映（reflective）案主之身體律動、情緒變化及其它的內心狀態，使案主藉由音樂經驗體驗到自我。之所以使用鋼琴當作主要樂器，是因為鋼琴能夠應用、變化出最多樣的音色與旋律，來反映出案主的不同狀態。而鼓則是大部分兒童或成人都能輕易上手的樂器，有助於案主直接抒發情感。

簡要的說，創造性音樂治療是以音樂為中心的（music-centered），意即治療師的介入是藉由音樂，也是由音樂回應來看出案主的進步歷程。由於整個治療歷程中音樂是最主要的轉化媒介（transformative agent），除了音樂的交替溝通（musical exchange）外，很少或幾乎沒有其他的溝通形式，也因此，對於有嚴重語言或認知障礙的案主來說，能夠很容易地參與在其中（取材自 New York University, 2001）。

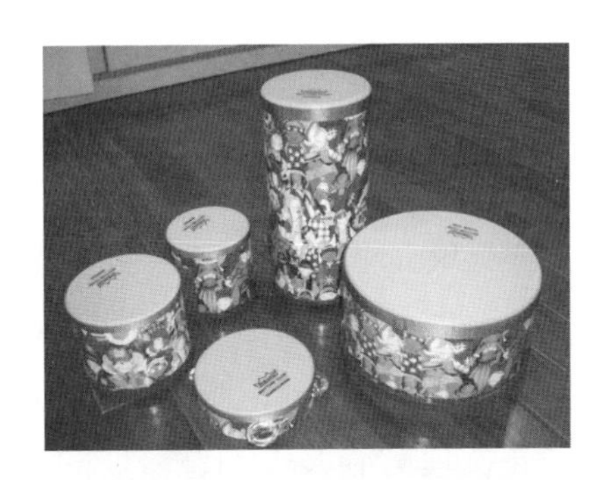

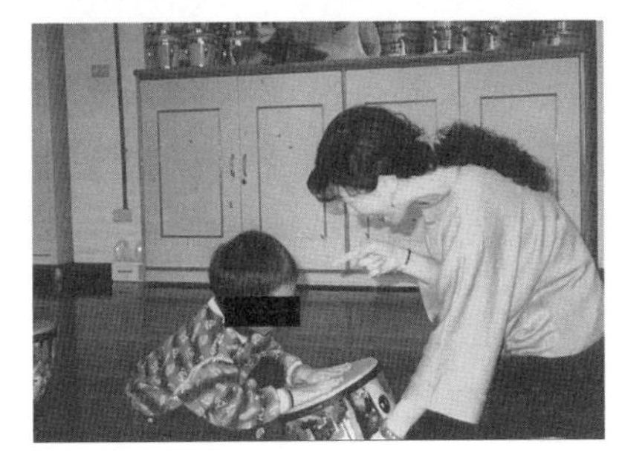

創造性音樂治療那麼強調音樂的重要性有其深刻的治療哲學基礎，諾多夫和羅賓斯堅信每個人都天生具有理解闡釋（interpret）和欣賞享受（enjoy）音樂經驗的普遍能力（Bruscia, 1987; Robbins, 2001a）。它是每個人的人格結構的一部分，Bruscia（1987）稱之為「**音樂自我**」（musical self），即諾多夫和羅賓斯本人所稱的「**音樂兒童**」（music child）或「**音樂性**」（musicality）（Robbins, 2001a）。

這個重要的核心概念是受到人智論（anthroposophy）的創始者 Rudolf Steiner（1861～1925）所啟發的，諾多夫和羅賓斯的早期工作深受 Steiner 的影響並型塑出其音樂治療的概念，且他們的第一本書還是 Steiner 出版社發行的（林正弘審訂，2002；Bruscia, 1987）。在創造性音樂治療中音樂反應（musical responses）被視為是個體心理與發展狀態的鏡照（mirror），不管是診斷上的意涵、病理上的因素，還是進步的情況。Steiner 曾說理解人的最好方法是音樂的語詞（musical terms），創造性音樂治療是此觀念的延伸與實踐（Bruscia, 1987）。

Steiner 的理論是深具人本精神的，也難怪諾多夫和羅賓斯會認同心理學中的人本學派（humanistic schools），羅賓斯夫婦（Robbins & Robbins, 1980）也陳述他們的治療目標和人本心理學派大師 Abraham Maslow（1968, 1976）很有關聯；Bruscia（1987）引述 Ruud（1980）

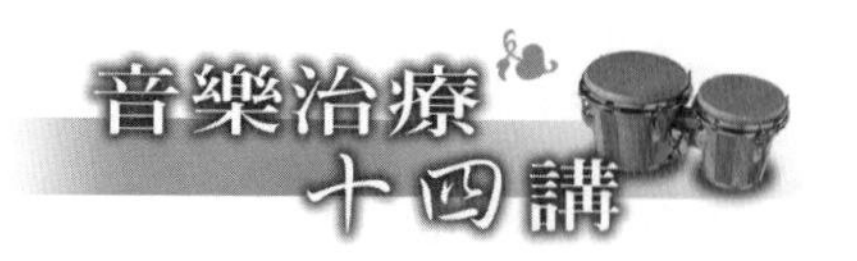

的看法認為，創造性音樂治療屬於 Axline 和 Moustakas 所提倡的「關係治療」（relationship therapy），事實上 Axline 的「關係治療」或「非指導遊戲治療」（non-directive play therapy）正是延伸自案主中心學派 Rogers 的理念（高淑貞譯，1994）。

在與兒童接觸的過程中，Axline 提出八個基本原則，這也是創造性音樂治療所採納或延伸應用的（Bruscia, 1987），這八個原則對正確理解諾多夫和羅賓斯的治療精神極為重要，特介紹如下（參考 Bruscia, 1987, p. 32-33 的引文及高淑貞譯，1994，頁 56 的中文翻譯）：

1. 治療師對案主有真正的興趣，並在其間發展出一種溫暖、友善的關係。

2. 對案主如其所是（exactly as he is）的接納。

3. 創造安全感與許可性的治療關係（permissive relationship），使案主得以自由地探索與表達自己。

4. 治療師能敏銳地辨認（recognizing）和反映（reflecting）案主的情感。

5. 治療師尊重案主為自己抉擇與解決問題的能力。

6. 以非指導（non-directive）而不是指導（directive）的治療態度，治療師是跟隨（follow）而非引導（lead）案主。

7. 治療師能夠欣賞治療過程的漸進性，也就是案主的自然成長步調，且不強求加速此過程。

8. 治療師只有在協助案主接納個人與關係中之責任的情形下，才會設定限制（boundary）。

因此創造性音樂治療的核心是放在案主（兒童）身上，而非案主的診斷、症狀或其他問題行為，亦即它是以案主為中心的治療法。此外，它也是一個以過程為中心（process-centered）的治療法，它著重「當下」而非「過去」，治療師全心全意地投入當下和案主的關係與互動之中，從而能即興地以聲音或樂器來反映案主的情感或身心節奏。

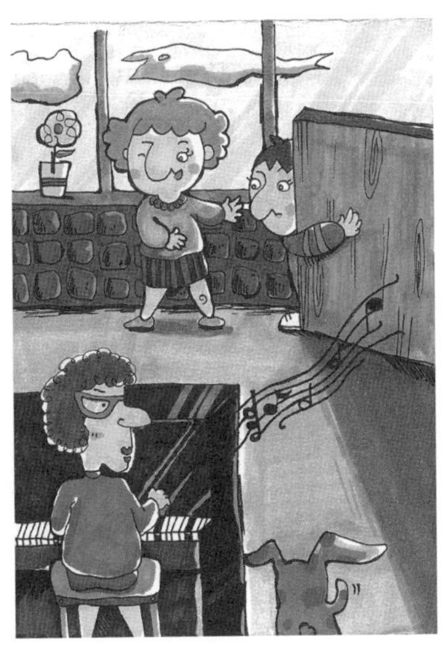

第三節

諾多夫—羅賓斯音樂治療的實務

創造性音樂治療的實施常分為個別治療與團體治療兩種形式，通常都有兩個治療師組成工作團隊，一個治療師負責以鋼琴即興幫助案主進入治療性的音樂經驗之中（therapeutic music experience），另一個治療師則直接和案主一起工作（互動），幫助案主即興反應（展桂馨，1995；Bruscia, 1987）。這兩個治療師的工作雖被清楚的界定、分工，但其份量和地位是平等的，只是為了行文上方便，我們姑且稱

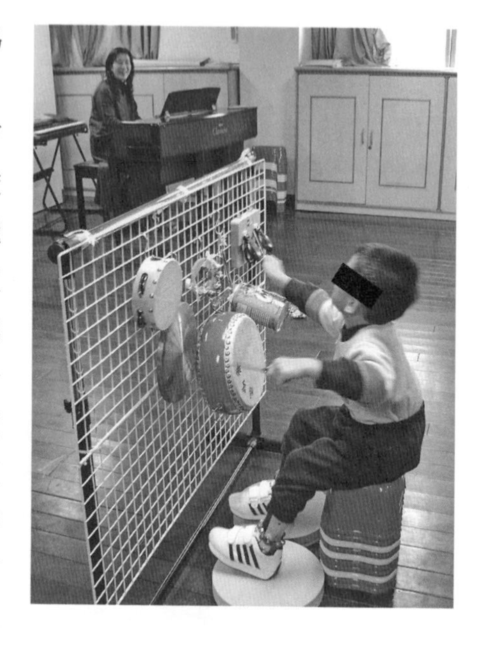

前者為主要治療師，後者為協同治療師。

個別治療是最常用的方式，每次的治療長度則完全依照案主對音樂的反應與承受能力而定，所以開始時可能每次只有五分鐘，隨著治療的進展，可能延伸到五至二十分鐘，最後則可能長達三十分鐘以上，治療的頻率則每週一至三次之間。一般個別治療的時間平均約十五分鐘，要注意的是，治療長度並不是預先固定的，而是依照案主的承受與投入程度來彈性調整（Bruscia, 1987）。

團體治療則是由主要治療師負責整個活動，協同治療師則彈奏音樂來配合活動的進行，讓團體成員在團體的互動當中，逐漸達到其個別的治療目標。團體治療的一般目標是滋養情緒的成熟與社會的適應，包括：知覺能力、專心能力、專注持續、自信與成就感、口語表達和語言能力，以及減少退縮行為、歇斯底里（hysteria）和其他情緒障礙。治療活動的內容會配合團體進展的狀況，即興創造的歌曲或活動可取材於團體的想法、心情、或需求。在即興音樂的支持下，成員被鼓勵表達出其關注的事情或想法，並得以在團體中互動。常見的團體活動有歌曲或吟唱（songs and singing）、樂器活動（instrumental activities）、音樂遊戲與故事（plays and stories with music）、律動與舞蹈（movement and dance）（展桂馨，1995；Bruscia, 1987；Robbins, 2001b）。

無論是個別治療或團體治療，創造性音樂治療均會用錄音、錄影把治療過程盡可能完整記錄下來，以期能客觀的審視治療過程、技巧與決定下一次的治療方向。所以諾多夫教授、羅賓斯夫婦及其他受過創造性音樂治療的音樂治療師們累積了大量的臨床實務影音資料，非常有利於教學、示範與研究。

諾多夫和羅賓斯曾舉例一個六歲自閉症孩童 David，他不會自己繫鞋帶，有長期焦慮，且視動協調（visual-motor coordination）不佳，但聽動協調（audio-motor coordination）能力非常優秀，他可以在鼓上敲出相當繁複的節奏，顯然具有音樂天賦。治療的方法上，他們將繫鞋帶的過程編成一首歌，David 在第二次就試成功了。歌曲是一種時間形式（form in time），David 和此元素有一種特殊的聯結，所以可以利用一首歌的時間結構而理解繫鞋帶的過程（參考 Nordoff & Robbins, 1992, pp. 104-105）。

由於創造性音樂治療對於音樂倚賴頗重，所以治療師也相對地需要有較高的音樂技巧。作者（吳）於 2001 年 5 月 27 日至 29 日羅賓斯博士來台講習「身心障礙兒童音樂治療」時，有幸親聆教導，受益良多，頗能感受其治療精髓。茲選取部分上課內容繪製成「圖 5-1：音樂治療即興能力」，這個圖中所列的都是有關臨床應變能力，或說是即興創造能力的自信來源；以及「圖 5-2：音樂治療計畫綱領」，分享給各位讀者，相信讀者可以從這幾個圖中，大略瞭解創造性音樂治療師應有的能力與工作方式。

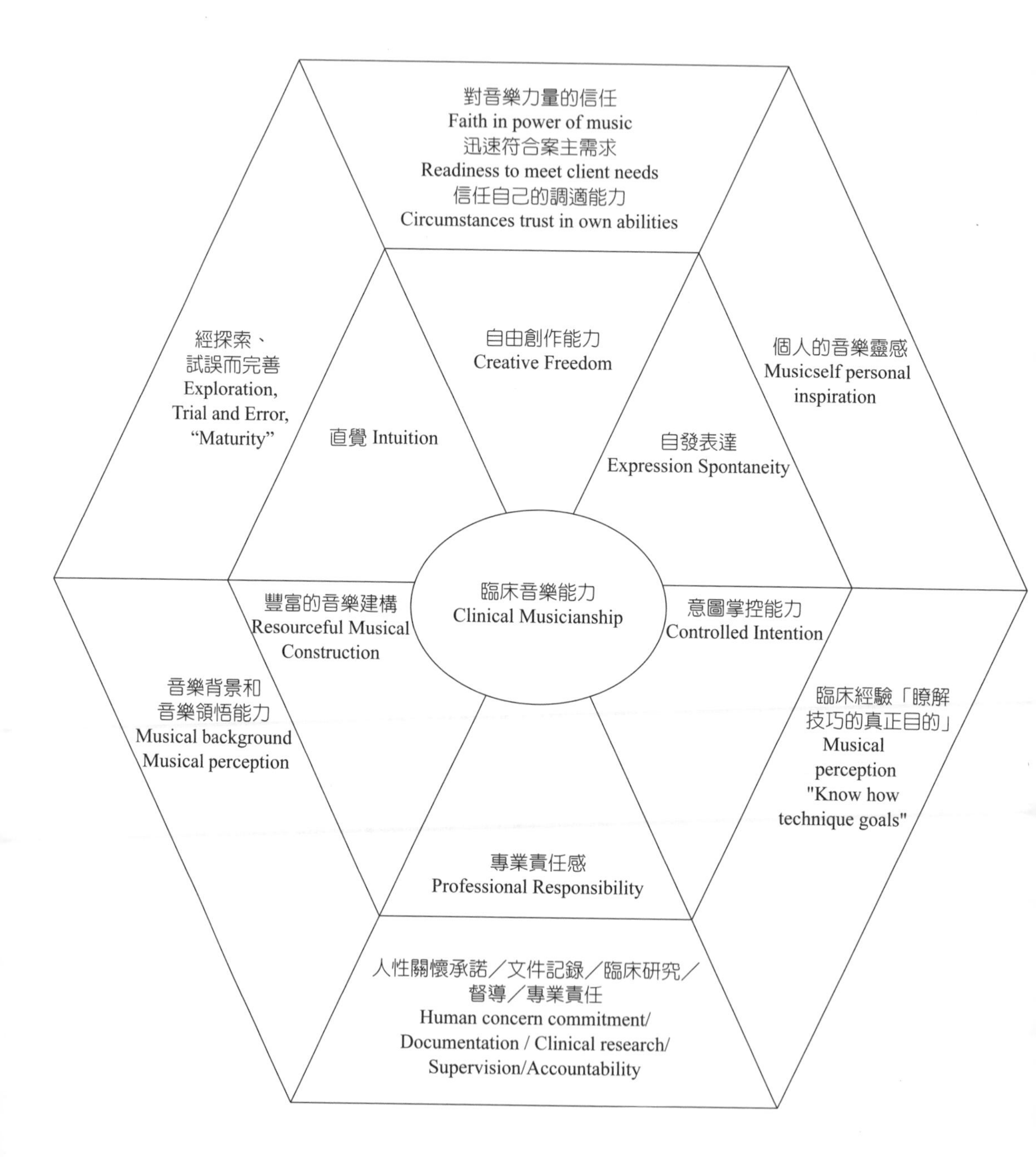

圖 5-1　音樂治療即興能力

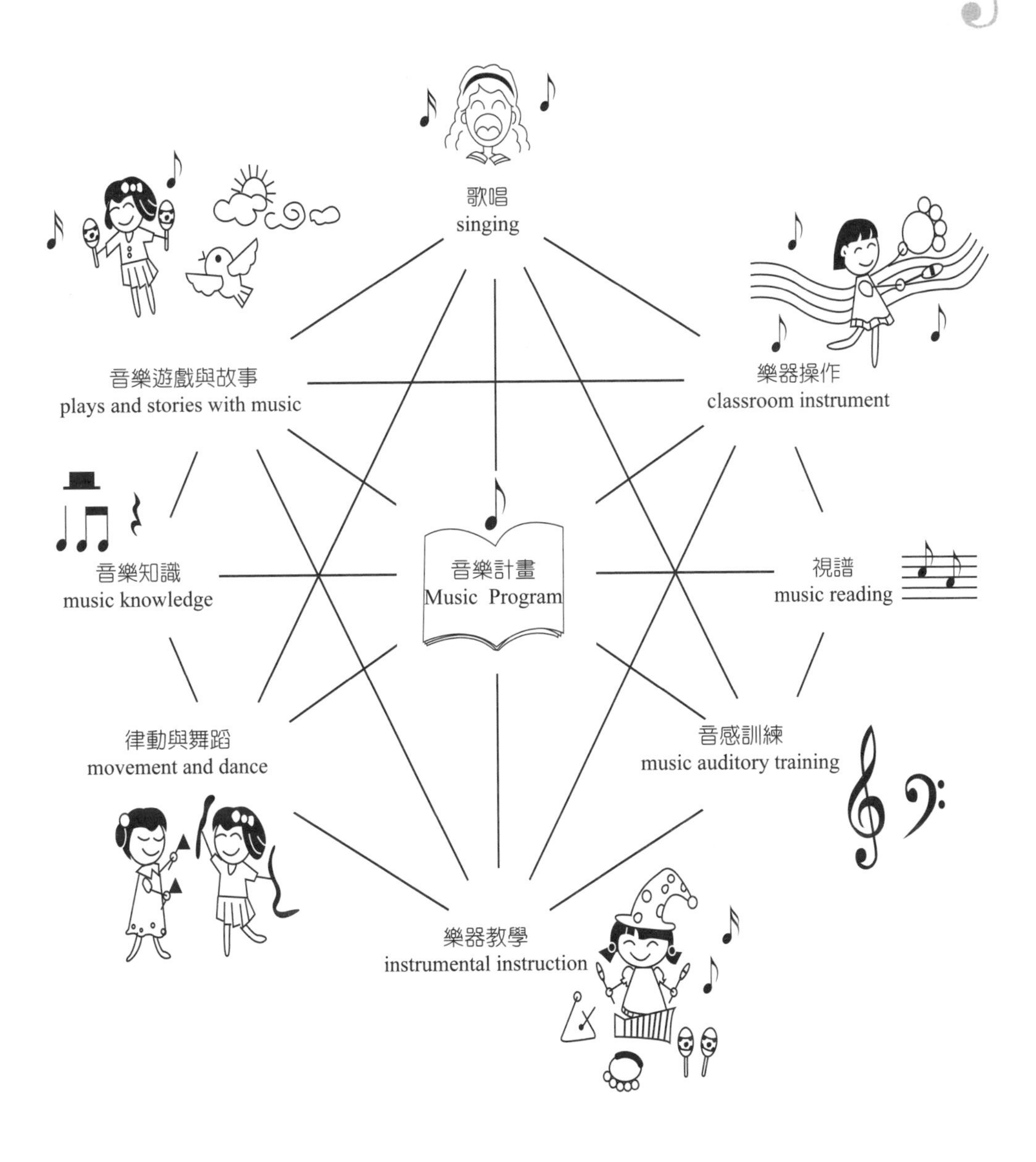

圖 5-2　音樂治療計畫綱領

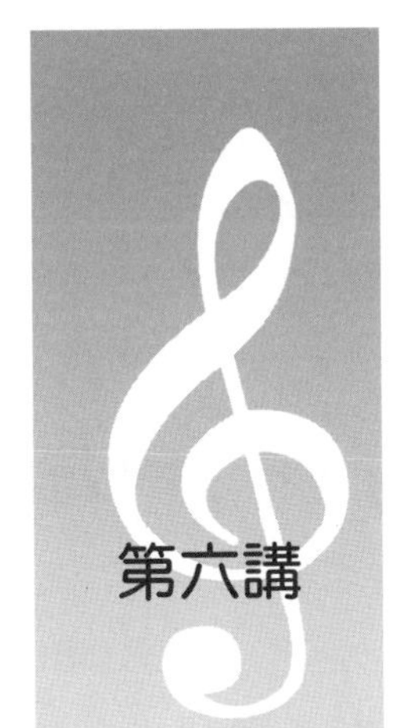

第六講

教育取向音樂治療

Peters（1987）曾系統化地把音樂治療模式分為九個模式，九個模式之中源自音樂教育的就占了四個學派，幾乎接近半數，可見音樂教育與音樂治療的關係極為密切，因此本書特別把教育取向音樂治療獨立出來講述。

但是音樂教育和音樂治療仍然有所不同，第一節會先說明音樂教育與音樂治療的主要差異，另外將介紹四個重要的教育取向音樂治療模式，也就是奧福音樂治療、達克羅士肢體韻律的臨床應用、高大宜理念的臨床應用，與發展性音樂治療。

上述四個模式中，奧福音樂教學法在台灣最為人所熟知與應用，奧福音樂治療也是目前研究較多的一個模式，第二節將介紹奧福的理念與奧福音樂治療模式，第三節介紹奧福之外的其他三種教育取向音樂治療，以及介紹台灣目前可搜尋到的兩篇教育取向音樂治療（都是以奧福音樂治療模式為研究主題）的實徵研究。

第一節

音樂教育與音樂治療的異同比較

音樂治療和音樂教育的關係密切，可由 Peters（1987）列出的九個音樂治療模式中和音樂教育有關的就占了四個清楚看出。Peters 列出的九個音樂治療模式是：

1. 諾多夫－羅賓斯音樂治療或創造性音樂治療（Nordoff-Robbins Music Therapy/Creative Music Therapy）。

2. 心理動力取向音樂治療（Psychodynamic Oriented Music Therapy）。

3. 臨床奧福音樂治療（Clinical Orff Schuwerk）。

4. 高大宜理念的臨床應用（Clinical Applications of Kodaly Concept）。

5. 達克羅士肢體韻律的臨床應用（Clinical Applications of Dalcroze Eurhythmics）。

6. 引導想像音樂治療（Guided Imagery and Music Therapy）。

7. 發展性音樂治療（Developmental Music Therapy）。

8. 交流分析音樂治療（Music Therapy and Transactional Analysis）。

9. 應用行為矯正技術的音樂治療（Applications of Behavior Modification Principle to Music Therapy Treatment）。

上述模式之中，臨床奧福音樂治療、高大宜理念的臨床應用、達克羅士肢體韻律的臨床應用，和發展性音樂治療這四者都屬於音樂教育取向的音樂治療。但不表示音樂教育就等於音樂治療，從事音樂教育的工作者就可以馬上「轉行」從事音樂治療。因此，對於音樂教育與音樂治療之相同點與相異處，予以剖析分辨非常重要，有助於澄清一般民眾的誤解。

音樂教育（music education）和音樂治療（music therapy）相關卻不相等，但一般民眾常誤以為從事音樂教育者即可進行音樂治療，實則兩者之目標和介入方式大不相同。音樂治療目標在於藉由音樂功能幫助案主產生改變，而音樂教育關注的是音樂的美感性與藝術性；所以治療著重的是案主本身，而教育強調的在音樂產品。換句話說，音樂治療的重點在「治療」和「案主」，而音樂教育的重點在「音樂」。對治療來說，音樂主要是一個工具（tool），而在教育中，音樂即其主要教學目標。

所以就表面的呈現形式看來，音樂治療和音樂教育都由一個工作者帶領一些音樂活動，但實則進行的內涵是完全不同。吳幸如（2003）曾以定義、目的、理論基礎和介入方式等不同面向，列表分別比較音樂治療和音樂教育兩者，茲引述改寫於表 6-1，可以清楚的分別這兩者的不同。

音樂教育與音樂治療有差異，但其關聯性仍然不少，尤其上一世紀初有不少偉大的音樂教育學者，開始從重視音樂**產品**（product）轉而注重學習**歷程**（process），從**技巧訓練**轉而更重視**整體人性發展**，也就是由「物」回歸到「人」，這樣的發展使音樂教育和音樂治療更形趨避。譬如：達克羅士（Emile Jaques-Dalcroze, 1865～1950）、高大宜（Zoltan Kodaly, 1882～1967）、卡爾．奧福（Carl Orff, 1895～1982）等人的理念都是如此，因此這些教學系統不但後來風靡世界，更都各自成為音樂治療的一個學派模式。

表 6-1 音樂治療與音樂教育之對照比較

	音樂治療	音樂教育
定義	以音樂為媒介，增進個體身、心、靈健康。	組織性質的音樂學習過程，以獲得音樂之知識、技巧和理解力，並啟發內在音樂潛能。
目的	幫助個體增進、恢復，或保持身、心、靈的健康。	音樂作品的創造、聆賞、表現及美學價值的呈現。
理論基礎	大多採用心理學的治療理論，譬如：心理動力、完形治療……，也有採用音樂教育理論者，如：奧福教學理論，但亦須具備音樂理論基礎及樂器彈奏和即興能力。	音樂美學、指揮學、音樂史、樂器演奏技巧、應用音樂科學、音樂教育理論、教育心理學……等。
介入方式	除了常用的音樂活動外，更強調人際互動（諮商師與案主間，或團體成員間），及計畫性的系統治療介入（觀察、衡鑑、診斷、預後、療效評估），有彈性的依案主的需要做調整。	歌唱、器樂演奏、律動表現、詞曲創作……等。

資料來源：經授權改寫自吳幸如（2003）

第二節

奧福音樂治療

首先最值得一提的就是奧福教學法（Orff Schulwerk），奧福教學極具特色，普遍受到音樂學界的喜愛與推崇（陳建華主編，2001；陳藍谷，1997；Birkenshaw-Fleming, 1996; Frazee, 1987; Hargreaves, 1986; Steen, 1992），吳幸如（2003）曾參考相關文獻及整合個人多年實驗經驗，將奧福教學歸納為八大要素，分別是：1.本土素材；2.說白節奏；3.身體樂器（Body Percussion）；4.歌唱創作；5.奧福樂器；6.律動舞蹈；7.即興創作，與 8.戲劇遊戲。

卡爾・奧福於 1895 年 7 月 10 日出生在德國南部的巴伐利亞慕尼黑，被認為是第一位得到國際公認之「革新的」教育家，他觀察兒童遊戲中的音樂行為，從而發展出他的教學理念（張蕙慧，1994）。他的革新來自於他把音樂歸還給人，在他的教學過程中，無時無刻不忘記人性的本質，其精神可由下列具體說明中可得到更清楚的體認。

1.奧福教學與傳統枯燥刻板的音樂訓練完全不同，它強調「人」才是中心，不但尊重各個孩童的特質，更希望讓孩子發揮可貴的潛能，充分展現其自我。

2.重視孩童的創作能力，強調即興創作的原則，鼓勵發表、刺激思考，並讓孩童學會欣賞與溝通。

3.特別強調本土化，重視各國各地的珍貴文化資產，希望教師取材當地的兒歌、舞蹈、民謠或遊戲來編製教材，以延續各國獨特的音樂特色。

4.同時注重團隊活動、合作、創意及組織架構，他給予孩童許多

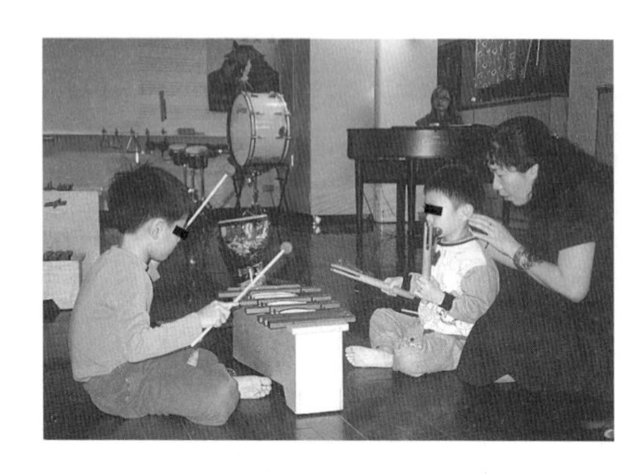

合奏的經驗，讓他們體驗合作、協調的重要性，並感受團體演奏的樂趣。

5.從世界各地許多地區取材或加以創新出各種有趣的打擊樂器，來進行節奏教學、身體模仿、頑固伴奏或說白節奏。

6.強調循序漸進的教學過程，以培養學生敏銳的音樂感受力，藉由身體律動與各式樂器，使孩童建立自信、勇於嘗試，並能發自內心的喜愛音樂（參考陳韻如，2004，頁 131）。

如果更進一步深探其理念精髓，則可以歸納出四個核心精神（吳幸如，2003），即基本（elemental）、整體（holistic）、體驗（experiential），和歷程取向（process oriented）四大核心精神，這四者又互相交織且富含治療意涵。因為奧福四大精神都強調孩童個人成長更重於音樂訓練，過程體驗更甚於成效結果，所以奧福教學中蘊含的豐富治療轉化潛能，後來自然成為音樂治療學派中重要的一支。

奧福的第二任妻子 Gertrud Willert Orff 就是一位音樂治療師，並出版過專書（Orff, 1989）；此外，Carol Bitcon 和 Irmgard Lehrer-Carle 也是奧福音樂療法的重要先驅者（Bruscia, 1987）。奧福音樂治療（Orff Music Therapy, OMT）也是音樂治療模式的主流之一（吳幸如，2003；蔡安悌，2002；Hanser, 1999），或被稱為臨床奧福音樂治療（Clinical Orff Schulwerk, COS），奧福所發展出的旋律類的敲擊樂器（例如：木琴、鐵琴、鐘琴），有便於操作、音色優美、不易損壞、豐富多樣……等突出優點，能移動式的敲擊鍵（removable tone bars）更能因應特殊需求的人使用（Boxill, 1989），因此常被許多不同學派的音樂治療師所運用。

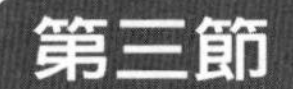

其他教育取向音樂治療

除了奧福音樂治療之外，另外還有三個重要的教育取向音樂治療模式，即達克羅士肢體韻律的臨床應用、高大宜理念的臨床應用及發展性音樂治療模式，將在本節一一說明。

達克羅士肢體韻律的臨床應用

達克羅士教學法（Dalcroze Eurhythmics）與奧福教學法、高大宜教學法並稱為世界音樂教學法。達克羅士教學法是藉由肢體語言表現音樂，強調經驗對於學習的重要性，集「動作」、「音樂」、「即興」為一體，以節奏為基礎，利用律動結合舞蹈為音樂教學的主要目的，訓練兒童控制情感與精神，藉由音樂與肢體動作的結合來達到身體協調與反應能力。透過感覺機能與肌肉神經的運作，從模仿到創作、從部分到整體、從簡易到複雜、從個別到團體，強調經驗、觀察、體驗、思考達到做中學（learn by doing）的學習原則（Hargreaves, 1986）。

達克羅士是瑞士音樂教育家，他最先瞭解到音樂節奏的表現，需要靠肢體的運動意識來達成。從他的研究中發展出了一套節奏律動（rhythmic movement）的系統，用以發展音樂節奏的主軸。這套節奏性的教學系統是利用肢體做為音樂節奏的詮釋工具，它就是舉世皆知的肢體韻律（eurhythmic）。eurhythmic 源於希臘文，即 good rhythm，意思是「良好的節奏」（Findlay, 1971; Hargreaves, 1986; Wigram, et al., 1995），亦即透過肢體動作，融合聲音與節奏，去感受音樂的旋律，發展身體的協調與技能，訓練控制內在精神與情感表達能力。

達克羅士指出，音樂的均衡作用是以身體去瞭解音樂的旋律及節奏之後，所引起的調適與平衡，它與肌肉系統有關，也能直接影響到心理（曾焜宗，1997）。其內涵包含了聽力訓練、視唱、即興演奏，從肢體律動中發展內在的聆聽能力。其特色是利用聽力、節奏、動作、音感的訓練配合創造性的音樂創作，強調控制內在情感與肢體動覺認知能力及肢體反應表達能力（Froehlich, 1996）。

達克羅士課程中音樂和肢體韻律是分不開的，強調反應力、專注力、判斷力、記憶力與肢體統合能力的運用，此種教育哲學的理念不但成為日後音樂教學的教導模式，甚至得到不同領域之學者專家的認同，成為歐美各國重要的學習主流。最值得一提的是，其教學理念以兒童為中心的啟發引導，強調經驗對於學習的重要性，能迎合兒童的個別差異，激發其學習意願，使之擴展到特殊教育的應用範疇，因而發展出達克羅士理念在臨床上的應用。達克羅士教學法注重創作力的培育，是一種全人的教學法，使兒童之身體、心靈、情感合而為一（國立台灣藝術教育館，1999；Froehlich, 1996），他發現肢體韻律在

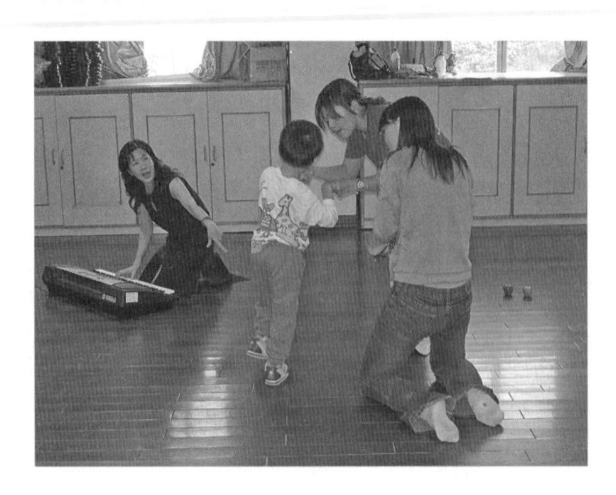

教學外的附帶價值，即音樂是治療的動源，所有肢體律動都可幫助專注力、記憶力、增加空間和身體的認知，學習如何與人互動等等，因此也都很適於應用在音樂治療上。此外，達克羅士教學並不需要任何先備的音樂天分，因此可以應用在任何年齡、任何功能水準的族群中，以提升所需要的個體功能。

早在二十世紀初期，某些達克羅士教師就開始了治療性的律動教學課程去幫助視障、聽障、智障及動作嚴重失調之個案。達克羅士本人亦曾在巴塞隆納教導盲生音樂，其節奏律動的練習，非常適用於幫助視覺障礙者自在地探索其生存空間。節奏律動是一種非常好的情感教育之表現，特別在治療上對情緒障礙、行為障礙、發展遲緩及精神障礙之個案都非常有幫助，甚至對年長者之靈性健康亦有效用，肢體律動課程也能增進精神分裂病患的反應時間（Peters, 2000）。

高大宜理念的臨床應用

高大宜是匈牙利著名的作曲家與教育家，他認為音樂乃上天之恩賜，應該為全民所共有，每個人都有接受音樂教育的權利與義務，依此理念發展出「高大宜教學法」。他認為音樂教育的起源應從胎兒在母親肚子裡，就已經從母親的說話與歌聲中開始，因為聲音是與生俱來的樂器，不受時空限制，能抒發情感、表達意念與傳遞信息。歌聲發自於人心，更能表達出情感的真誠性，所以「歌唱」是高大宜音樂教學的第一步（國立台灣藝術教育館，1999）。

高大宜教學工具有：首調唱法（Monable-do system of solmization）、手勢符號（Hand sign）與節奏名稱（Rhythm syllable）。其教育理念是強調學習的過程應按步就班、循序漸進，透過自然的人聲（歌唱）來抒發真摯的情感，表現出豐富的音樂內涵（國立台灣藝術教育館，1999，2000）。

高大宜取向音樂治療延續其教學法，強調首調唱法、背誦學習及內在聆聽能力（inner hearing）等技巧。也包含：手勢符號（hand signals）、遊戲、拍打節奏、視譜。節奏記譜主要是以歌唱為主的方法，藉由歌唱、聆聽……等方式之運用，以激發案主內在聆聽與情感發展能力為主要特色（Hargreaves, 1986; Wigram, et al., 1995）。

1950 至 1960 年間，Mary Helen Richards 發展了高大宜取向之音樂教學方式（Education Through Music, ETM），她會見了高大宜並接受其意見及指導，將美國民謠歌曲帶入了兒童音樂的學習。EMT 的教學分為三個階段：

1.強調在團體中心理及情緒的發展與放鬆。

2.從音樂活動的團隊合作中發展社交及溝通技巧。

3.從聆聽和製造音樂經驗的過程中強調聽力訓練。

一些音樂治療師和音樂教育者，利用此方法及技巧幫助一些多重障礙、智能障礙、學習障礙、聽覺障礙或情緒障礙的個案（Peters, 2000）。

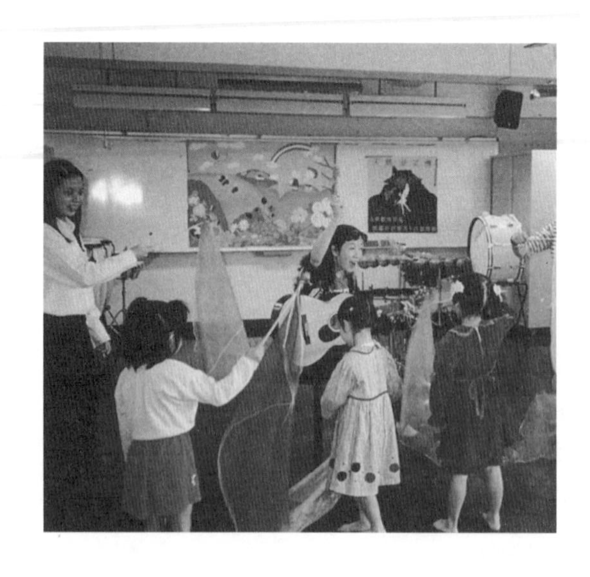

發展性音樂治療

發展性音樂治療由 Mary Wood 博士所創，是一個針對二到十四歲具有嚴重情緒與行為困擾之兒童發展的心理教育介入模式（psycho-educational treatment approach），其理念來自奧福教學的哲學觀，藉由一系列的音樂經驗來促使兒童發展。此模式又結合了精神醫學、心理學、社會工作、教育學和音樂教育諸多專業領域（Hanser, 1999; Peters, 2000; Schulberg, 1986）。

發展性音樂治療的治療程序，有四個（Hanser, 1999）或五個階段（Peters, 2000）兩種文獻記載；比較起來，Hanser（1999）的四個階段亦即是 Peters（2000）五個階段中的前四個，所以本書把 Peters 介紹的五階段程序條例於後，並以個人實務經驗（刮號中的內容）補充說明。

1.愉悅地回應音樂環境，建立對治療者和自我的信任感

（治療者播放輕柔的音樂，在愉悅的氣氛下，帶領案主試著接觸和操弄不同的樂器。這個階段是治療的關係建立階段，包括：案主與治療者、案主與環境、案主與樂器、案主與其他成員的關係。）

2.成功的音樂經驗

（治療者在壁報紙上畫出簡易的音樂圖譜，用顏色和及圖形標示出不同的樂器。然後指派或讓案主自選一樣樂器，指示案主在看到治療者指到該樂器代表之顏色或圖形時，即敲奏自己所持的樂器，反覆練習到案主可以輕易成功的操作為止。這個階段除了讓案主熟悉簡單的音樂技能外，同時也可以附帶進行色彩、數字、形狀……等等認知能力的訓練。）

3.由團體參與中學習音樂技能

（案主熟習上述基本音樂技能後，可邀請某成員改變簡易圖譜上的樂器圖形，也即是改變演奏順序，在團體討論的過程中，成員因此學會輪替、協商、合作……等等適宜的團體互動行為。）

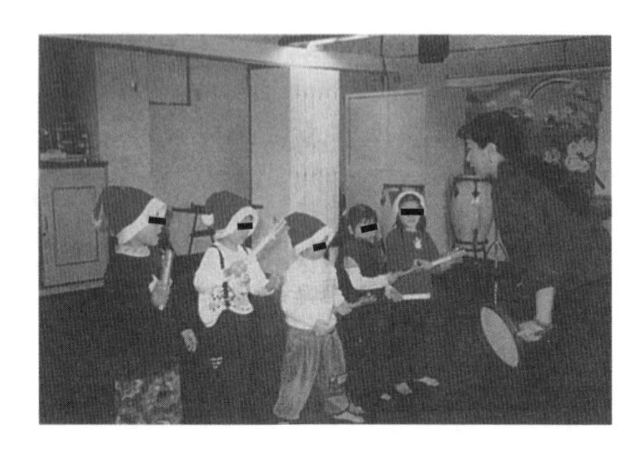

4.融入在音樂團體歷程中

（在團體中分組，讓每組自行討論各組喜歡的演奏方式，討論完成後各組輪流演奏，交流分享。這個階段就有較多的團體人際互動，但基本上還是在治療情境之中，下一階段則要嘗試類化到一般生活情境中，若成功才算達成治療目標。）

5.把個人或團體的音樂經驗應用在新的情境中

（指派家庭作業，讓各組自行選定一首新的歌曲，分派個人的樂器，自行排演，在下次團體時演出分享。這個階段是在治療情境外實施，如果能順利進行，表示成員已經可以在新情境中，運用學到的音樂技能和人際技能，表示已達治療的結案階段。）

可見發展性音樂治療模式對許多從事兒童輔導的實務者，尤其是兒童團體輔導，是一個頗有參考價值的模式，可以改編後運用在不同的族群中。

綜觀第二節和第三節所提到的四個教育取向音樂治療模式，可以發現它們各自採用的遊戲活動和技巧都極具變化，治療目標涵蓋也極為廣泛。治療者可以根據個人臨床經驗，配合案主個別的臨床需求，加以重新設計符合該次治療目標的活動，透過治療者的即興創作運用，使案主的潛能得以啟發，進而克服生理、心理、情緒、認知、人際等障礙。

教育取向音樂治療實徵研究

最後即以文獻上的教育取向音樂治療實徵研究為範例，來說明其實際應用上的過程與效果。檢索文獻發現，截自目前為止國內找到的教育取向音樂治療有兩篇，都是以奧福音樂治療為理論架構，這可能和奧福教學在國內普遍受到喜愛與接受有關；但也顯示出這方面的研究仍然不足，未來加強其他教育取向音樂治療的推廣與研究，是值得努力的方向。

第一篇是廖淑美（2003）的碩士論文，題目是〈奧福音樂治療法特質之研究──以一位音樂治療師與自閉症兒童之觀察為例〉，是一位自閉症兒童的音樂治療個案歷程研究；第二篇則是黃創華、吳幸如（2004）發表在《諮商輔導學報》的期刊論文，題目為〈音樂治療理論模式的比較分析──以奧福音樂治療團體之效果研究為例〉，團體成員為長期住院的慢性精神病患，分別介紹如後。

奧福音樂治療與自閉症

廖淑美的碩士論文是國內第一篇研究奧福音樂治療的學位論文，作者本身為音樂教育工作者，自2001年2月開始於台北市城中發展中心做為期六個月的研究前臨場觀察（非參與觀察法），正式研究則從2002年2月初開始至7月底止，也是為期半年。治療師是通過美國音樂治療協會（AMTA）鑑定之音樂治療師（CMT），案主則是化名「丁丁」的自閉症兒童，時年四歲九個月。

丁丁的主要狀況是，兩歲前與父母互動很少，較多的活動是常看母親準備的英語錄音帶，後來母親發現丁丁與外界的互動只有模仿、反覆，甚至不會說中文，只會錄影帶中的英文句子，因此尋求醫療協助。醫師原診斷為語言發展遲緩，進一步鑑定確認是「輕度自閉症」，後來因為有機會聽到音樂治療的演講，因而尋求音樂治療的協助。

每次活動進行約半小時，進行流程為「問候歌」→「導入性次活動」→「主活動」（一至三種）→「結束性次活動」（一至三種）→「再見歌」。治療方向則視案主個別狀況擬定，整體方向包括：注意力、打招呼、情緒表達、參與活動、領導與服從、語言互動、身體認知、方向認知、事物認知、知動能力等多層次的項目，每一項目再訂定治療目標和具體可評量的標準。例如：所謂「打招呼」的治療目標是「能以歌唱的方式打招呼」，而「當音樂治療師唱出『問候歌』時，案主能完整答唱」被視為具體目標的達成。

整體來說，廖淑美（2003）在親身的觀察研究後發現奧福音樂治療有如下特點：

1.奧福音樂治療對於個別課程或團體課程都很適宜。

2.因應案主程度隨時調整課程內容。

3.根據案主知覺型態所需選擇素材。

4.適度運用輔助教具幫助案主建立社會能力。

5.治療理念源自奧福教學法易為社會大眾所接受。

6.易與學校音樂教育課程結合。

7.開發孩子所有的知覺機能。

8.強調自發性參與、探索、發現、組織各種音樂的素材。

奧福音樂治療與精神病

黃創華、吳幸如之〈音樂治療理論模式的比較分析——以奧福音樂治療團體之效果研究為例〉一文雖是 2004 年才發表，原團體卻是在1999年5月至8月間即已進行完成，詳細內容將會在本書第十一講說明，在此僅先呈現其實施成效。該研究發現有關奧福音樂治療團體對慢性精神病患的主要助益，可歸納成下列六點：

1.**參與率**：除一成員在第五次後流失，其餘成員都全程參與（請假出院除外）。相較於該機構的其他團體，本團體屬極高出席率的團體。

2.**注意力**：在反覆練習的愉悅音樂活動中，成員注意力皆有提升。

3.**言語表達與肢體表現**：部分成員（占六成）在前五次因緊張而顯被動、退縮，但在第七次之後，在言語表達與肢體靈活上皆有明顯改善。

4.**人際互動與自尊自信**：由於奧福音樂治療以人為主的精神，所有活動皆配合患者功能循序漸進，因此成員在微小成功經驗的累積之下，漸漸樂於與人互動，並提升個人的信心與自尊。

5.**鬆弛歡樂與自發創造**：音樂活動中不具威脅感的歡樂氣氛（nonthreatening enjoyment）使成員情緒鬆弛，漸漸放下僵化的行為與姿態，增加自發性與創造力，尤其在音樂戲劇類活動中更可明顯看到。

6.**增進患者對治療活動的認同感與參與感**：整體而言，從奧福音樂治療活動中，有九成的成員表達希望參加類似團體，例如：有人表示「這是十七年來最甜美感動的一次聚會」，也有人表示「能感受身心的平衡」。

由這兩個研究看來，奧福音樂治療的應用相當寬廣，它適用於孩童，也適用於成人；適用於個別治療，也適用於團體治療，而且兩個研究都顯示它能提供多層面的功能改善，是值得推廣與研究的治療模式。其他的教育取向音樂治療也應該有此潛力，只待有心者在無論是治療實務或實徵研究上共同努力，對其理論精髓或治療程序，不斷闡發推廣、精益求精，造福更多迫切需要的案主族群。

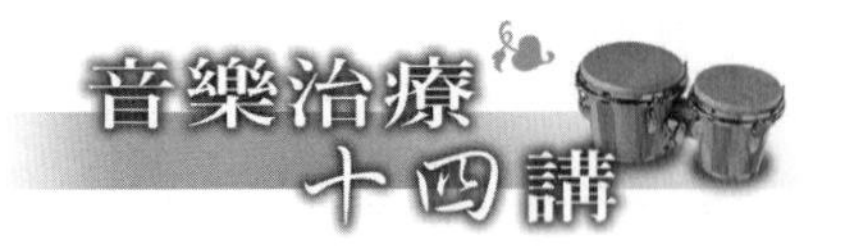
音樂治療
十四講

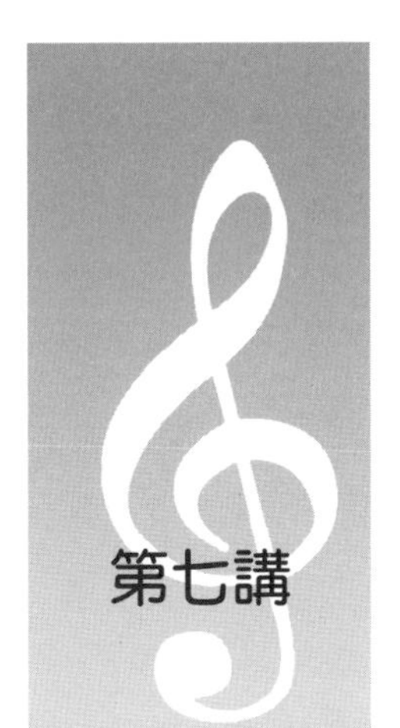

第七講

醫療取向音樂治療

音樂治療在醫療領域的應用甚廣，除了心理治療或受到心理學理論影響的模式之外，更有許多其他不同醫療專業特有之理論所形成的音樂治療學說。

譬如：早期的共振原理（ISO Principle）、音樂治療的護理理論（賴惠玲、Good，2002）、職能治療模式與新近的神經學音樂治療（呂家誌，2002；林德惠，2003）、生理理論與生物醫療音樂治療（Biomedical Music Therapy）（李選、劉麗芳、陳淑齡，1999；蕭佳蓉，2002；Peters, 2000; Taylor, 1997），以及既傳統又新穎的中醫理論（吳愼，1998；賴惠玲、Good，2002；Legge, 1999; Wu, 2001）等。

概略區分又可分為兩大流派，一個是現代西方醫學中各種身心醫療專科理論所談到的音樂治療，這將在第一節中介紹；另一個則是目前漸漸受到矚目的傳統中醫理論中的音樂治療，將在第二節中探討。

第一節

身心醫療與音樂治療

共振原理

共振原理（ISO Principle）也有譯為同質原理（林珍如、夏荷立譯，1999）或聲音本體理論（賴惠玲、Good，2002）的，算是一個非常「古典」的音樂治療原則，也是目前許多音樂治療理論共同秉持的基本原則。ISO 源自希臘字 isos，原意為相同（same）、相近（similar）、均等（equal）的意思，是早期的音樂治療先驅者 Ira Altshuler 於 1948 年以生理學為基礎所提出、倡導的重要理念（賴惠玲、Good，2002；Benenzon, 1981, 1997; Bunt, 1994; Orff, 1989）。

Altshuler 認為每個人都有自己內在的聲音本體（sound identity）可代表其獨特的特質，治療師應該敏感於案主的個人需求，選擇適當的音樂以配合案主的情緒，建立治療師與案主間的溝通管道，並進而建立案主與音樂的互動。隨著治療的進展，治療師調整音樂的節拍與旋律，轉移案主的情緒到另一個境界（賴惠玲、Good，2002）。

Benenzon（1997）提到 Altshuler 很早就發現對憂鬱的案主給予悲傷的音樂比給予歡樂的音樂更易於被接受。也就是我們先要敏感於案主的整體狀態所展現出來的某種頻率、速度或節奏性，並以相近的音樂來配合他，使他有被陪伴的感覺，這和一般諮商或心理治療強調的同理心（empathy）是相同的概念。當案主覺得被接納、被瞭解之後，治療師欲引領案主轉移到不同的情緒狀態時，也才容易被案主所悅納。

ISO 和物理共振現象類似，也就是有類似的振動頻率的兩個物體，一個物體的原本振動模式將被另一個物體的振動模式所改變或取代，它們會趨向於和諧共振。人在不同狀態會具有不同的節奏性，這從呼吸、心跳、胃腸蠕動等現象可以清楚說明，音樂的振動可以影響人體的節奏性，最後使人體的節奏與音樂的節奏達成和諧共振。ISO 雖然是一個素樸易懂的理論，但其理論說明卻不夠具體明確，因此不同的音樂治療師們雖然能夠心領神會、運用自如，然而驗證性的研究卻很少，賴惠玲與 Good（2002）找到的研究也僅僅只有三篇。

護理相關的音樂治療理論

音樂治療是護理人員經常使用的一種另類輔助療法，賴惠玲與 Good 提到，南丁格爾時代雖然沒有音樂治療的研究，但南丁格爾本人曾說管弦樂器所產生的音樂對病人具有鎮靜的作用；所以 1940 年代美國密西根大學和肯薩斯大學就把音樂治療納入於護理教育中。

而且護理界有兩個護理理論曾被用來指引音樂治療的臨床運用與研究。其一是帕西斯人類適轉理論（Parse's theory of human becoming），指護理照護是一種真誠陪伴，Parse 認為音樂可以是一種護士和病人間的非語言溝通媒介，Jonas 就曾以長笛吹奏病人喜愛的樂曲，陪伴臨終病人走過人生最後的階段。

另一個是羅傑氏整體人類科學理論（Rogers' science of unitary human beings），羅傑氏視每一獨特個體為一不可分割的整體，且與外在的環境有能量場（energy field）的溝通。以此理論為基礎的研究發現柔和的音樂改變外在的環境，並影響患者內在環境，可以使其感覺平和寧靜而達到完全休息的狀態（賴惠玲、Good，2002）。

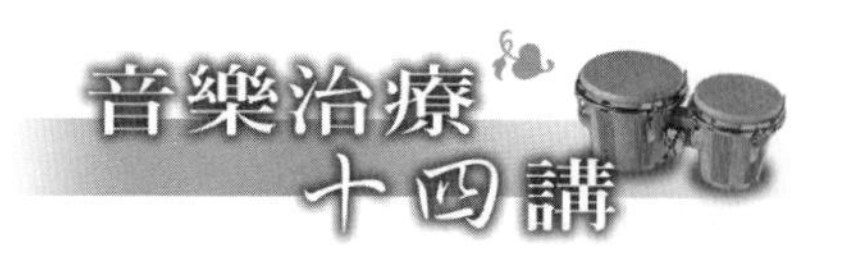

復健相關的音樂治療理論

目前國內醫療機構運用音樂治療最多的當屬復健科和精神科，尤其許多設有專職音樂治療師的都在復健科。所以跟復健醫療有關的音樂治療理論有職能治療模式和新近發展的神經學音樂治療。

職能治療模式是指藉由音樂演奏所伴隨的動作，以改善身心功能障礙。實際運用上必須考慮案主的復健目標，選取適當的方法，譬如：唱歌與樂器吹奏可以強化心肺功能；彈琴則可促進手指、手部，甚至頸部、背部的運動，以及手指之間的協調能力；敲打各種樂器可以訓練肌肉運動與控制；音樂更可以提高病患的復健參與度，快樂的樂器演奏可以克服懼怕復健的心態；對心理疾患音樂更提供情緒舒緩的管道（呂家誌，2002）。

以下試舉一個作者輔導一位 5 歲腦性麻痺兒童的例子，來說明音樂治療在復健過程的運用。

該案主的目標是訓練其右腿運動，治療師把大鼓放置於前，用歌唱引導來刺激患者做出符合治療目標的動作。治療師用「哈囉歌」來改編，歌曲改編譜例如下：

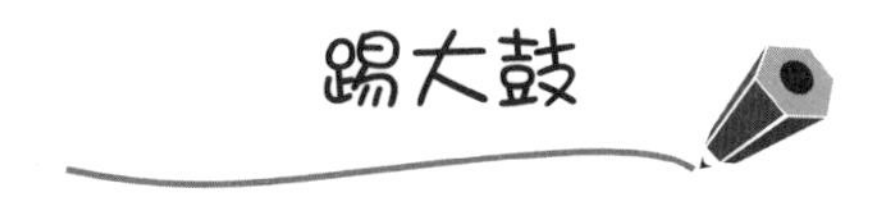

傳統歌謠
詞曲改編：吳幸如

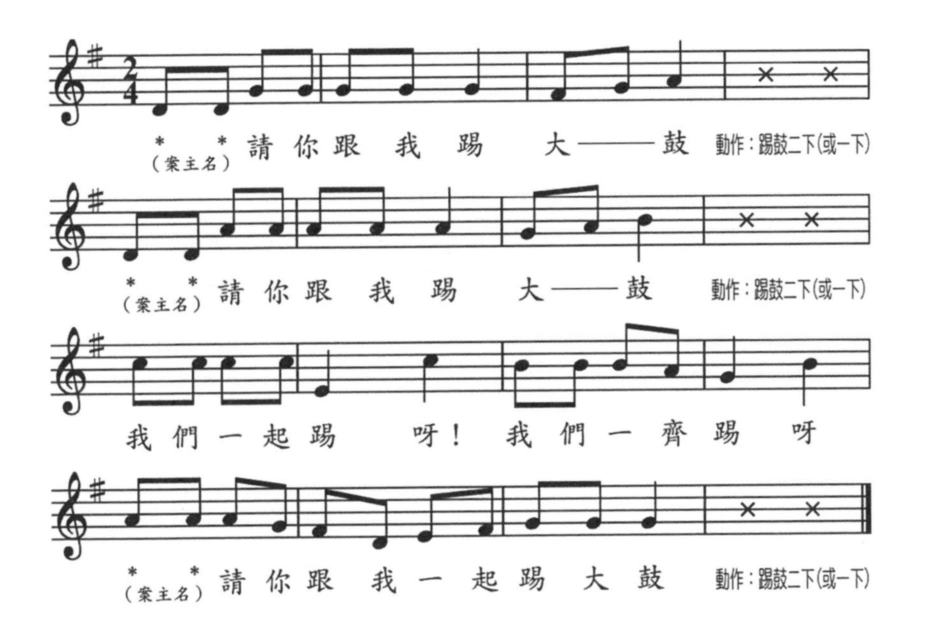

範例說明

治療師改編唱成「＊＊（案主名）請你跟我踢大鼓！」（配合此案主的生理情況來控制歌曲演唱的速度，請他踢鼓）；

「＊＊（案主名）請你跟我踢大鼓！」（此時引領案主踢鼓）；

「＊＊（案主名）請你跟我踢大鼓！」（此時引領案主踢鼓）；

「我們一起踢呀！」（治療師唱曲）；

「我們一起踢呀！」（治療師唱曲）；

「＊＊請你跟我一起踢大鼓」（治療師引領案主一起踢鼓）。

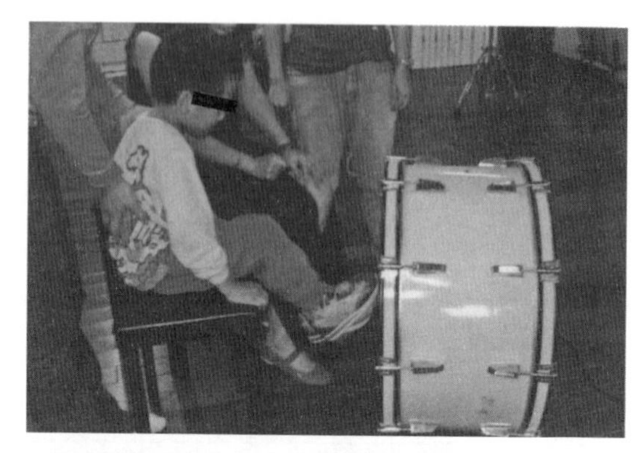

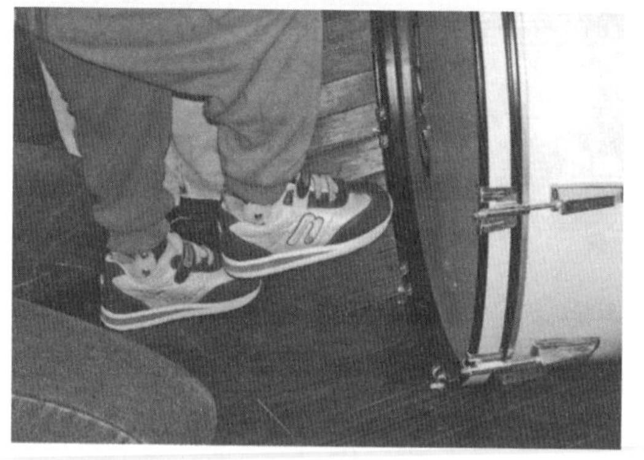

這樣的音樂形式可以使枯燥的治療活動變得充滿樂趣，提升患者的配合度，也增加復健的效率與成功率。治療師只是根據治療計畫，用最簡單的音樂元素，如節奏、速度、拍子、曲式、時間（timing）、強弱……等的不同組合變化，配合患者的需要來改變曲子的速度，以達成階段性的治療目的。

神經學音樂治療（Neurological Music Therapy，簡稱 NMT）是近年來復健音樂治療領域的一個新進展，它是一種建立在實證研究之臨床技巧的音樂治療法，運用音樂改善因為神經系統病變引起的認知、感覺，或運動功能的失能現象。研究基地在美國科羅拉多州立大學生物醫學及音樂研究中心（Center for Biomedical Research in Music），領導人是科羅拉多州立大學的音樂與神經科學教授 Michael H. Thaut 和 Gerald C. McIntosh。主要運用於感覺動作功能訓練、語言能力訓練和認知功能訓練等領域，服務對象包括不同年齡層的神經病變病患和精神病患（林德惠，2003；Unkefer & Thaut, 2002），是一個值得注意的新領域。

生理相關的音樂治療理論

音樂治療的生理理論以具體、易於直接測量為其特色，是目前最常被用於引導研究的理論。早於 1948 年，神經生理學家 Altshuler 就發現音樂刺激會經由視丘而傳遞到大腦半球皮質區，影響腦中血流量，增加意識的清晰度，及注意力、動機、記憶、理解、分析等高層次功能（蕭佳蓉，2002）。

音樂節奏的快慢具有鎮靜或催化作用，在生理層面會影響心臟、血管、呼吸、肌肉、骨骼、神經與代謝系統功能，達到改善血壓、呼吸及肌肉張力的效果，心理層面則有助於自我表達、情感溝通或提高自尊（李選、劉麗芳、陳淑齡，1999）。

音樂也有助於大腦的發展，學者們發現讓幼兒以左手彈奏樂器，在其相對應的大腦感覺皮質區（sensory cortex）有面積增加的現象，用右手彈奏則增加右手相對區的面積，如果是五歲之前的兒童，則改變更加明顯，顯示透過樂器演奏的體覺發展（somasensory development）有關鍵期存在（Schlaug, Jancke, & Pratt, 1995）。

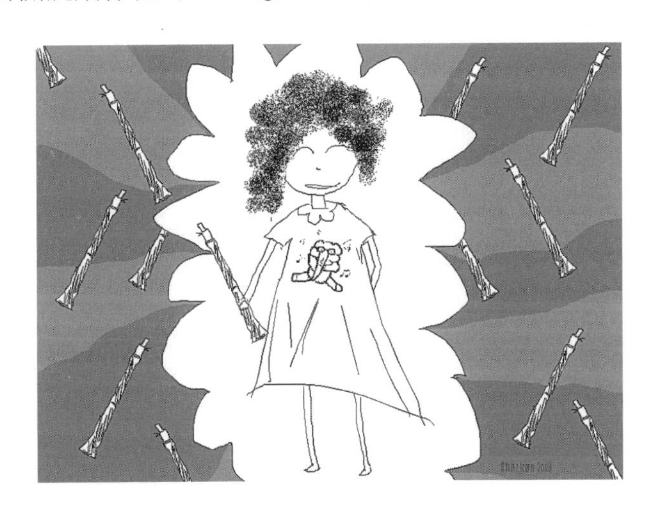

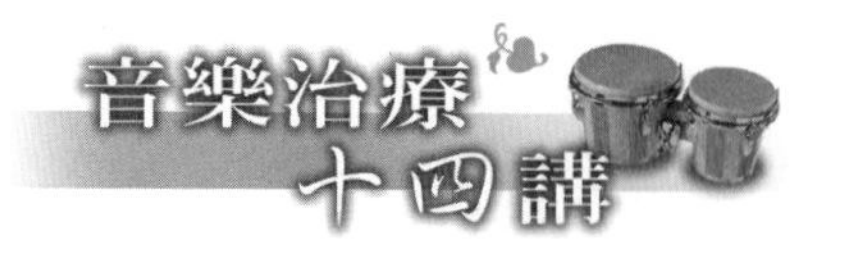

而早年的音樂經驗似乎可增強大腦兩半球的互動聯結，大腦中聯結左右兩半球的是胼胝體（corpus callosum），核磁共振（Magnetic Resonance Imaging, MRI）研究發現八歲以前就開始學習音樂的音樂家之胼胝體大小，要比非音樂家的胼胝體大上 15%（Schlaug, Jancke, Huang, Staiger, & Steinmetz, 1995）。近年來科技進展迅速，研究儀器日新月異，使音樂的生理相關研究飛快發展，在此難以一一列舉。

由於醫學研究儀器和研究證據的累積，音樂對生理歷程的實際效果變得可以很精細的加以觀察與測量，音樂治療歷程與效果的生物醫學（biomedical）解釋逐漸增加，一門建基於此的音樂治療理論也因此出現，那就是生物醫療音樂治療（biomedical music therapy）。它把焦點放在種種身心疾患的生物因素（biological factors）上，像是生化不平衡、基因問題……等等（Peters, 2000）。它意圖使自己成為種種音樂治療模式的基礎，Taylor（1997, p. 121）對生物醫療音樂治療的定義是「透過計畫性的使用音樂於人類大腦功能來增進人類的能力」（music therapy is the enhancement of human capabilities through the planned use of musical influences on human brain functioning）。

生物醫療音樂治療認為研究音樂直接影響的大腦部位或神經系統，是音樂治療研究與音樂治療實踐中最重要的工作，Taylor 假設音樂效應主要作用在四個方面：1.疼痛知覺（pain perception）；2.情緒行為（emotional behavior）；3.和生理機能與人際互動技巧有關的肢體活動（motor activity）；4.和焦慮、壓力、緊張有關的生理歷程（the physiological processes that indicate anxiety, stress, and tension），這對國內的音樂治療研究應該具有相當重要的啟發意義（Peters, 2000; Taylor, 1997）。

第二節

中醫理論與音樂治療

除此之外，目前還有一個是現代音樂治療並不熟悉，但卻漸漸得到眾多注目的傳統中國醫學理論，也可能對未來的音樂治療理論有所影響，賴惠玲與 Good（2002）在〈音樂治療概觀〉一文中認為中醫理論是音樂治療重要理論學派之一。

雖然，中醫理論的音樂治療研究相當有限，但中醫音樂治療的臨床效用卻廣受矚目，備受肯定。譬如：中國音樂治療師宮泰於 1991 年在北京音樂廳表演時，兩千多名觀眾中出現許多自發性治療的戲劇性案例。還有南京中醫學院的王旭東教授，以中醫學理結合國樂，提出「易經五行療效音樂」等作品（林珍如、夏荷立譯，1999）。

中醫理論也被嘗試運用在音樂處方上，譬如：Legge（1999）發現五行可以和西方音樂的五大調相結合，並以五行理論發展出五行音樂系統（five elements tonal system），用以治療陰陽失調的病人。他的研究引起醫學界和音樂治療界的廣大興趣，相信未來類此之中醫理論的其他部分，也可以漸漸經由現代先進儀器的驗證。

由於傳統中醫理論強調整體觀，所以並沒有一門獨立的音樂治療學門，但對音樂的功效和以音樂治病的記載，卻在中醫典籍中屢見不鮮，本書第三講已有部分介紹，此不重複。若以中醫的理論和概念來重新定義，則音樂治療是「使人處於特定的音樂環境，感受音樂的藝術意境，娛神悅性，宣通氣血，以此來產生養生治病效應的一種治療方法」（董湘玉、李琳主編，2003，頁 114）。

在傳統中醫中，音樂常常可以發揮極為重要的功效，而且常常採用的不只是被動式音樂治療，而是主動式音樂治療，也就是不只是聽歌賞曲，而是要歌詠、彈琴、吹蕭、擊鼓……等等主動的音樂活動，才更能達到「娛神悅性，宣通氣血」的效果。

歷史上最有名的中醫音樂治療案例當屬北宋文學大師歐陽修的故事，《歐陽文公全集》中記載歐陽修「因患兩手中指拘攣，醫者言唯數運動以導其氣之滯者，為之彈琴可為。」意思是說醫師認為歐陽修中指因為氣血阻塞，要用彈琴的復健治療來慢慢疏洩導氣予以治療。

事情的起源是歐陽修從政之後，與主張革新的范仲淹友好，可惜慶曆年間范仲淹以朋黨案被罷官，歐陽修受到牽連被貶官滁州，由於遭受到那麼大的打擊，他情緒鬱悶，患了手指麻木的症狀，久治不癒；於是到朋友孫道滋那兒學習彈琴，沒想到治好了痼疾。後來，他還以自己的親身體會寫下了流傳千古的「送楊寘序」，勸告好友楊寘也學琴治病。翻看《古文觀止》宋文的第二篇就是「送楊寘序」，全文文情並茂、誠摯感人，真可謂是千古名文。

跳開文學欣賞的角度，此文倒是一篇中醫音樂治療的完整案例。文章一開始歐陽修說：「予嘗有幽憂之疾，退而閒居，不能治也。既而學琴於友人孫道滋，受宮聲數引，久而樂之，不知疾之在其體也。」意思是說，我曾經患了憂鬱症，雖然辭官閒居在家調養，總治不好，後來向孫道滋學彈琴，學習了幾支宮調的曲子；久而久之，居然忘了自己有病在身了（參考謝冰瑩、林明波、秋燮友、左松超註譯，1980 的譯文，下文亦同）。

這裡提到了憂鬱症與宮調曲子的關係，傳統中醫理論有五行學說，相對於「木、火、土、金、水」，有五音「角、徵、宮、商、羽」相應，又對應於五臟「肝、心、脾、肺、腎」，而情志（情緒）則對應於「怒、喜、思、悲、恐」。也就是就醫理而言，宮音歸脾，脾主思，思可解憂，故可以宮音醒脾而解憂。宮音的主要特點是靜穆、柔和、溫馨、慰藉的（董湘玉、李琳主編，2003），所以適於治療憂鬱，這對憂鬱症已經成為世紀之疾的現代社會，也有很重要的參考價值。

歐陽修不僅自己深深得益於撫琴而移情易性，而且還真切地說出「然欲平其心，以養其疾，於琴亦將有得焉」的心得，認為撫琴可以「聽之以耳，應之以手，取其和者，道（導）其湮鬱，寫（瀉）其憂思，感人之際，亦有至者焉。」意思是說，琴可以用耳朵去聽，用手去配合，用那種和諧的聲音，疏導人心中的鬱結，宣洩人心中的幽思；那麼琴聲在感人方面，也是有很深刻的時候。

楊寘是歐陽修的好朋友，「好學有文，累以進士舉，不得志。」這是說雖然學富五車但屢試不中。後來「及從蔭調為尉於劍浦」，受祖先庇蔭被派到劍浦（今福建南平市）當一個小小的縣尉。楊寘少小多病，又懷不平之心，將赴偏遠地方當官，歐陽修擔心朋友的身體，便把自己撫琴治病的經驗貢獻出來，希望楊寘能以琴曲來寄託情懷和排遣憂思，友好之情溢於言表。

古籍中這樣的音樂治療案例頗多，只是不一定有歐陽修的才情可以描述的如此詳盡，但值得重新探討研究。只是中醫音樂治療目前尚屬挖掘整理階段，僅有少數機構探索性地試用於臨床。故臨床應用除了要遵循中醫陰陽五行、八綱等辨證施治原則外，尤應注意臨床應用實際效果，密切觀察使用中醫音樂治療過程中患者的病情變化，切不可生般硬套，機械使用（董湘玉、李琳主編，2003，頁 117）。如果借重現代科學儀器與研究方法，古老的中醫音樂治療或許會展現出嶄新的面貌，甚至結合西方音樂治療理論，而成為更完整的音樂治療體系。

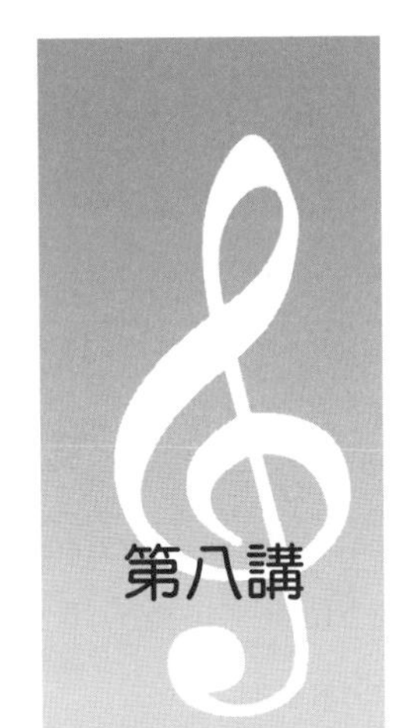

第八講

音樂治療實務準則

音樂治療的實施是一個有計畫的系統改變過程，必須符合科學的程序，治療師必須瞭解案主的轉介問題和身心需求，設計並提供適合案主的音樂素材及音樂經驗，予以詳實觀察和紀錄，且以實徵研究的態度評估其治療成效。在治療過程中若有新的發現，應予記錄並轉介給治療團隊中的其他專業人士做進一步的檢查或治療，時時以和其他專業人員協調互助，以求案主的最高福祉為念。

音樂治療實施步驟的劃分繁簡不一。Bruscia（1991）認為音樂治療過程包含三大基本步驟：1.衡鑑（Assessment）；2.介入（Treatment）和 3.評鑑（Evaluation）。Davis、Gfeller 與 Thaut（1999）則區分為五大步驟：1.轉介（Referral）；2.衡鑑；3.治療計畫（Treatment Plan）；4.治療記錄（Documentation）和最後的 5.評鑑與結案（Termination of Treatment）。而 Hanser （1999）則劃分得非常詳盡，共有十個步驟：

1. 轉介進入音樂治療（Referral to Music Therapy）
2. 建立關係（A First Session: Building Rapport）

3. 衡鑑（Assessment）

4. 目標設立與標的行為的界定（Goals, Objectives and Target Behaviors）

5. 臨床觀察（Observation）

6. 音樂治療策略（Music Therapy Strategies）

7. 音樂治療計畫（The Music Therapy Treatment Plan）

8. 計畫執行（Implementation）

9. 評鑑（Evaluation）

10.結案（Termination）

因此可以看出雖然劃分簡繁有異，但主要流程與重點，各學者間頗有共識。Bruscia 的三大階段簡要而有提綱挈領的功能，因此本書以其架構作為本講的骨幹，也就是將整個治療流程劃分為初期、中期和結案三個階段，分別於第一節、第二節和第三節中討論，另於第四節中說明治療實務的其他重要事項，像是音樂治療室中的規劃，與治療性樂器設施、種類及功能……等。

本講也參考 Bruscia（1999）、Davis、Gfeller 與 Thaut（1999）和 Hanser（1999）的意見，而綜合成八大步驟，其中「**瞭解轉介問題**」、「**建立治療關係**」、「**觀察與衡鑑**」屬於初期階段的工作，將在第一節中討論；其後「**設立治療目標**」、「**訂定與執行治療計畫**」、「**歷程監控和記錄**」等三項則屬於中期階段，也是音樂治療的主體部分，將在第二節中論述之；而在結案期部分則需注意「**治療成效評估**」和「**結案與追蹤**」兩個要項，這是常被非專業人士所忽略的重要步驟，如此才是一個完整的音樂治療流程。

第一節

治療初期的注意事項

瞭解轉介問題

很多人對音樂治療有高度興趣，但不表示對音樂治療有正確的瞭解，所以在轉介之初（或者是案主自行求助）治療師必須初步判斷其是否適合音樂治療，否則會浪費治療師與案主雙方的時間、精力與金錢，嚴重者反而延誤正確醫療的時間。音樂治療的應用範圍廣泛，年齡由嬰幼兒至老年，狀態由重病到健康，所以對服務的對象要清楚的瞭解，案主對音樂治療的期望是否合理，目前的問題何在？罹患疾病的診斷為何？治療師對此疾病瞭解程度為何？都是需要謹慎考量的。

音樂治療對大部分疾病來說，都是配合其他治療的一種輔助療法，Campbell（2001）特別在 *The Mozart Effect* 一書的版權頁上提醒讀者注意，在有嚴重疾病時要先尋求醫師或健康照護專業的協助。而且治療並不等於治癒，無法立即藥到病除（林珍如、夏荷立譯，1999；Campbell, 2001），在治療初期對案主的疑問或誤解詳予說明或澄清，才是符合倫理規範的專業行為。

建立治療關係

如前所述，「關係」是治療成敗的關鍵，治療師應該創造一個舒適、安全的環境，讓案主有機會熟悉治療師與治療情境。在治療初期，治療師有兩個重要的工作，一為建立關係，一為蒐集資料。這兩個工作是平行交互進行的，其中又以關係治療為最優先的工作，如果急於蒐集資料但忽略案主進入陌生環境的焦慮感，而造成對後續治療的抗拒，將是得不償失的做法。

治療師最好真誠輕鬆的呈現自己，並具有幽默感和穩重、耐心、包容的態度。譬如：面對緊張不安，黏在媽媽身邊的小朋友，或者疑心病重的精神病患，或者安寧病房脾氣暴躁的癌末病人……等，都需要治療師對案主心境之同理與瞭解，耐心的化解抗拒，才容易建立互信的關係，而達致高品質的治療效果。

觀察與衡鑑

包括一般行為衡鑑和音樂行為衡鑑兩大類。一般行為衡鑑著重在案主的基本資料、求助問題和需求，尤其是案主的主訴（Chief Complaint）。基本資料如案主之年齡、性別、疾病診斷、身心狀態、教育背景、社經文化背景、音樂傾向……等；音樂行為衡鑑包含對音樂的喜好和能力，譬如：偏好的音樂種類、演奏樂器或歌唱的經驗、是否有特殊排斥的音樂類型……等。

Susan Munro 曾治療一位診斷為胰臟癌住在安寧病房的八十四歲老婦人，她拒食、反社會的態度和極度拒絕語言溝通，讓院方和家屬都極度困擾。Munro 的做法是先準備俄羅斯聖歌隊的歌，在播放唱片後，再把俄文寫成的歌詞交給她，在聖歌的第一小節開始播放時，Munro 同時可以看到案主的表情為之一變，並挺直了背部，她開始以威嚴莊重的態度讀俄語的歌詞，發音完美，音樂在她與治療師之間搭起了一座心靈的橋樑，並也開始接受其他的治療（村井靖兒，2004）。

Davis、Gfeller 與 Thaut（1999）建議衡鑑時要注意案主的醫療史、認知、社會、生理、職業／教育、情緒、溝通、家庭及休閒技能等九方面，作者參考其看法並整理為表 8-1。

表 8-1 音樂治療衡鑑要點

衡鑑要點	說明
醫療史 medical	就醫記錄與目前的健康狀態，曾接受過的治療方式，目前仍持續的治療方式。
認知力 cognitive	包含理解、專注、注意廣度、記憶、問題解決能力，這些能力影響案主對活動複雜性的接受力。
社交性 social	自我表達、自我控制、人際互動的質與量，此能力影響治療關係的建立。
生理 physical	活動範圍、粗細動作協調、力量、耐力，治療器材需考量生理條件。
職業／教育 vocational ／ education	適度的工作技能、就職前準備度。
情緒 emotional	在不同情境下有適宜的情感表現和情緒反應。
溝通能力 communication	語言技巧的接收與表達，以及對非語言訊息的處理能力。
家庭狀況 family	家庭成員的關係、需求必須被記錄，家屬可以是案主最大的社會支持力量，同時也可能是問題的一部分。
休閒技能 leisure skills	娛樂需求與興趣的覺知、參與有意義的休閒活動、掌握社區資源相關知識。

資料來源：參考 Davis、Gfeller 與 Thaut（1999, p. 277）

以上所述主要仍屬一般行為衡鑑，而音樂行為衡鑑則是要瞭解案主的音樂反應、音樂技巧和音樂偏好三方面，分別說明如下：

一、**音樂反應**：是指對音高、節奏、音色、強弱、和聲、速度與樂器的分辨……等，聽覺、運動覺相關能力，如：

1. 能哼出歌曲旋律、高低。
2. 能敲出簡單的節奏。
3. 能分辨音樂的音色強弱、節奏快慢。
4. 能分辨聲音的大、小聲。
5. 能安靜的聆聽音樂。
6. 能分辨樂器的音色。

二、**音樂技巧**：如各種樂器的彈奏、歌唱能力與即興能力……等，如：

1. 能配合音樂操作樂器。
2. 能完全將一首歌曲唱出。
3. 能在聆聽音樂後做出反應……等。
4. 能利用身體打出節奏。
5. 能操作樂器並做出豐富的變化。
6. 能運用身體律動結合樂器敲奏……等等。

三、**音樂偏好**：是指案主對音樂總類、風格或歌手的喜好，例如：流行曲、古典音樂、爵士風、民謠、鄉土音樂……等多元的音樂，尤其要注意其靈性與文化背景差異（spirituality and cultural background）。

衡鑑方法包括在音樂情境或其他情境中的**觀察**、**臨床晤談**、**語言溝通**與**非語言溝通**以及**測驗**，資料來源也可以由其他專業提供。所有的測驗解釋必須要參照適當的常模或效標關聯資料，音樂治療衡鑑的結果、結論或臨床印象必要時須與其他專業溝通，整合成案主的治療計畫的一部分。當衡鑑結果顯示案主需要音樂治療以外的專業服務時，音樂治療師也有責任做適當的轉介（AMTA, 2005）。

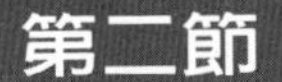

治療中期的注意事項

設立治療目標

配合案主需求、發展程度、能力與轉介目的，設定適當的行為目標和音樂目標，必須以具體、簡單、可行為原則。一般來說長程目標包括（Boxill, 1989; Hanser, 1999）：

1. 動作技巧（基本運動能力、知覺動作協調、手眼協調性、身體放鬆能力、呼吸調節……等）。
2. 溝通技巧（語言、聲音品質、流暢性、聲韻、非語彙的溝通力……等）。
3. 認知技巧（推理能力、物體辨認、金錢、時間、方位概念……等）。
4. 社會行為技巧（人際關係、合作能力、自我控制能力、順從他人、自我價值……等）。
5. 情緒調適（情緒抒解、創造性、表達性、自發性……等）。
6. 學習能力（學前技巧、課業學習）。
7. 生活自理（衣、食、住、行……等獨立能力的培養）。
8. 休閒能力（時間控管、休閒方式）。
9. 職業能力（生產力、滿足感、表達性、自信心……）。
10.精神層次（真誠、存在）。
11.生活品質（健康、自我接納、自我實現……等）。

上述長程目標可再細分為每次治療時段的短程目標，但不能忘記每一次的短程目標必須具有連貫性，並指向整體長程目標的達成。

訂定與執行治療計畫

目標訂定之後，就要選擇適當的方法來完成此目標。首先決定案主適合個別音樂治療或是團體音樂治療；主動式（active）音樂治療還是被動式（receptive/passive）音樂治療為主。之後再決定治療空間、音樂器材、參與人數、活動形式，或是否需要協同治療師。評估、計畫與實際治療介入，三者是一個不斷循環的過程，治療師必須在治療之初有完善的計畫，但在治療過程中仍應嚴密觀察案主的身心狀態，調整原先的假設與計畫，不能墨守成規、不知變通。

美國音樂治療學會會員手冊（AMTA, 2005, p. 20）建議：音樂治療師最好依據案主的衡鑑、預後及參照其他專業提供的訊息，寫成書面的個別治療計畫，並且盡可能的邀請案主一起進行擬定的過程。而計畫的首要目的在於運用音樂治療幫助案主達到與維持最高功能。

計畫內容必須詳述音樂治療介入的形式、頻率和治療總次數。除了案主的主訴或基於衡鑑發現的主要需求外，也要記錄案主的優點和長處，這將可以讓音樂治療師瞭解在執行過程中如何運用案主自己的力量來克服他自己的問題。並要預估在有限時間內實際可行的目標為何，對於目標達成的程序也要以操作性定義的方式來描寫，包括使用的音樂及音樂素材都要予以記錄。定期的評估與修正計畫，盡可能地發揮最高的專業判斷，以與其他和案主有關的專業人員充分合作，也提供發現到的案主資訊給予他們參考。

音樂治療師更必須保持最高的臨床判斷與彈性，在案主的危急狀況時（例如：環境壓力突增、有自殺可能性、重大生活變動，或主要照顧者的重大變故……等）能做好最佳的危機處理，並迅速調整治療目標的優先順序。且能熟知感染控制程序與因應方式，必要時還應該把可能的副作用（例如：音樂癲癇的可能性）或過敏反應納入在預防措施中，以保障案主的最大福祉。

在執行過程中，音樂治療師要提供符合案主功能水準的最高服務品質，像是音樂治療師具有的最佳音樂能力，最恰當的樂器、相關器材和音響（影音）設施等，並且音樂治療師要盡最大努力來確保案主在治療過程中有好的聽覺品質與安全。

音樂治療師也必須精益求精，學習當代的理論技術，保持最好的專業水準，必要時要尋求適當的臨床督導。而且維持與其他相關專業的緊密聯繫，也瞭解他們的特長與可以相互合作之處。定期評估自己的工作，以做修正或未來後續計畫的依據，在結案階段也要做治療效果的整體評估，並且把治療性分離（therapeutic separation）的心理效應做審慎地考量與適當地處置，尤其是在「分離—個體化」議題上特別有需要關注的案主，像是有分離焦慮的兒童案主。

歷程監控和記錄

在音樂治療中，案主的轉介過程、衡鑑結果、治療計畫、持續進展等治療活動都要以符合專業與法規的標準予以定時、詳實的記錄，並妥善保存（AMTA, 2005, p. 20）。音樂治療既然是一種科學活動，就必須在治療紀錄上清楚說明案主的進步情形，的確是由於音樂治療的介入措施所致，而非其他醫療措施、環境改變、案主成長因素的自然結果，所以治療師在紀錄上要描述特定的音樂治療介入所導致的案主反應為何，和原訂的治療計畫、治療目標之相關程度，以維持高效率的治療工作。

至於做紀錄的方法，依機構規定和個人習慣都會有所差異，但 Luksch（1997）提出在醫院常用的 APIE 法頗值參考（引自 Davis,

Gfeller, & Thaut, 1999, p. 284）。所謂 APIE 是指 Assessment（衡鑑）、Plan（計畫）、Intervention（介入）和 Evaluation（評鑑）。雖然這四個步驟在整個治療流程中都已具備，但這裡要強調的是，在每一個治療時段（session）中，音樂治療師必須警敏的注意案主當下（here and now）的狀態變化，隨時調整治療介入方式以配合案主需求，並要在每次治療時段之後，客觀的評鑑治療介入確實是有效的。若無效，則要繼續觀察、思考，以便作為下次調整方向的根據。表 8-2 是一個簡要音樂治療紀錄表：

表 8-2 簡要音樂治療紀錄

轉介目的			實施期間： 年　月　日至　年　月　日	
長程目標				
短程目標 （單次目標）	具體行為	評量方式	評量日期	評量結果
				*
				*
				*
				*
				*
				*

* 1.已達目標　2.略有進步　3.尚待加強

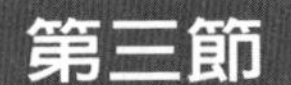

結案階段的注意事項

治療成效評估

Hanser（1999）常說，身為一個音樂治療師，讓他可以充分的不斷運用到他的右腦，也用到他的左腦，因為他是一個音樂家，也是一個科學家。所以一個音樂治療師，可以很感性的投入在創意的治療過程和案主的內在情感世界中，也要能夠抽身出來很理性客觀的分析、檢驗自己的工作成果。到了治療的尾聲，一個音樂治療師尤其應該回頭檢視自己所做的，或者沒做的；或者是否有該做卻沒做的，反之是否有不該做卻做得太多的。

蘇格拉底曾說：「沒有經過檢驗的人生是不值得過的人生。」我們也可以說：「沒有經過檢視的治療是不完整的治療。」這並不是說沒有檢視的治療一定是沒有效的治療，但是沒有檢視的治療即使有效，也一定只是糊里糊塗、不知其所以然的治療。音樂治療師既然也是科學家，就要知其然，也要知其所以然，所以在最後的治療階段，音樂治療師必須自問，也同時必須讓案主和其他與案主有關的師長親友或專業人員瞭解，治療是否已經達到原訂的目標，案主在治療契約中的需求是否被滿足。更重要的是，這些改變是否真的是音樂治療介入所促成，音樂治療師所選擇的方法為何能夠造成這些改變，以及這些改變是否顯著到絕對不是隨機或自然產生，也不是其他原因造成的。

如果這些都能夠被清楚的檢視與評估，則就慢慢接近正式握手祝福的階段，音樂治療師可以重新評估是否訂定新的目標或轉介到其他專業資源。治療成效評估分為短程效果評估和長程效果評估，在每一治療時段都要評估案主是否達到預期目標，若未達成，原因為何？是否需要簡化或設定更進一步的目標。評估方法可分量化評估與質性評估兩種，量化是指可以具體客觀測量、並把結果數據化的評估方法，譬如：音樂治療後的放鬆反應就可由心跳速率、膚電反應、指溫變化……等生理回饋儀器來測得，而不是只用主觀的覺得放鬆或覺得緊張來決定。

而質化評估可由觀察記錄的描述反映顯示，評估的來源包括：治療師的紀錄、其他身心測量工具、案主本人的主觀感受描述、案主重要他人（父母、同儕、學校老師、其他治療師）之回饋……等求得。而音樂治療對人的生理、心理都有顯著影響，所以也可以分別評估，生理方面的成效評估，譬如：肌肉的緊張或鬆弛、胃液分泌的增加或減少、賀爾蒙分泌量的變化……等，通常生理資料比較容易由量化方式得到。但心理方面的成效評估則像是動機增強、注意力集中度增加、注意力持續度增加、語言表達量增多、減低孤立感、憂鬱情緒減少……等，則可以由系統的行為觀察、標準化測驗的前後測量……等取得量化資料，也可以由相關人員的主觀質化資料來瞭解。

結案與追蹤

當案主已從音樂治療中達到其原先的目的，或者已經無法在音樂治療活動中得到更多的助益時，就必須正式的結案。到底音樂治療要做幾次才夠，沒有一定的答案，如本書第一講所述，音樂治療有淺有深；就支持性的音樂治療來說，可能短期的治療就可以結案了，但如果是深度的再建構治療或所謂的心理分析式的音樂治療，則可能需費時半年、一年，甚至兩、三年以上才能達到療效，但無論如何，結案代表案主原來的主訴問題已獲圓滿解決。

原則上，愈表淺愈短期的治療結案期也相對較短，反之較深度的治療就需要較長時間的結案準備。一般說來，達成案主計劃的治療目標只是結案的其中一種理想情形，有時其他因素也會導致提前結案，譬如：案主遇到無法解決的難題及阻抗、治療者本身無法控制的反移情、其他外在環境的原因，像是治療師或病人遷移……等，這些情況都必須謹慎的處理。

在結案時，治療師要和案主或案主的代理人（例如：兒童案主的家長）共同回顧治療歷程，確定求助的問題已獲改善，總結案主的進步與學習，並能把新學習到的知識或技能運用到日常真實情境中，且提供保證當案主需要時可以再次尋求協助或短期諮詢，以保護某些案主因分離產生的孤立感。通常在結案後，案主或其家長都很樂意接受治療師對其後續進展的關心與詢問，如果每隔一段時間，譬如：三個月或半年一次的書信或電話追蹤（follow up），可以對治療的長期效果有更清楚的瞭解，也可以表達出對案主及家屬的關懷之情。

第四節

音樂治療設施

除了音樂治療過程的瞭解之外，音樂治療室的配備、設施也是音樂治療的重點之一，同時也是和一般治療不同之處，本節將對音樂治療室的基本配備和音樂治療常用樂器或相關器材做一簡介。

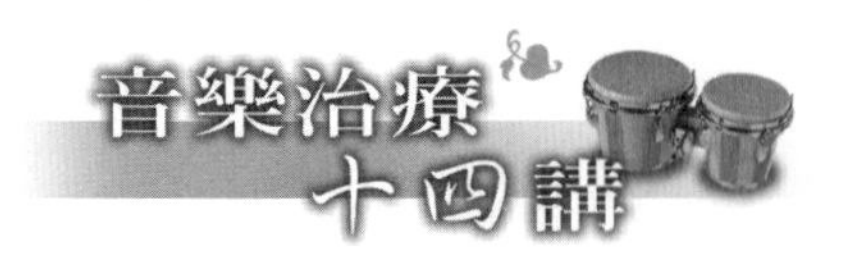

音樂治療室

音樂治療室不一定要豪華昂貴，但一定要安全舒適，而且要能隔絕外界的雜音，所以環境的選擇或隔音設備就很重要。音樂治療師要提供案主安全及足夠的空間來展現肢體，因此治療室的空間與設備之規劃必須留心。舉例來說，很多特殊兒童案主的活動力很高但自我控制不佳，常會奔跑碰撞而致受傷，所以儲存樂器的櫃子邊角，最好再以保麗龍或其他柔軟材質包裹，以保護案主的安全。

然而一般人對於「音樂治療室」都有相當的好奇心，也許會猜想「是不是裡面的設備都相當昂貴？」其實音樂治療設備需依案主類型或音樂治療形式而定，通常和音樂教室中的設施大同小異，最簡單的情況只要一台錄放音機和幾片 CD 就夠了。舉例來說，林敏玉在聯合報（2002 年 3 月 16 日）的短文說自己某次坐計程車的經驗，一上車就聽到了非常優美的音樂流瀉，包圍了整個車廂，使整個搭車的過程變成了非常愉快的音樂聆賞會。原來司機有一個理想，是讓自己的計程車廂變成「移動的音樂包廂」，他說：「聽這樣的音樂（恩雅的音樂）會讓人放鬆，不那麼焦躁。」

林敏玉在文中也談到，日本東京同樣有一位開計程車的平野先生，把自己的車子變成「移動的治療空間」，他起初是在車上播放小鳥婉轉的鳴叫聲，或夾雜潺潺流水聲的自然音樂，疲憊焦躁的乘客一進車內，臉色往往瞬間緩和下來，也有嚎啕大哭的嬰兒在聽到鳥鳴之後就停止了哭泣。這些是不是也稱得上是另類的音樂治療室呢？甚至很多做被動式音樂治療的設施也不過類似於此罷了，也許您也可以開始建構您專屬的簡易音樂治療室！

不過一般主動式音樂治療，由於需要活動，所以空間必須寬敞，通風採光也須良好。而地面最好鋪設木質地板以利聲音的傳遞、共鳴、振動，最重要的是可提供聽障案主的音樂治療（Benezon, 1997）；最好也有隔音設備，以減少室外噪音干擾而影響案主的專注程度。此外，如果可能的話，治療室的地理位置盡量以能方便停車為佳，以利行動不方便的案主能方便順利。

音樂治療中的臨床樂器分類

在音樂治療中，樂器是治療師和案主建立關係的媒介，是案主表達心聲，治療師瞭解案主的工具。音樂治療並不限定使用何種樂器，只要是案主喜歡接觸並可因之得到樂趣的樂器都是良好的選擇。通常臨床樂器的特色是音色優美、操作簡易和堅固耐用，而且臨床樂器的使用方法也不以技巧訓練為主，所以基本上完全沒有任何規範，隨案主的喜好可以任其嘗試並創新出不同的演奏法，只要不傷及自己、他人，或毀損樂器即可。

Benezon（1997）詳列出六點臨床樂器的特點，可供讀者參考，僅列如下：

1. 易於操作。
2. 易於移動。
3. 聲音響亮。
4. 開展釋放（tends to expansion and not introversion）。
5. 節奏和旋律要清晰而易於分辨。
6. 樂器外觀顯眼，足以吸引案主之注意力，而成為治療之媒介。

符合上述條件之臨床樂器，依性質又可區分為：

旋律類樂器

例如：鋼琴、電子琴、數位鋼琴、攜帶式捲軸數位鍵盤、多功能和弦琴（設有滑音裝置，可讓案主配合歌曲滑動手指奏出和弦）等鍵盤樂器。還有木笛、口琴、簧片喇叭等，可經由吹奏訓練案主控制呼吸、加強嘴部、臉部肌肉的運作。

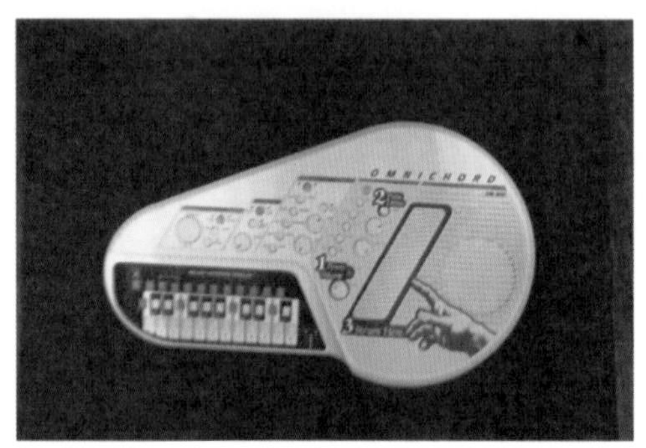

多功能和弦琴

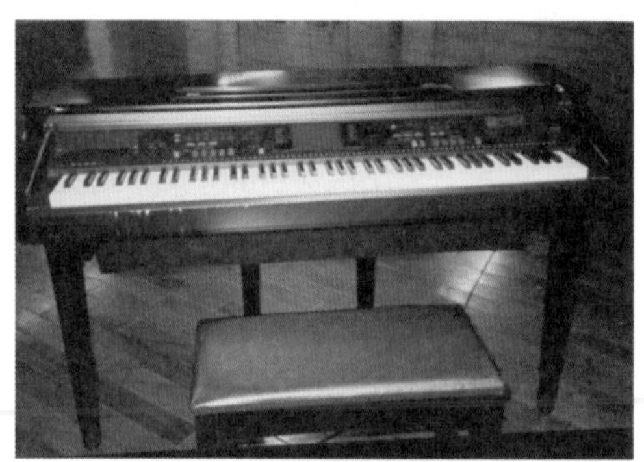

數位鋼琴

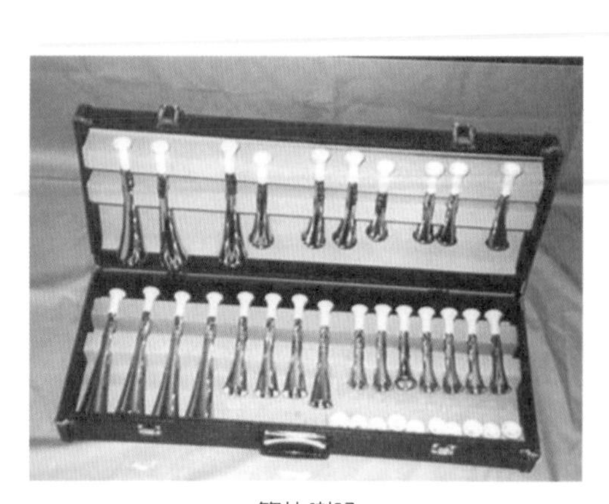

簧片喇叭

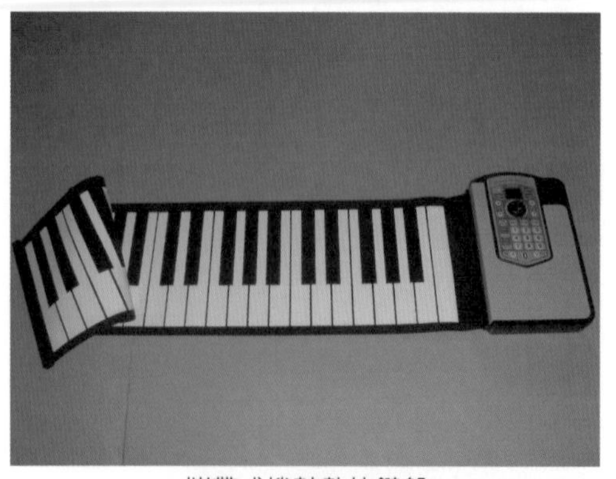

攜帶式捲軸數位鍵盤

無調類打擊類樂器

1. 皮革類：手鼓、鈴鼓、康加鼓、邦哥鼓、大鼓、中鼓、小鼓、中國鼓、太鼓、非洲鼓……等皮製樂器，可讓案主盡情拍打以抒發情緒，或訓練手臂與手腕的運作技巧。

2. 金屬類：鈸、銅鑼、三角鐵、風鈴、牛鈴、手搖鈴、碰鐘……等金屬樂器，可刺激案主的聽覺與觸覺。

3. 木製類：響板、木魚、括胡、木鳥、響棒、高低木魚、雙頭木魚……等木製類敲擊樂器，可刺激聽力、抒發情緒及訓練抓握能力。

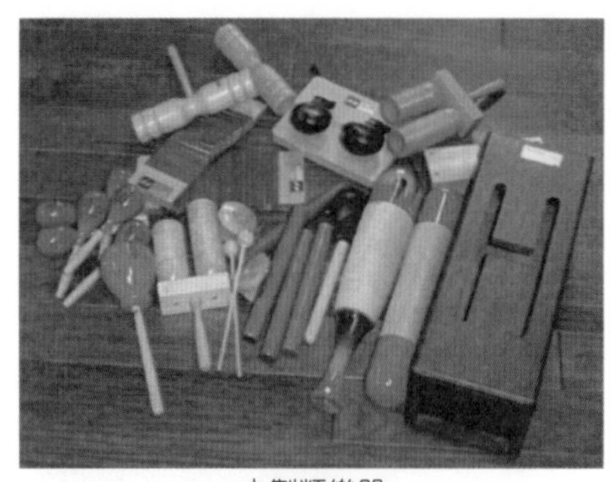

木製類樂器

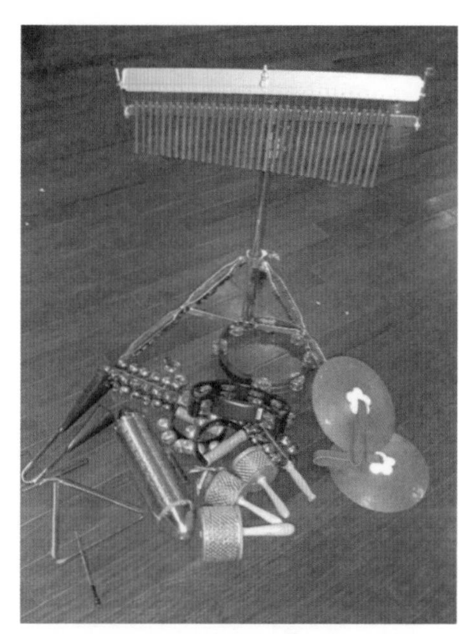

金屬類樂器

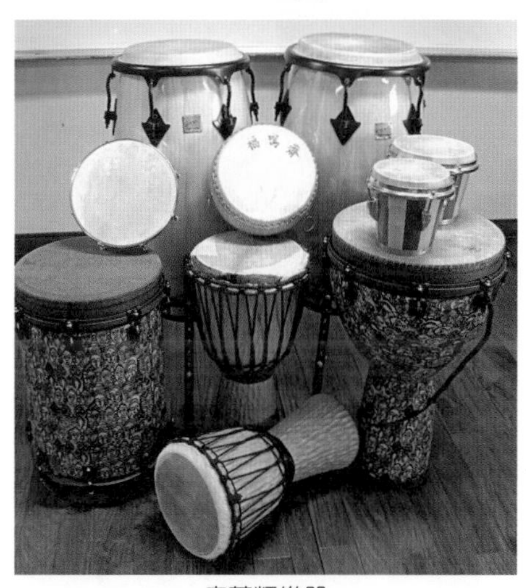

皮革類樂器

有調類打擊類樂器

木琴、鐵琴（高音、中音、低音）、鐘琴（高音、中音）、桌上型鐵琴、鐵琴音磚、木琴音磚（音板下有共鳴箱，每個音磚都是獨立存在）、棒鐘、彩色旋律鐘……等，用來訓練案主手眼協調能力、聽覺辨識能力、抓握能力。甚至將高低不同音磚與木琴當成語調調整工具，利用旋律性的特質，強化案主的語言節奏與發音的準確度，幫助語言發展遲緩案主的語韻之建構〔即旋律語調治療（Melodic-Intonation Therapy, MIT）〕。

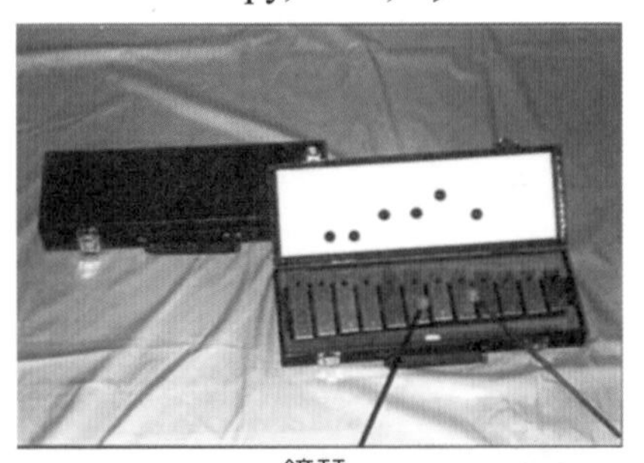

鐘琴

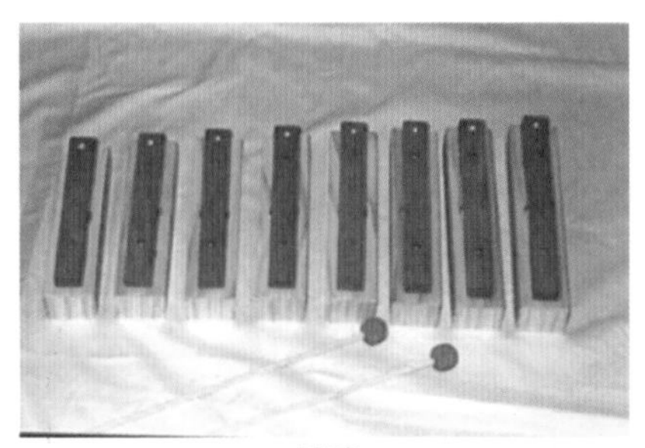

音磚

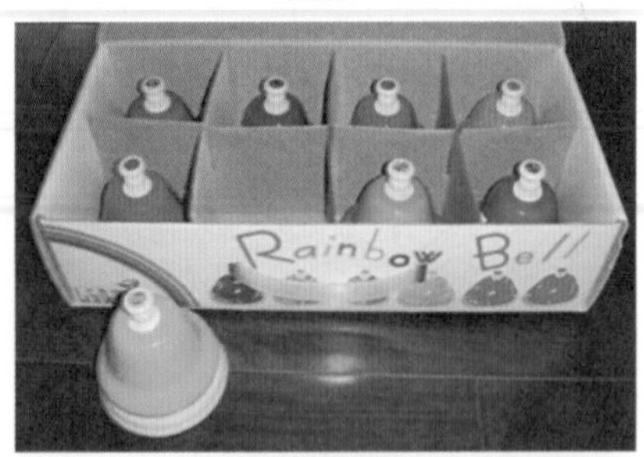

彩色音鐘

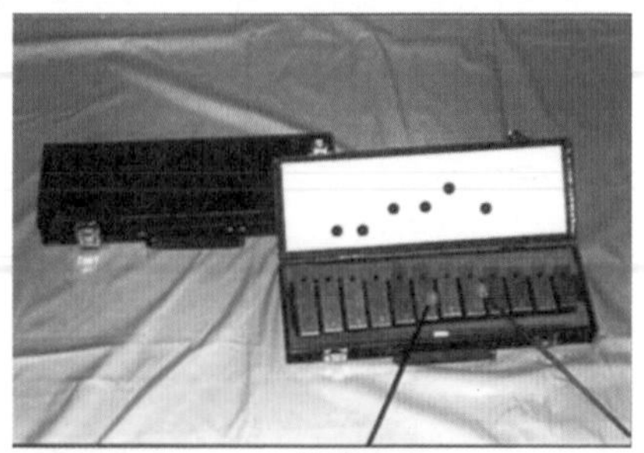

棒鐘

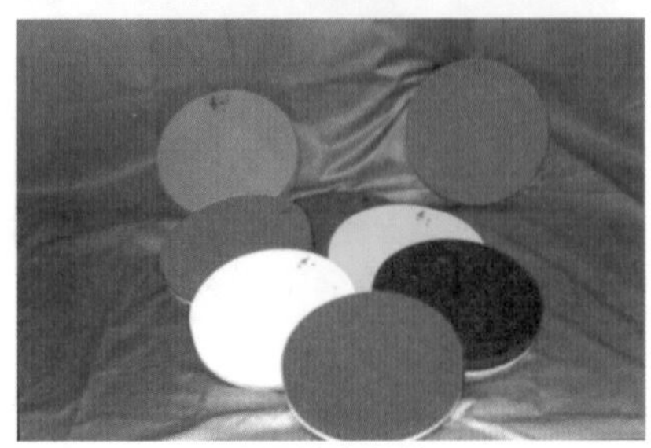

彩色旋律音墊

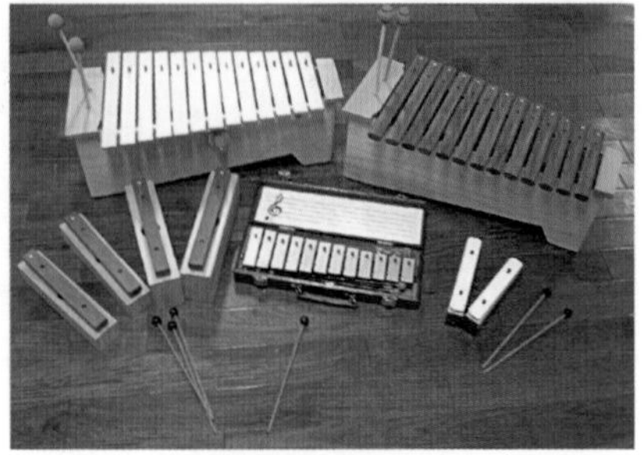

旋律類打擊樂器

自製樂器

自製樂器是指自行製作的樂器，可以是音樂治療師自行設計研製的，也可以是由治療師指導，案主製作完成的發聲器具。尤其是在團體進行自製樂器的活動時，常給案主帶來很多的樂趣和成就感，也增進了成員互動的機會，整個自製樂器的過程本身就具有相當的治療性。自製樂器常見的如：手搖鈴、腕鈴、沙鈴、雪鈴、鈴鼓……等附鈴樂器與木製敲擊樂器，能增強手部的活動力、刺激聽覺發展、培養集中注意力的能力、訓練手眼協調能力……等等。

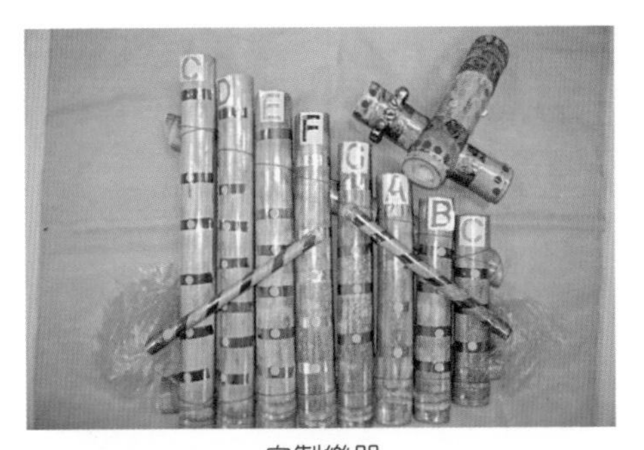

自製樂器

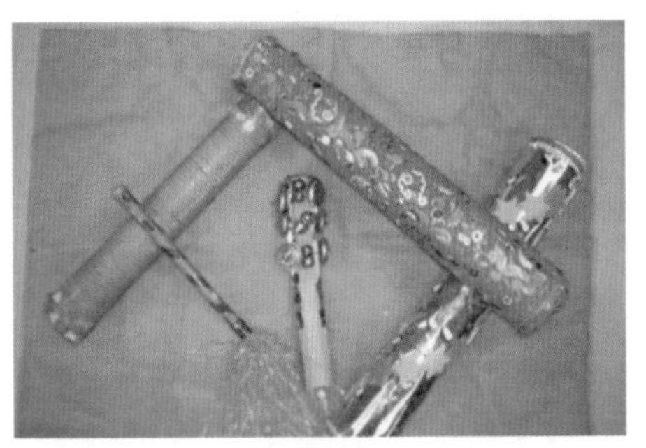
自製樂器

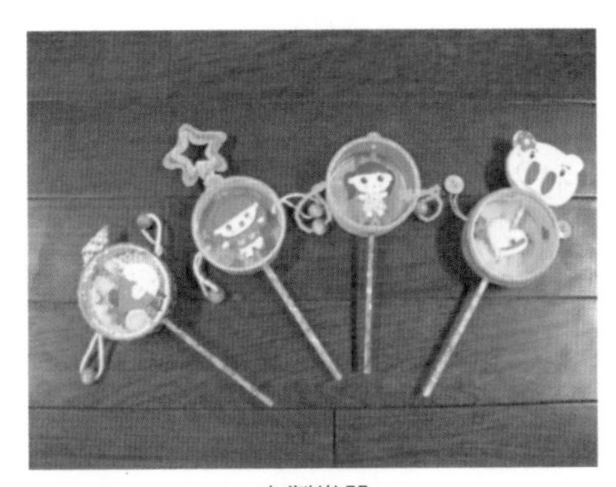
自製樂器

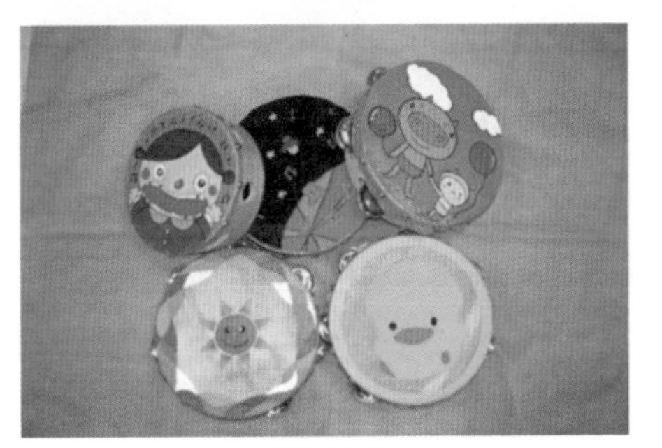
自製樂器

克難樂器

克難樂器是把身邊隨手可得的器材再生利用，像是汽水空瓶、餅乾盒、垃圾袋、報紙、鍋碗瓢盆……等，都可當成克難樂器的素材。經由創意加工設計後，可增加案主的學習樂趣，提高創造力與想像力。

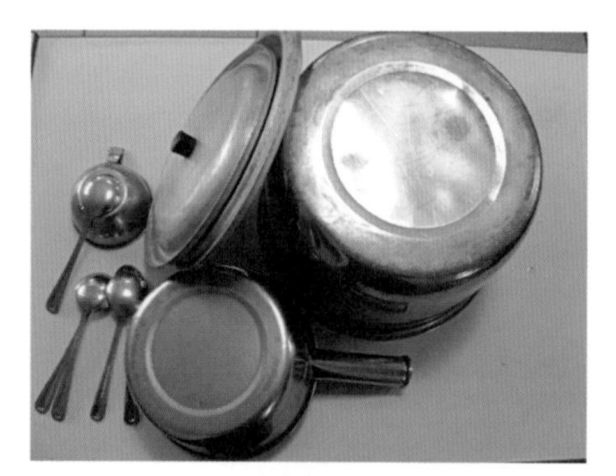

克難樂器

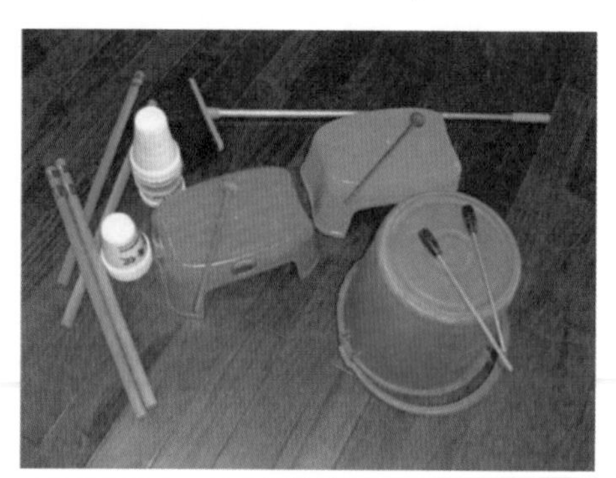

克難樂器

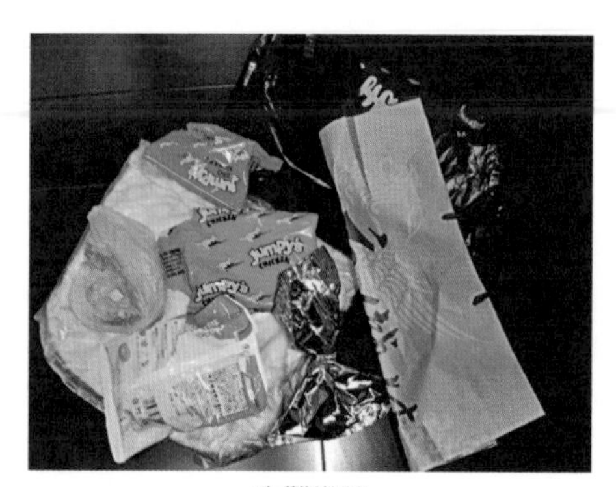

克難樂器

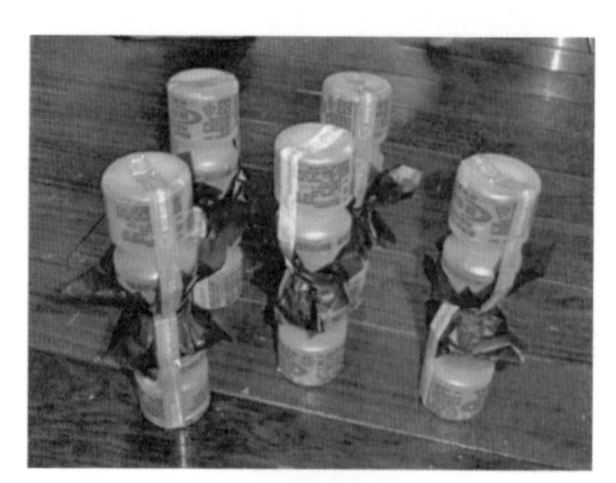

克難樂器

身體樂器（Corporal Instruments）

最原始的樂器就是我們的身體，除了聲帶是大家都知道的發聲部位（唱歌、彈舌、口哨、口白……等）外，身體還有許多部位可以發出不同的聲音，像是擊掌、踏腳、搥胸、拍膝、彈指、摩擦……等。使用身體樂器可以加強身體覺知、協調平衡、即興創意、訓練節奏、開發身體資源、增加對自我的瞭解。

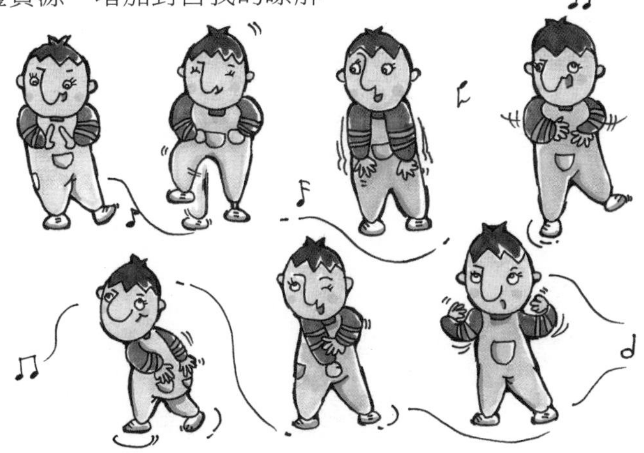

音樂治療室的影音設備

音樂治療室除了樂器外，也可以配備一些影音設備，除了可以提供音樂之外，更重要的是可以方便做治療紀錄，以觀察案主的進步情形，也可以讓治療師自我檢視與評估，做改進治療計畫的依據。影音設備盡量放在不顯眼的地方，以免分散案主的注意力。基本設備包括：錄音機、錄影機、照相機、音響與不同種類、形式的音樂錄音帶或CD唱盤。

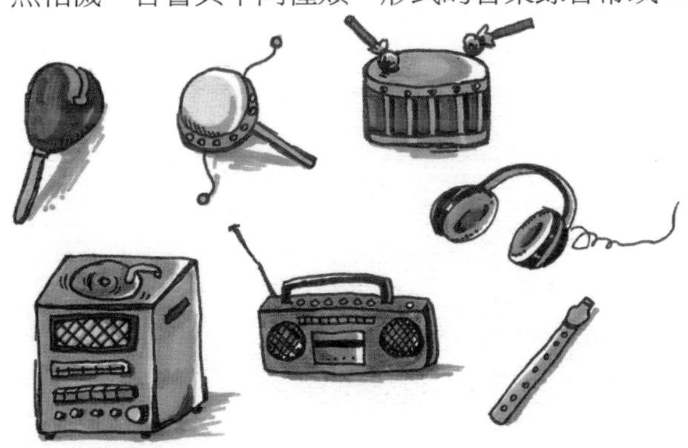

音樂治療輔助器材

一些輔助活動的設計器材，不但可以因應案主的個別需求（如：高度、活動廣度、握力……等），亦可以讓音樂治療過程更加活潑、生動、有趣，提高案主在治療活動的參與度，增加治療效果。甚至一些文教工具如：大小呼拉圈、大小軟球、網球、彩帶、絲巾，以及紙、色筆等繪畫道具，還有各種手偶都是很好的搭配選擇。

以下是筆者因應案主而使用的輔助器材：腳鈴、腕鈴、合奏板、敲奏架、旋轉抓握傘……等相關輔助器材與工具（以上所有相關治療器材可見第 133 頁，有更豐富的介紹）。

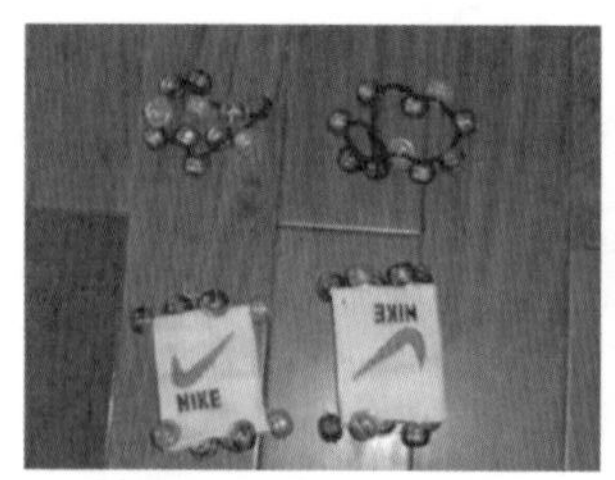

自製輔器──腳鈴與腕鈴

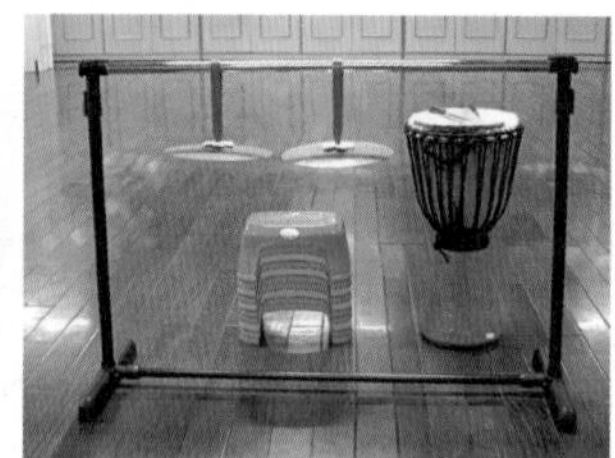
自製輔器──敲奏架

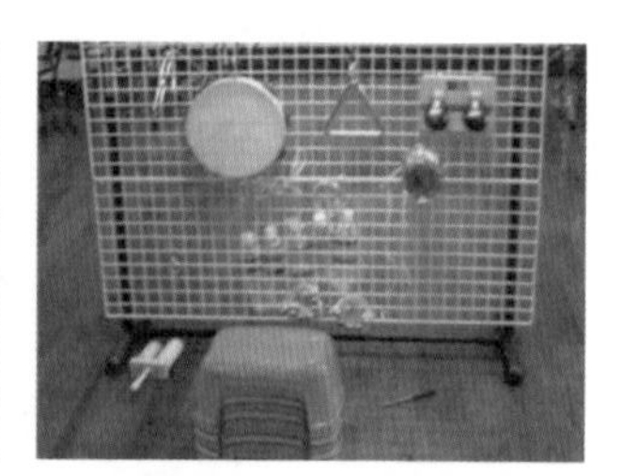
自製輔器──合奏板

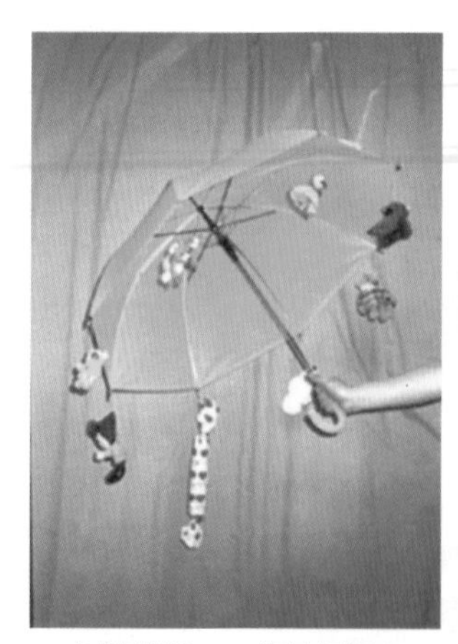
自製輔器──旋轉抓握傘

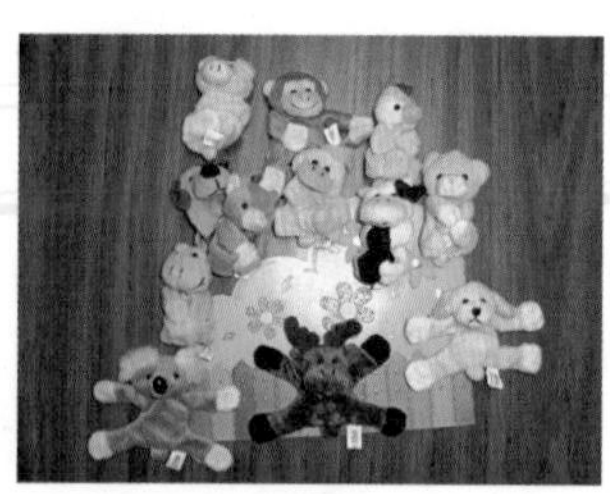
手偶

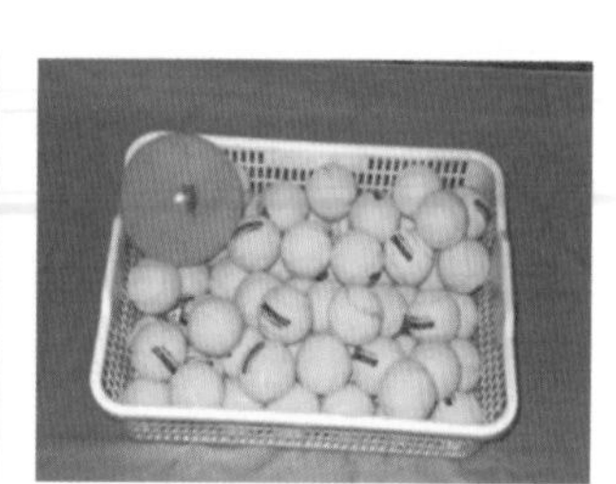
球類

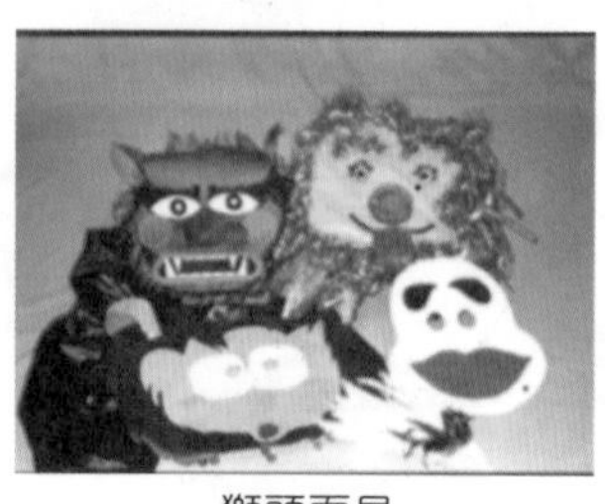
獅頭面具

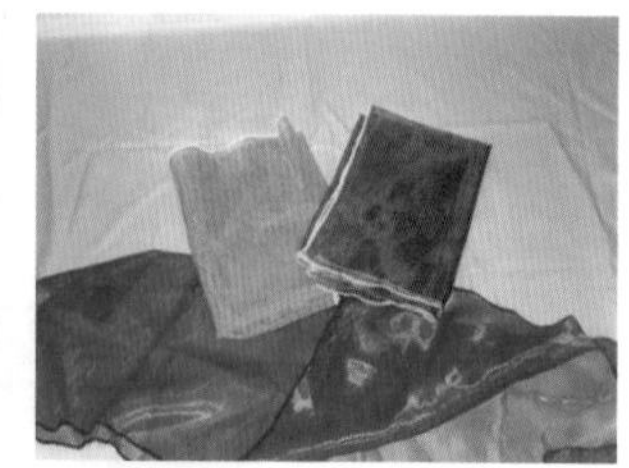
絲巾

音樂治療器材

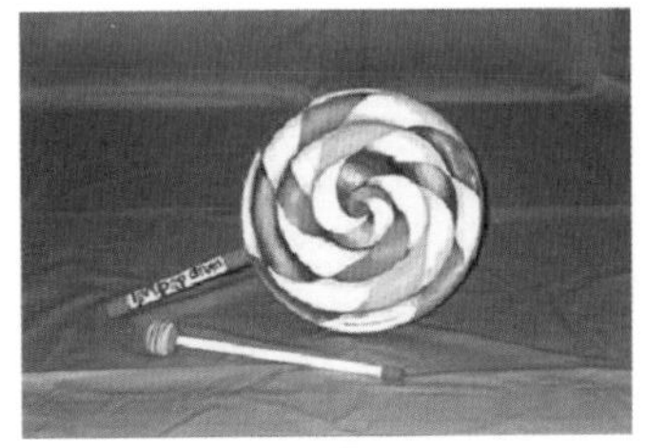

棒棒糖鼓

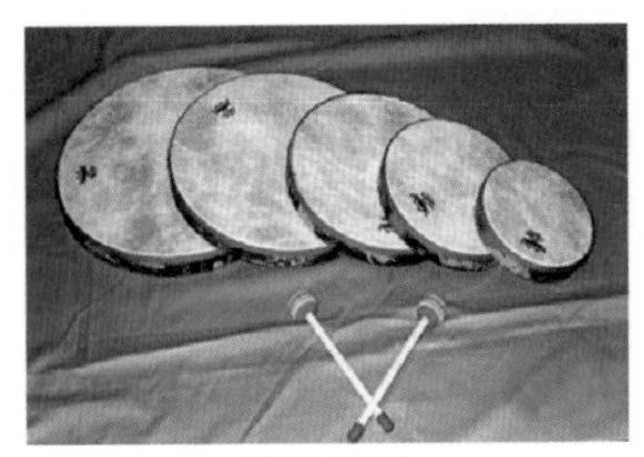

彩色手鼓

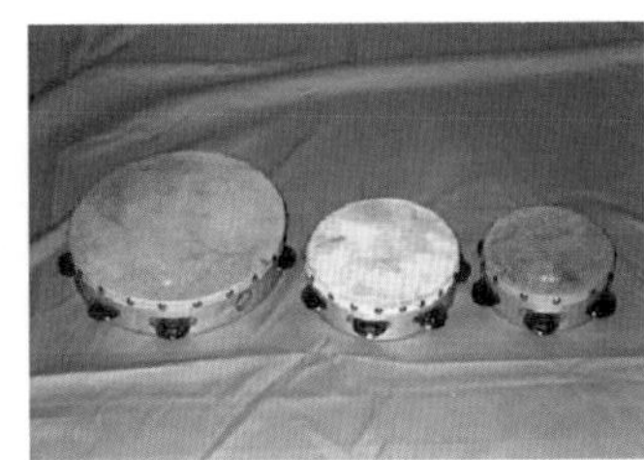

鈴鼓

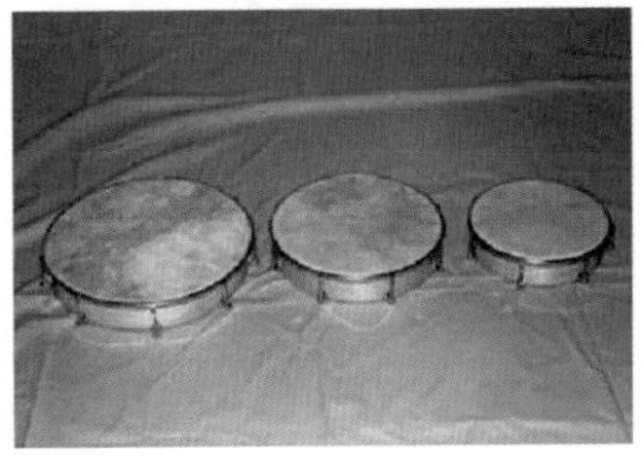

手鼓

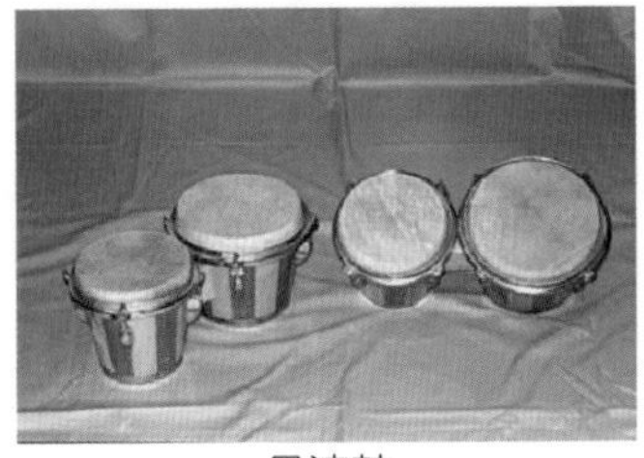

曼波鼓

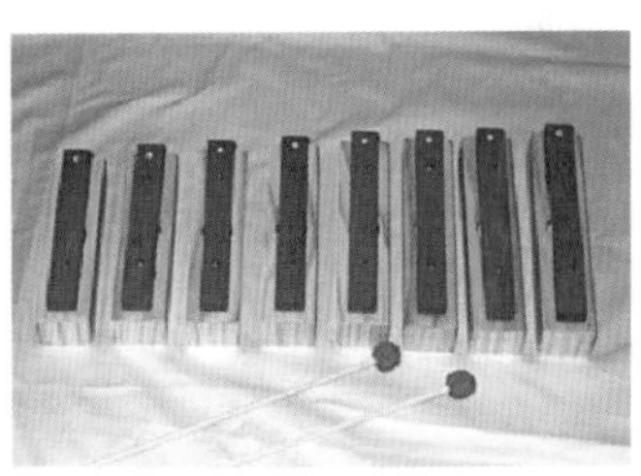

高音音磚

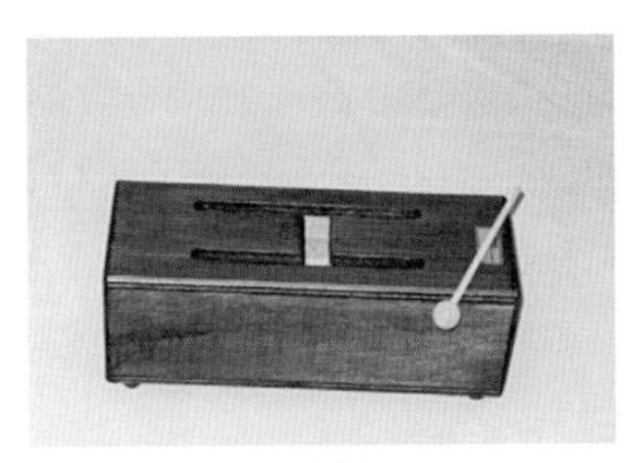

木鼓

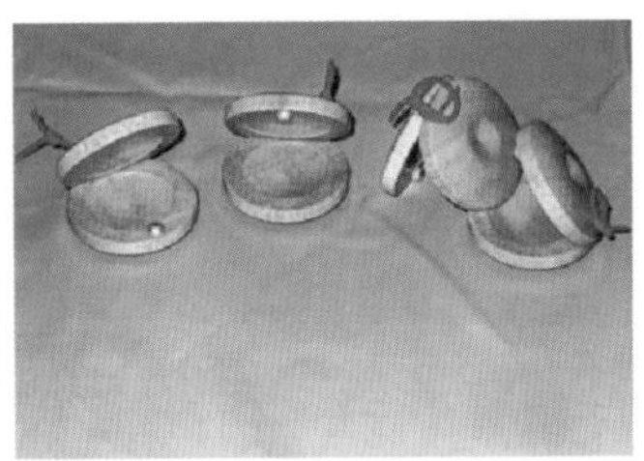

響板

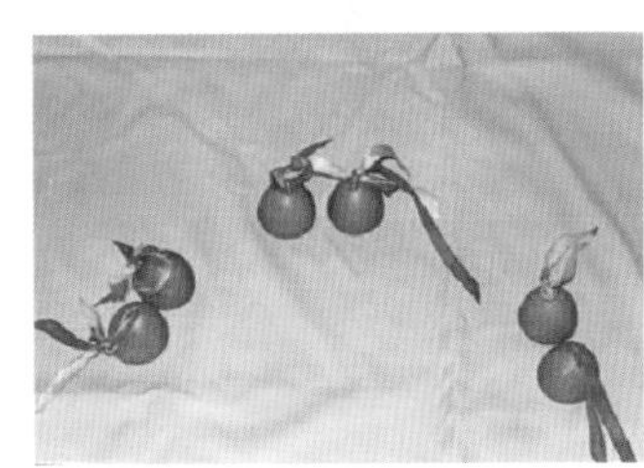

碰鐘

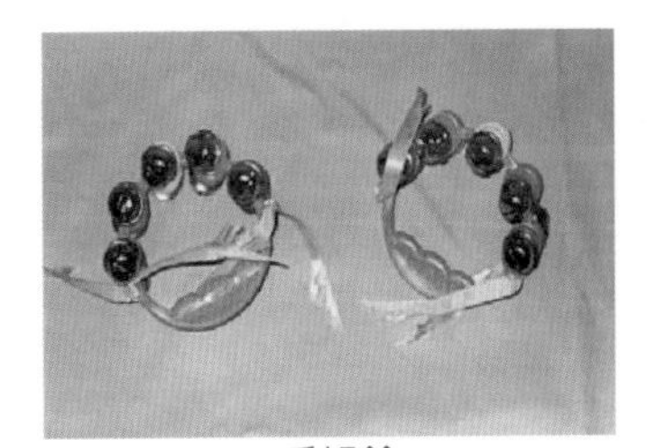

手搖鈴

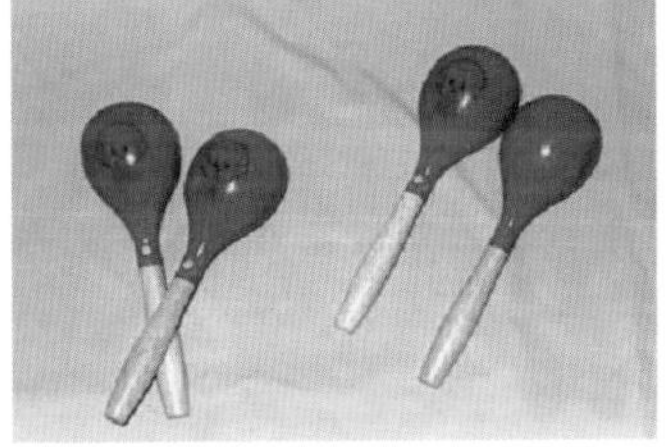

沙鈴

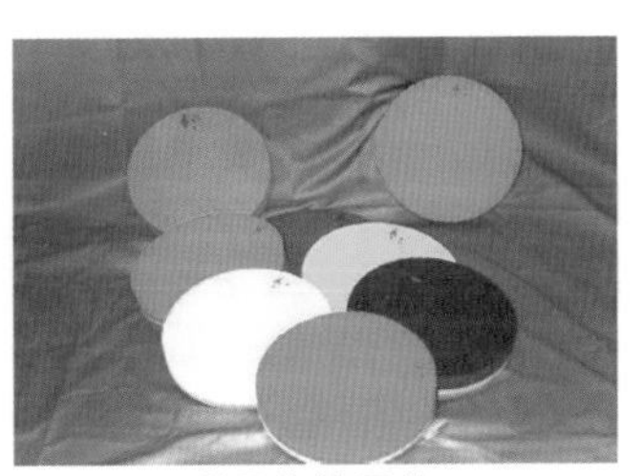

彩色旋律音墊

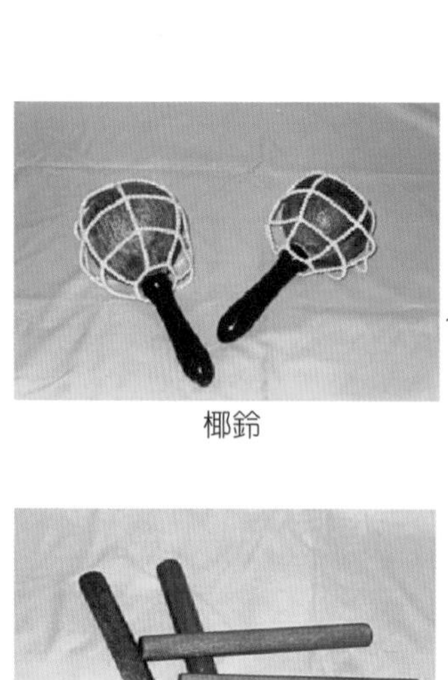

椰鈴

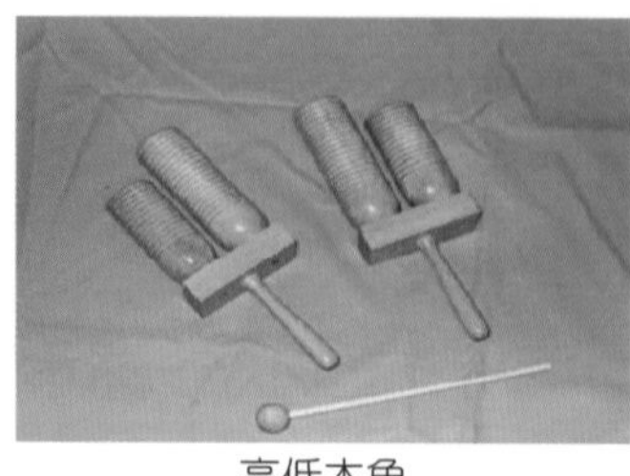
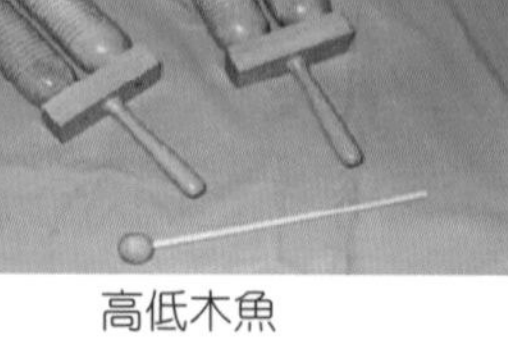

高低木魚

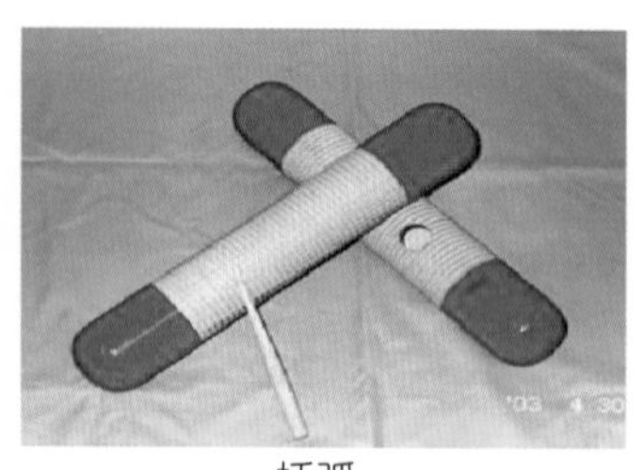
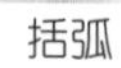

括弧

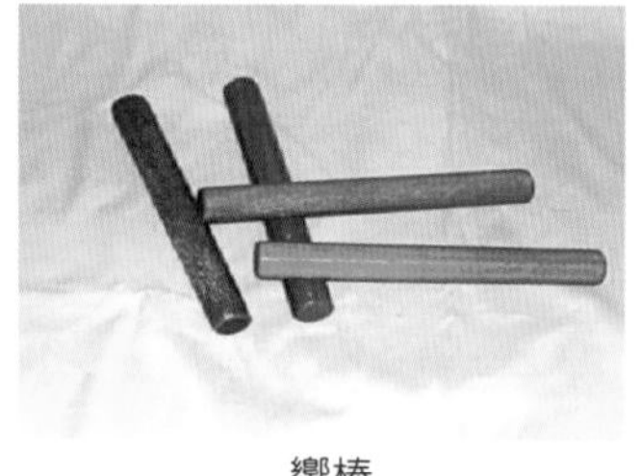

響棒

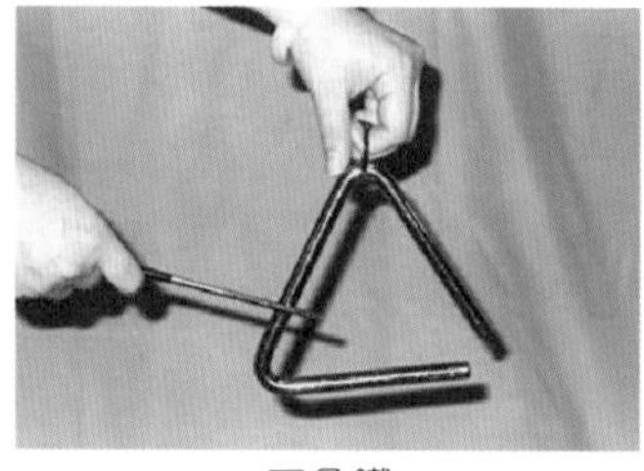

三角鐵

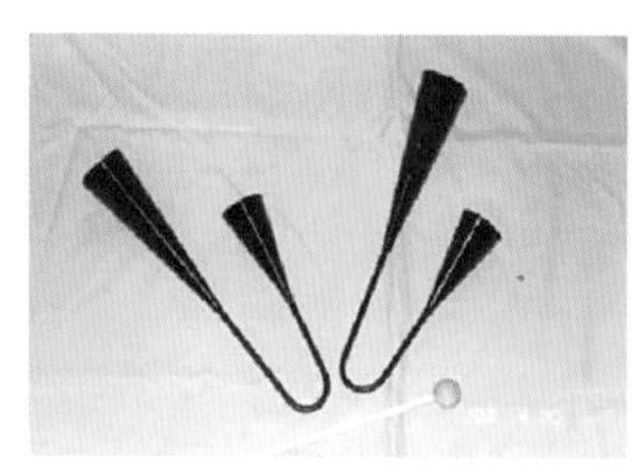

A-GOGO

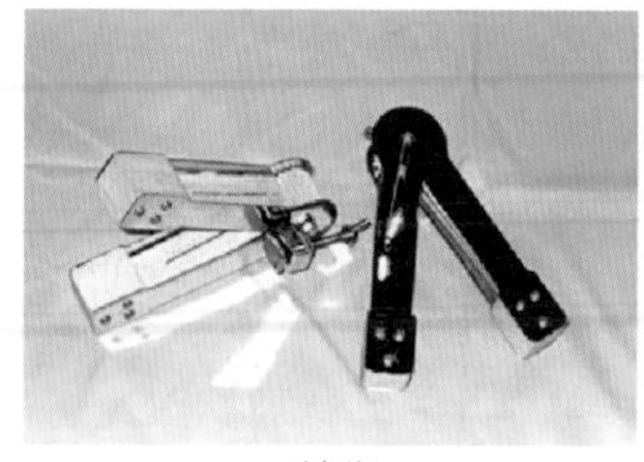

辣齒

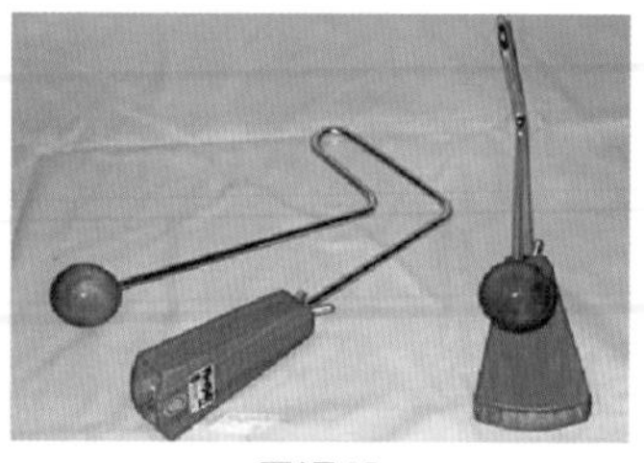

震盪器

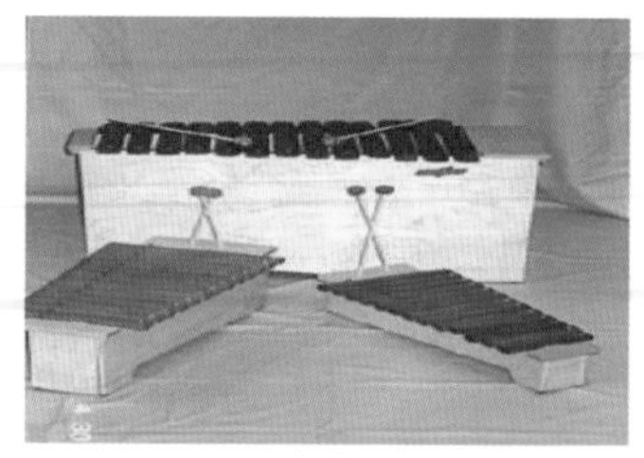

木琴

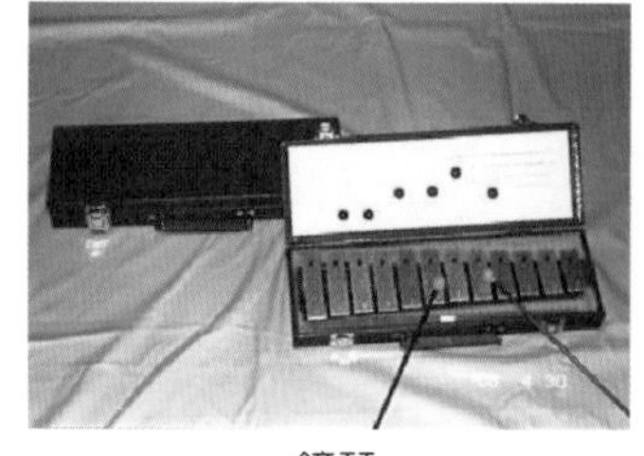

鐘琴

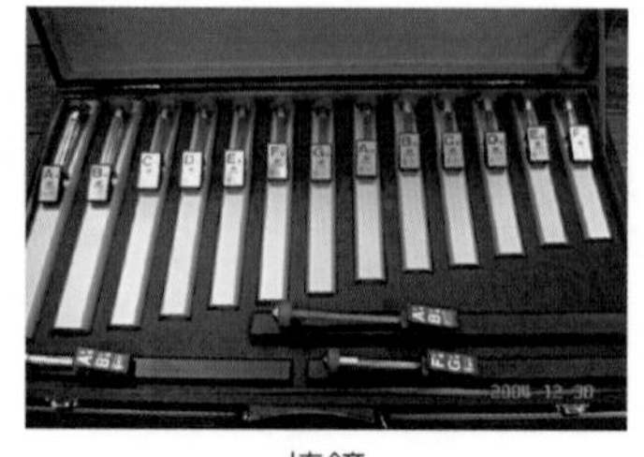

棒鐘

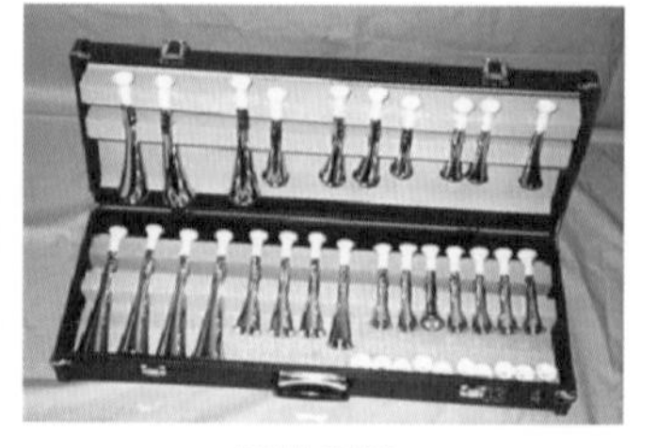

簧片喇叭

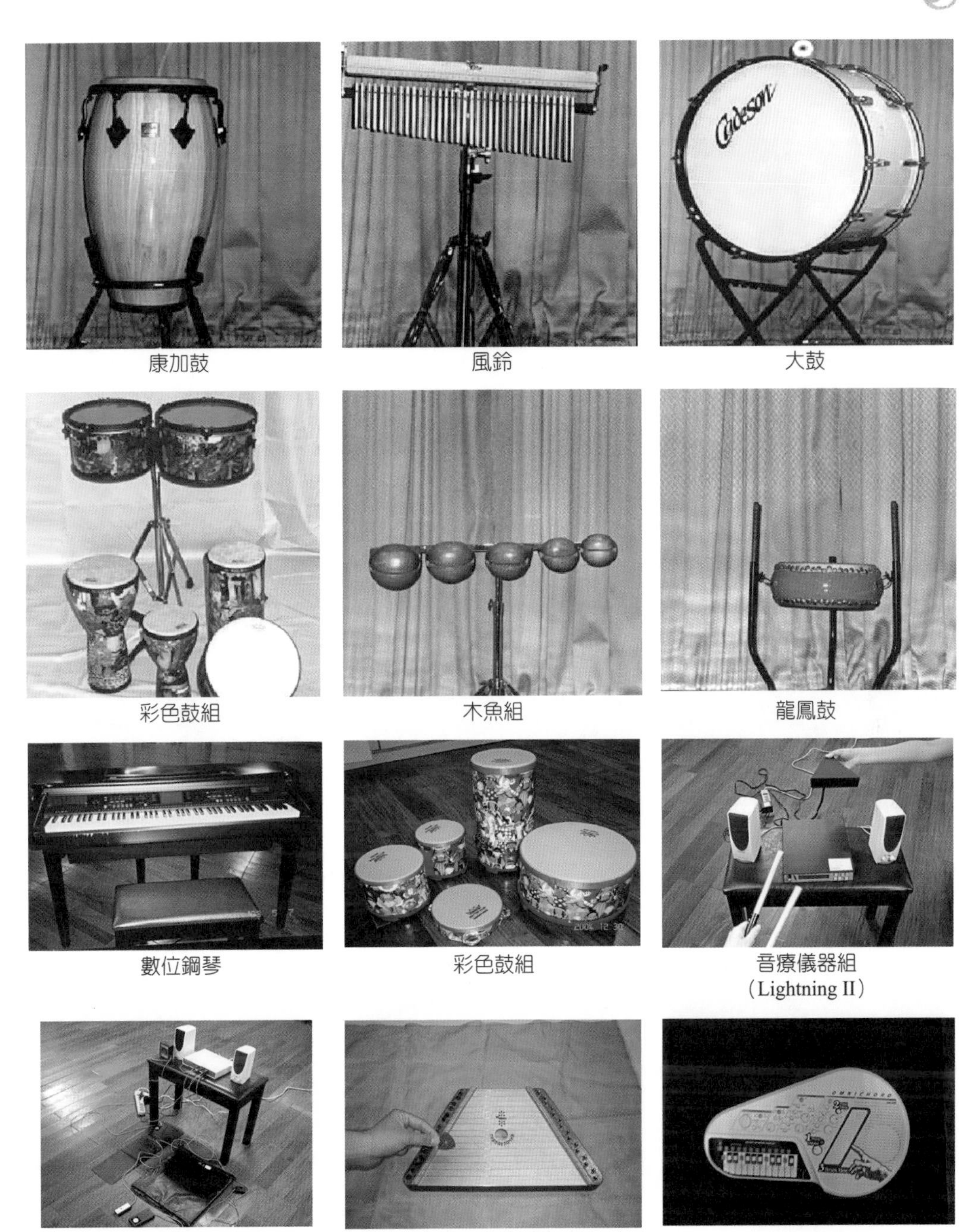

康加鼓

風鈴

大鼓

彩色鼓組

木魚組

龍鳳鼓

數位鋼琴

彩色鼓組

音療儀器組
(Lightning II)

音療儀器組

撥絃琴

多功能和弦琴
(Autoharp)

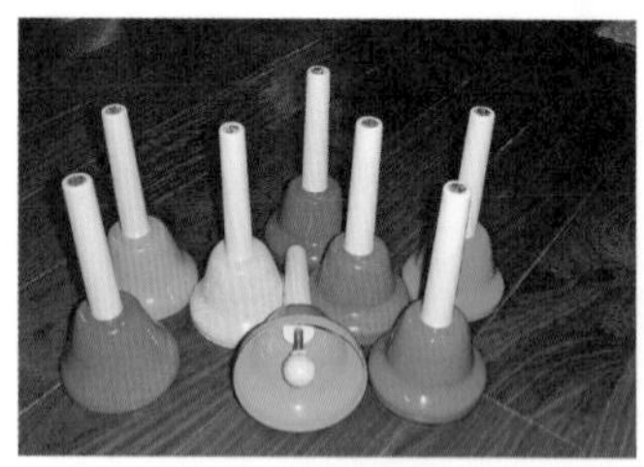

彩色手搖鐘

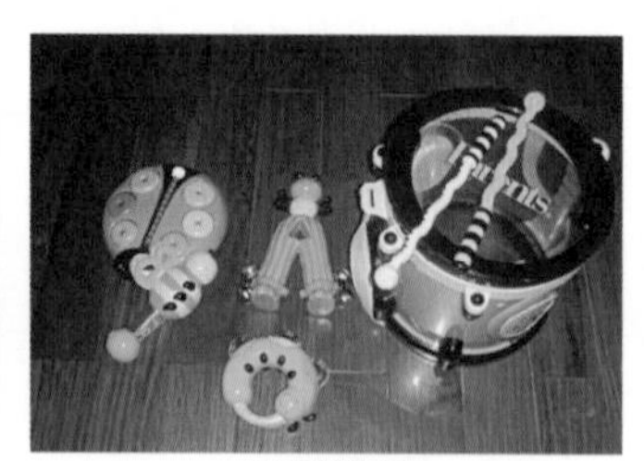

造型樂器

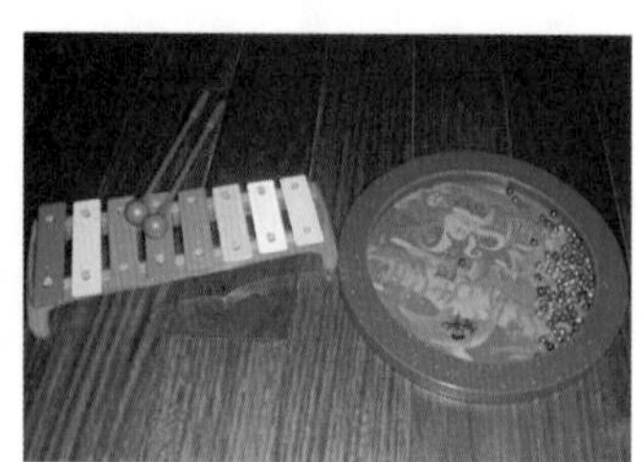

彩色鐘琴、海浪鼓

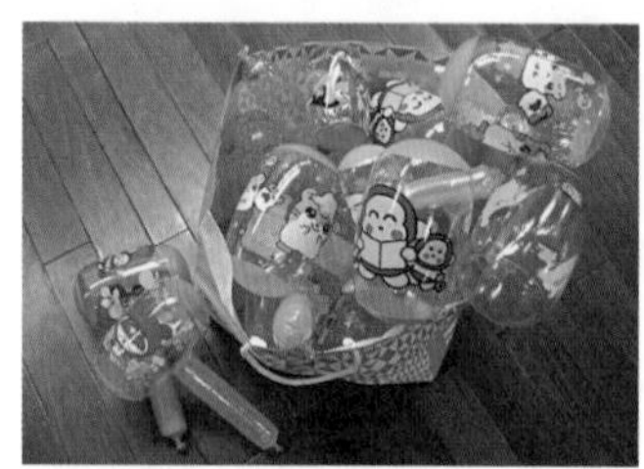

鈴鐺槌

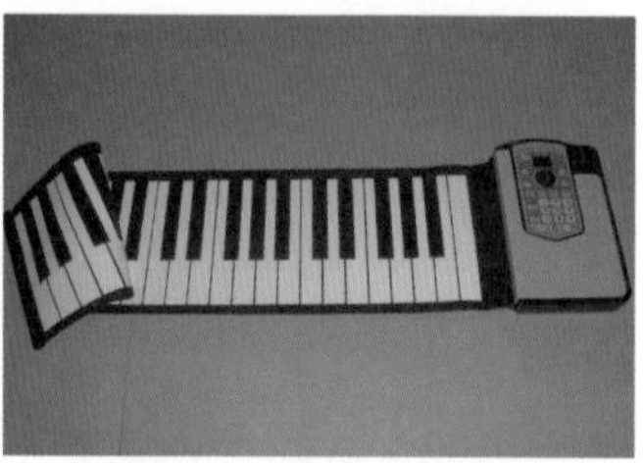

攜帶式捲軸數位鍵盤

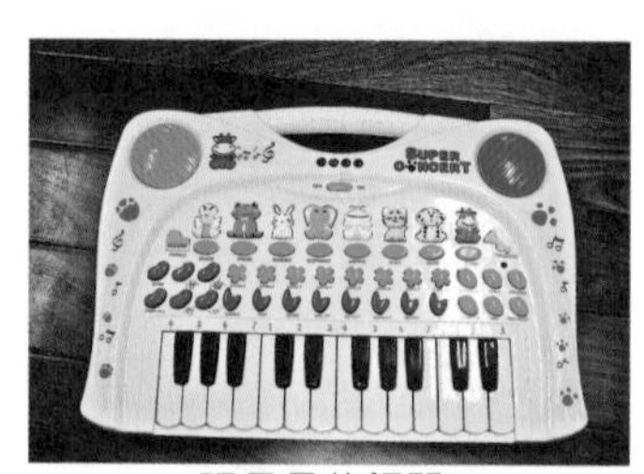

玩具音效鋼琴

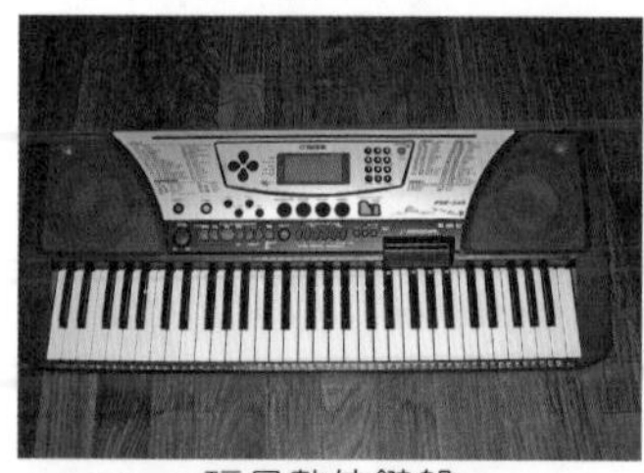

玩具數位鍵盤

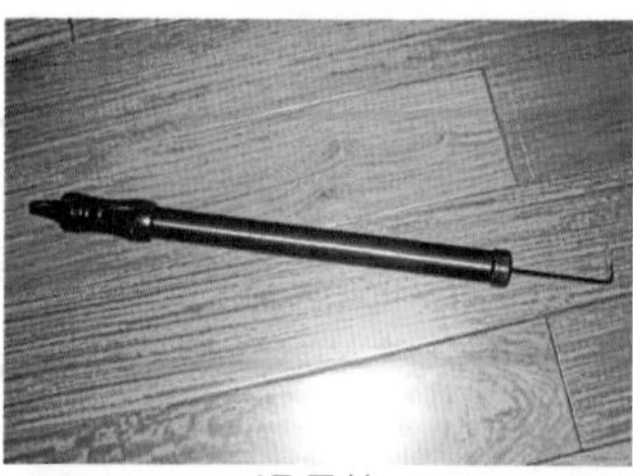

滑音笛

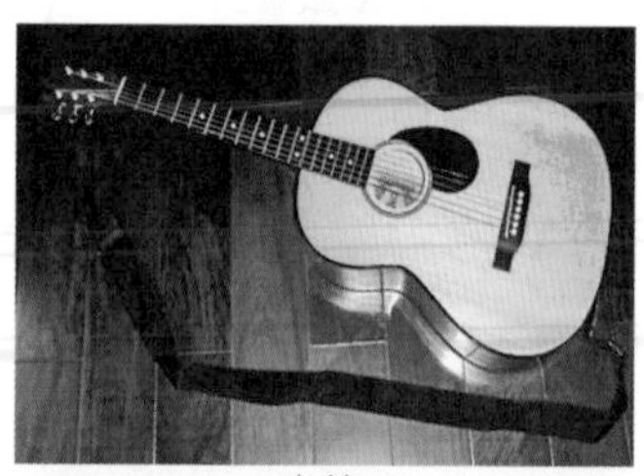

吉他

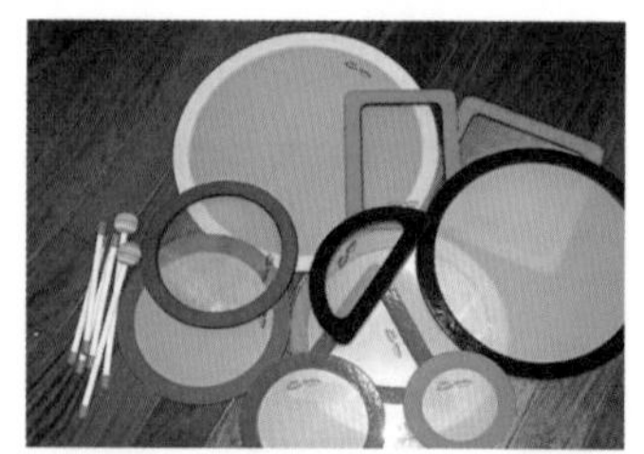

彩色平板鼓

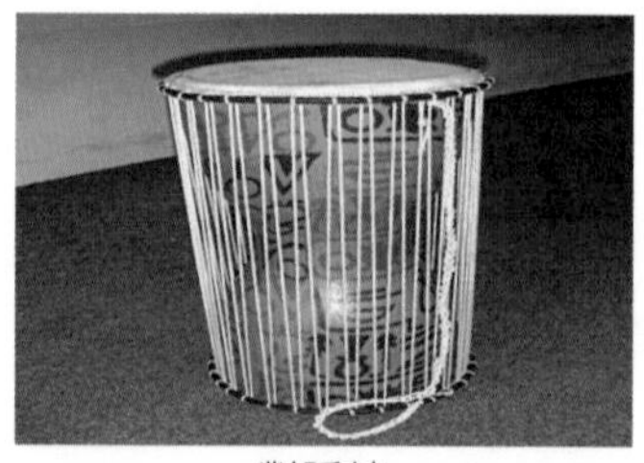

對話鼓
(Talking drum)

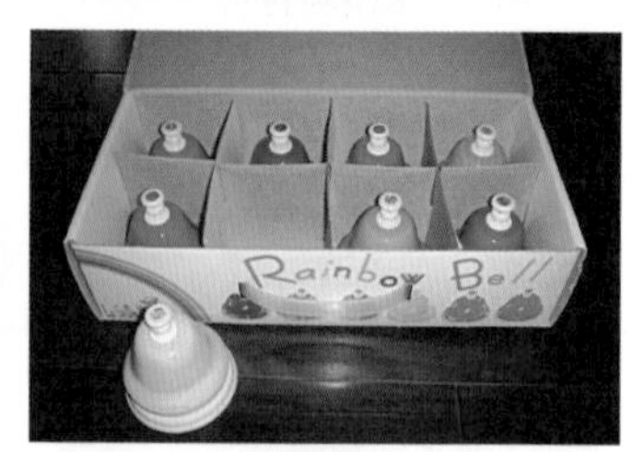

彩色音鐘

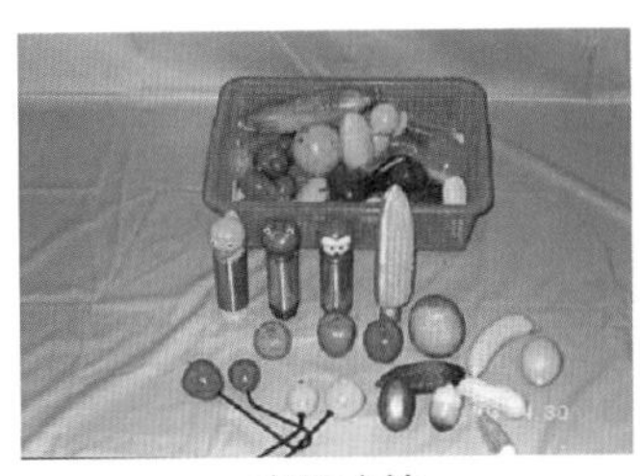
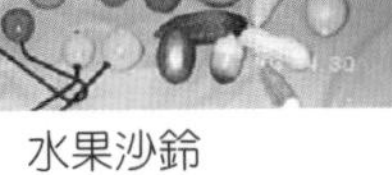
水果沙鈴

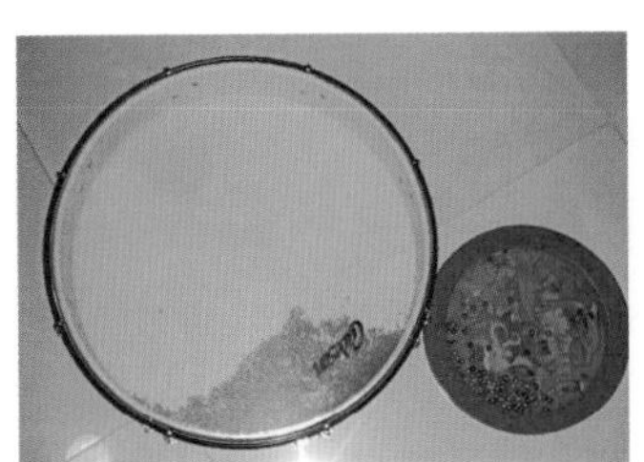
海浪鼓

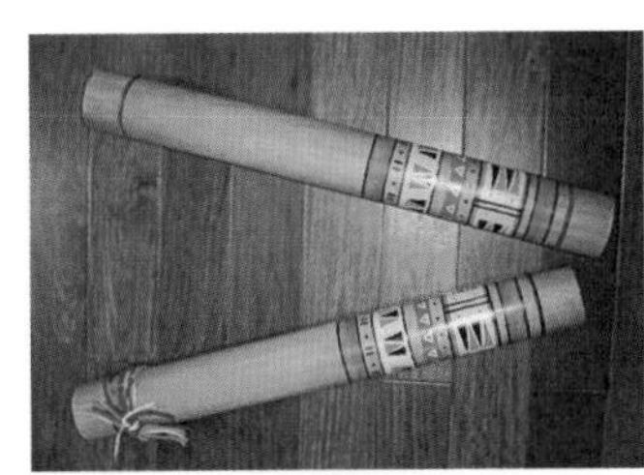
雨聲筒

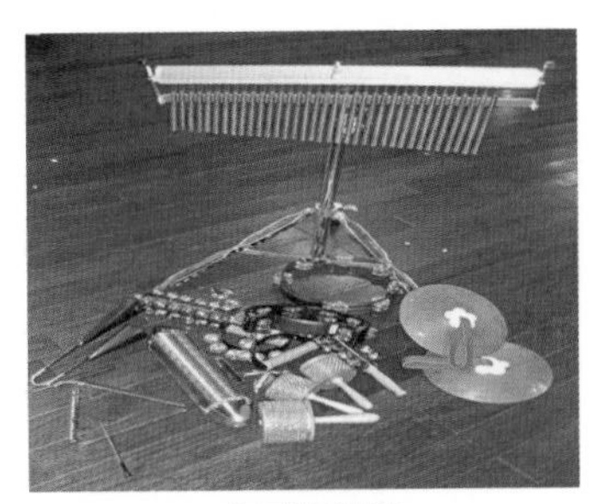
金屬類樂器

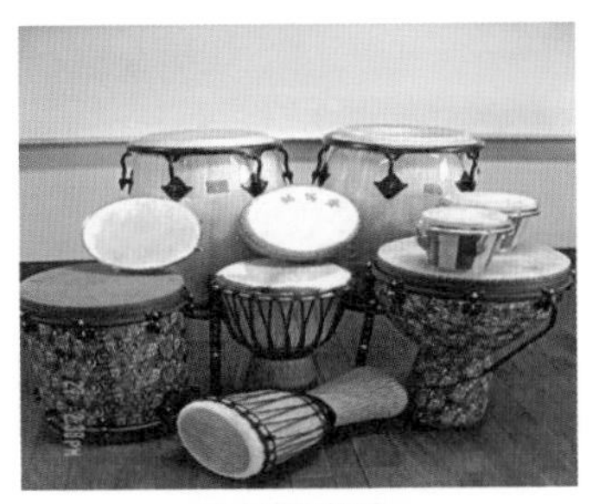
皮革類樂器

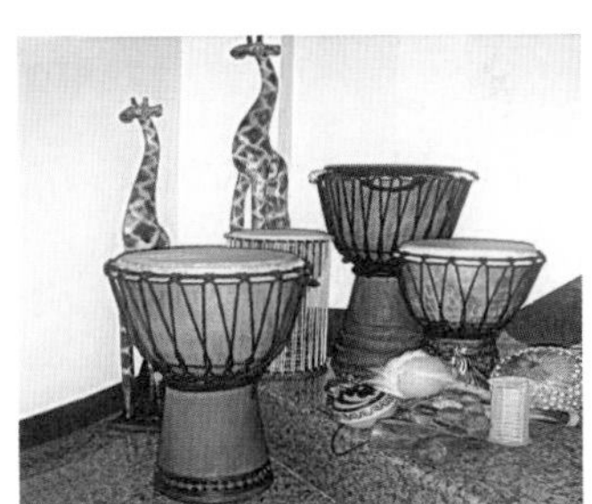
非洲傳統樂器

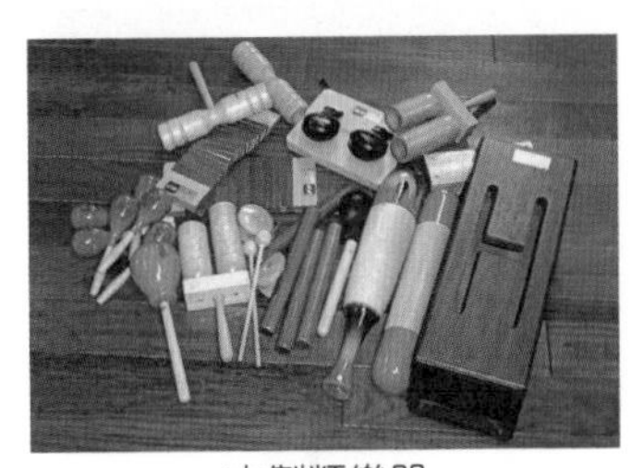
木製類樂器

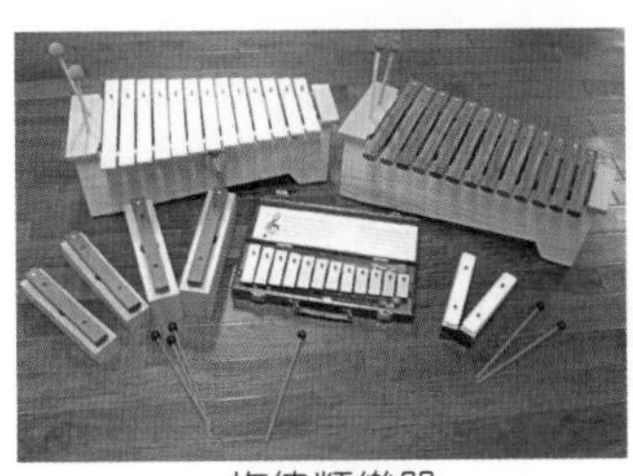
旋律類樂器

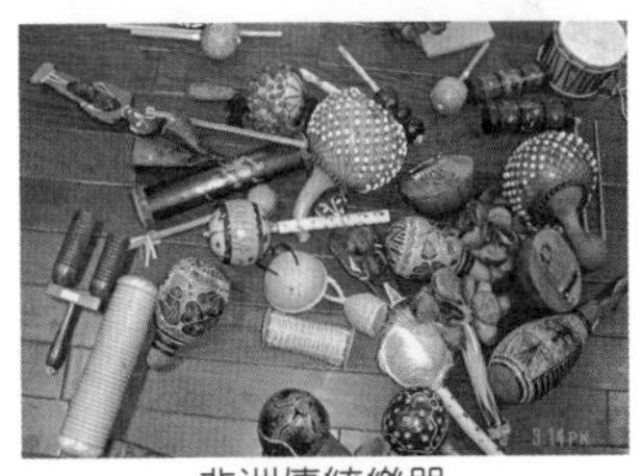
非洲傳統樂器

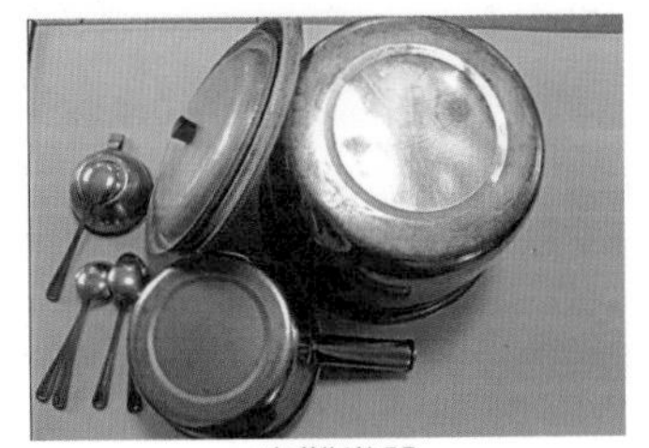
克難樂器

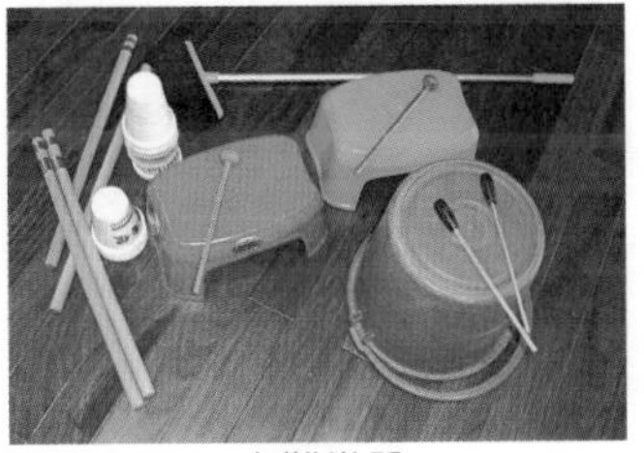
克難樂器

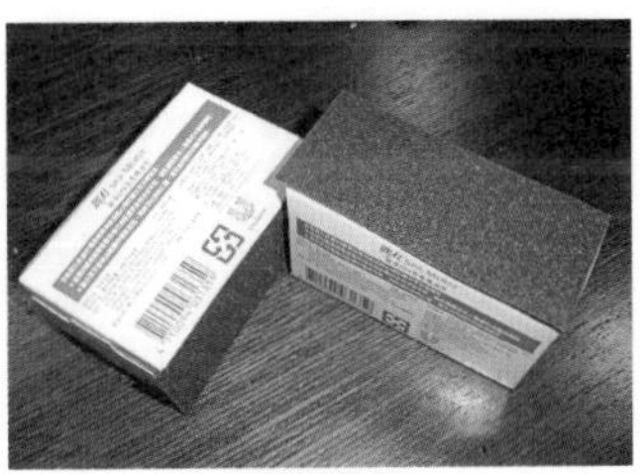
克難樂器

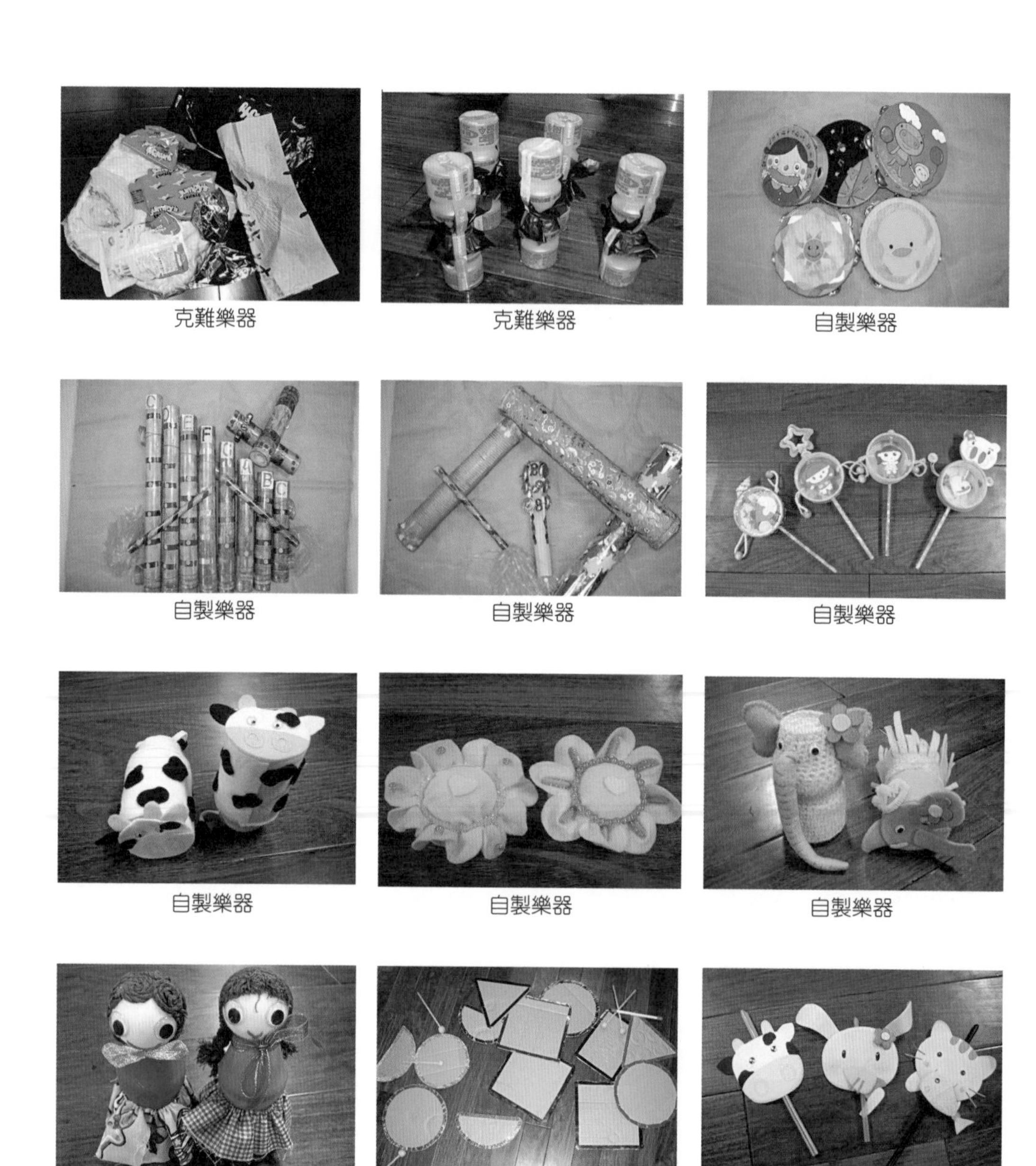

克難樂器　克難樂器　自製樂器

自製樂器　自製樂器　自製樂器

自製樂器　自製樂器　自製樂器

自製樂器　自製樂器——紙鼓　自製樂器

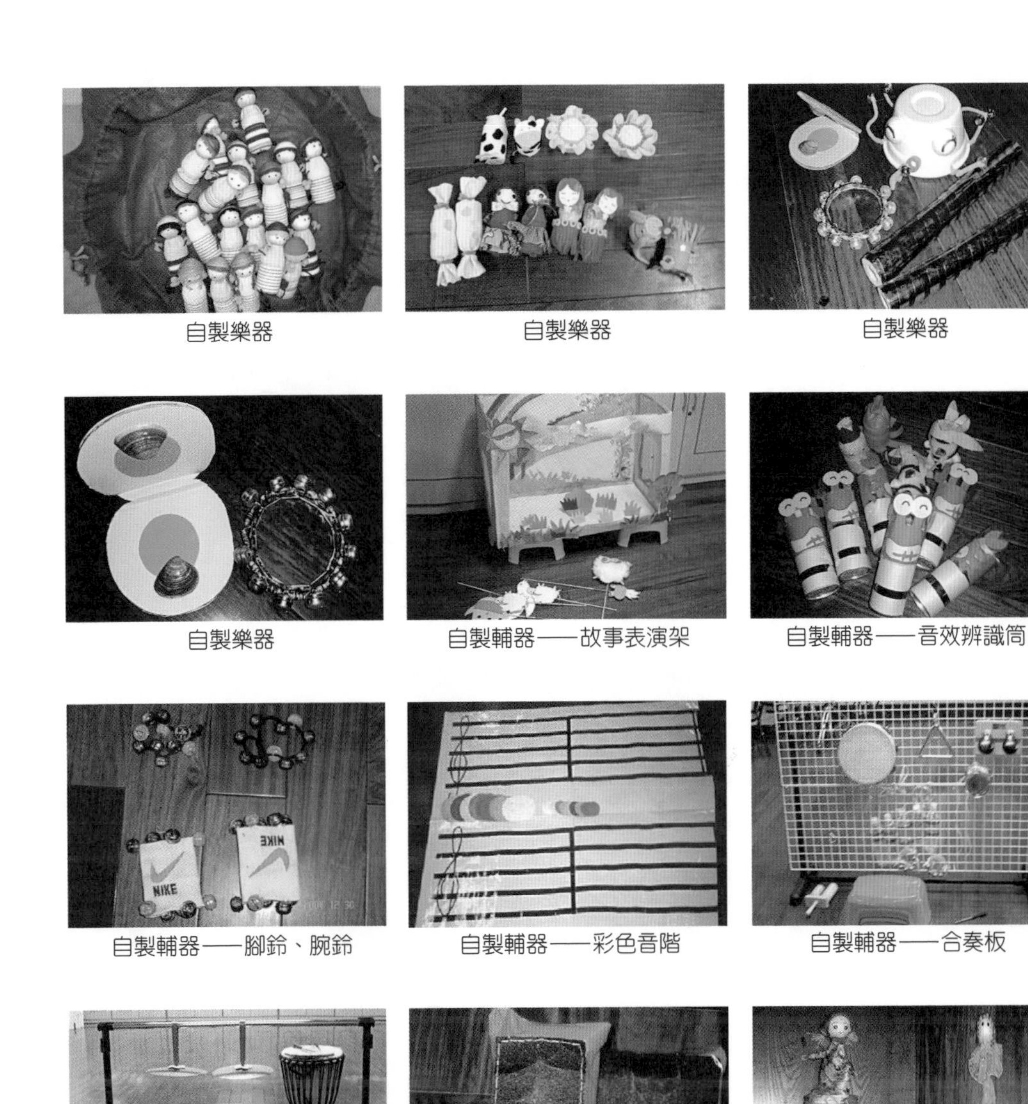

自製樂器　自製樂器　自製樂器

自製樂器　自製輔器——故事表演架　自製輔器——音效辨識筒

自製輔器——腳鈴、腕鈴　自製輔器——彩色音階　自製輔器——合奏板

自製輔器——敲奏架　自製輔器——手擦板　自製輔器——升降杯偶

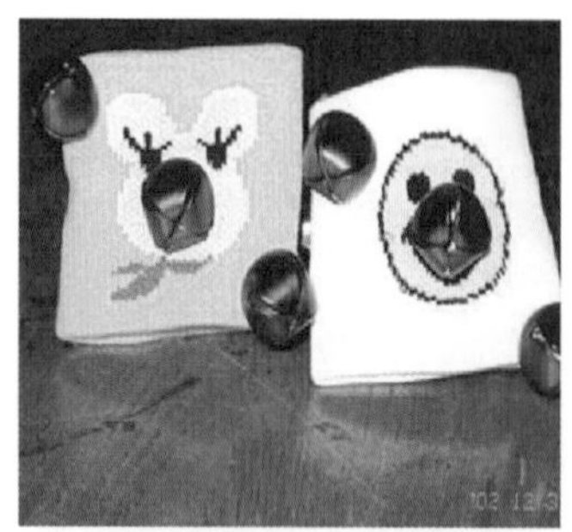
自製樂器——手腕搖鈴

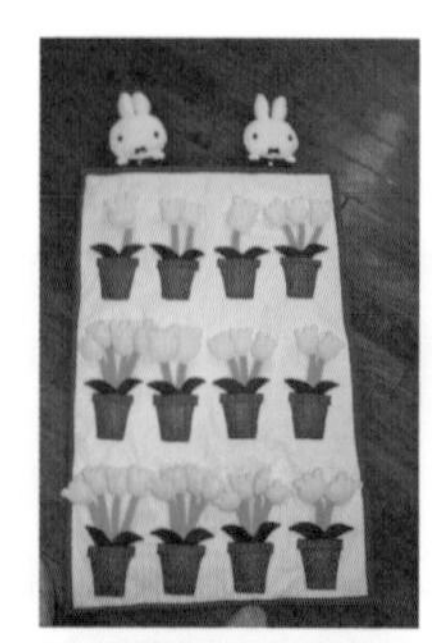
花朵節奏圖譜

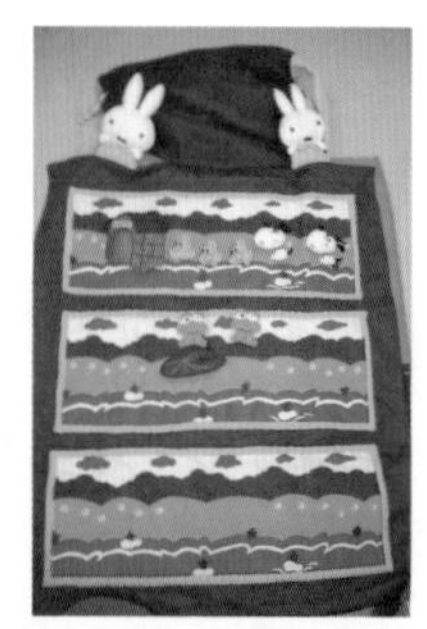
動物節奏圖譜

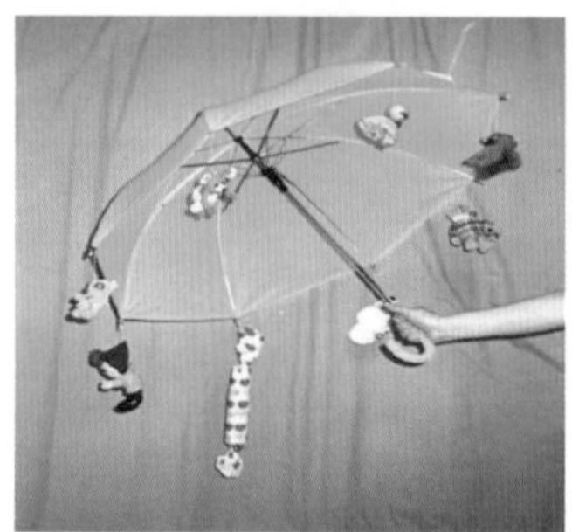
自製樂器——旋轉抓握傘

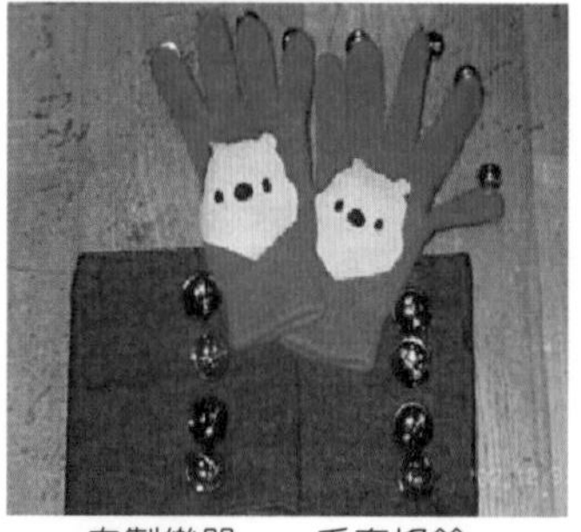
自製樂器——手套搖鈴

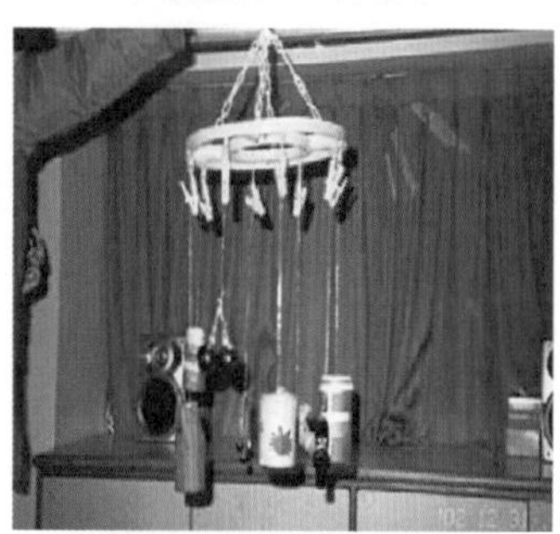
自製樂器——旋轉抓握盤

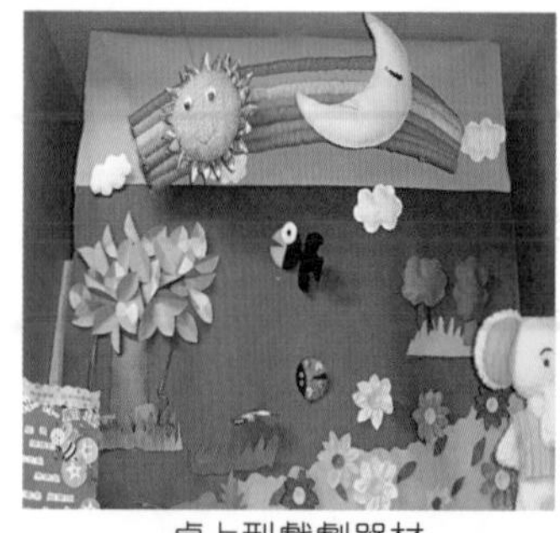
桌上型戲劇器材

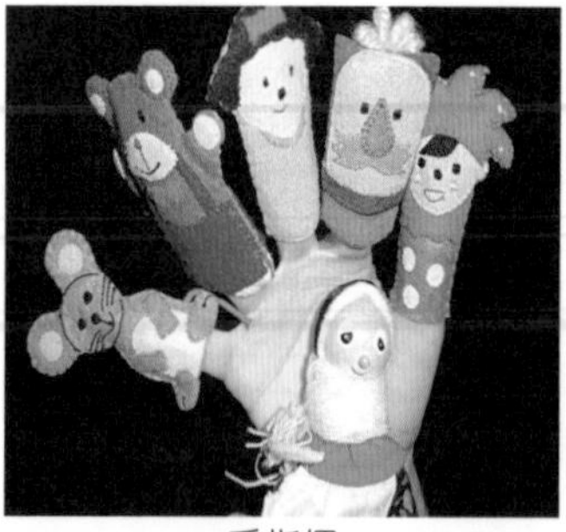
手指偶

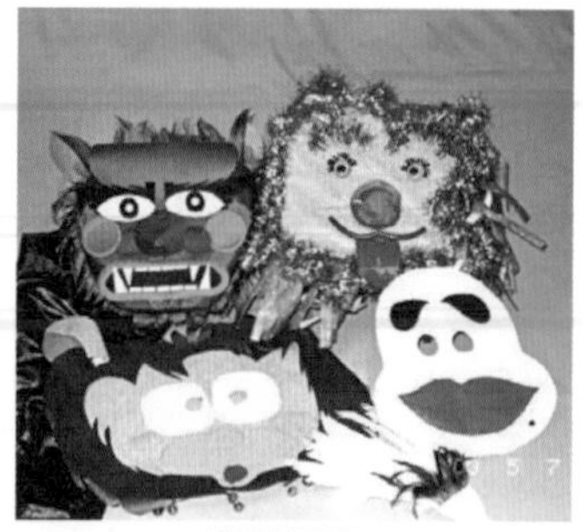
獅頭面具

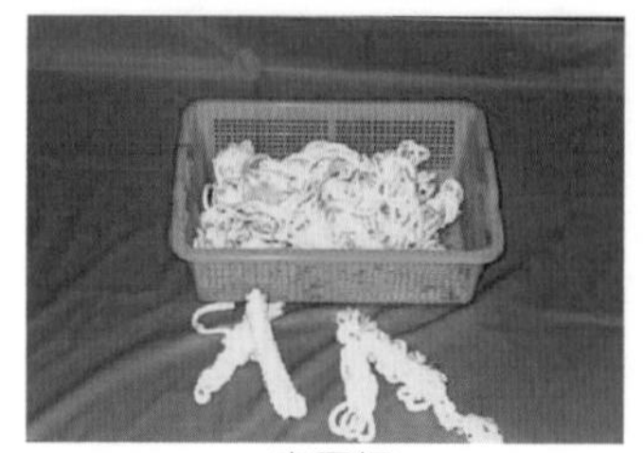
童軍繩

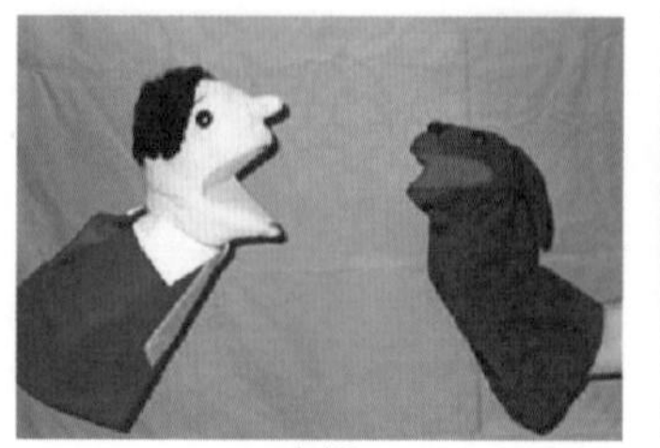
布偶

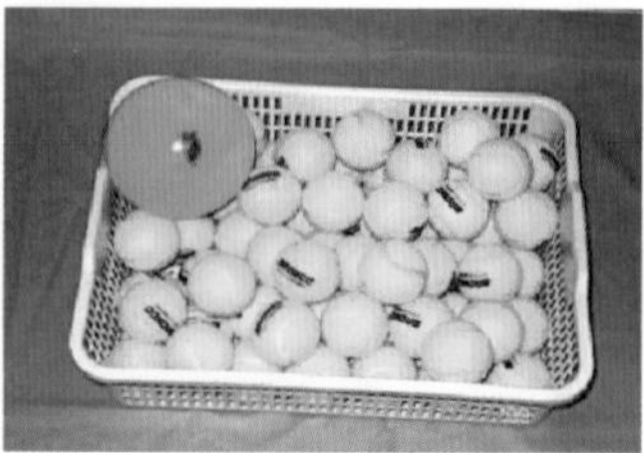
球類

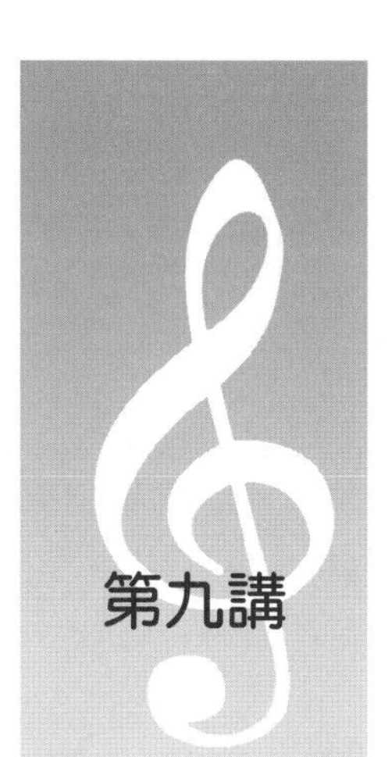

第九講

兒童與青少年音樂治療

小明（化名）是位被診斷為自閉症的兒童案主，第一次到治療室時，像小野馬一樣滿場亂跑，完全無視於我（作者吳）的存在。於是我只好先配合著他跑步的速度，彈著輕快的曲子以符合他的跑步節奏，而他仍然是自顧自地跑呀跑，跑了二十幾分鐘都不曾停下，就這樣過了第一次的治療活動時段。

第二次治療時段也是這樣過去了……。第三次，我發現小明跑步時，右手會不定時敲打自己的左肩部，並且跑的動作會稍慢，於是我配合著小明的步伐在鋼琴上即興彈奏，當小明再次將右手舉起時，我停止彈奏鋼琴，並配合著小明右手敲打肩部的動作，拍打康加鼓，我發現小明竟然看了我一眼，步伐停了約兩秒鐘，不一會兒又像之前一樣地滿場繞著圈子跑了……。

小明這一停的確給了我「啓發」，鼓聲成了我們之間的溝通工具，往後的療程中，我驚訝於小明對鼓聲節奏感的敏銳度和記憶力，不但能準確地敲打出正確複雜的曲子節奏，並且能持續在打鼓的當下，停留五到六分鐘以上，且滿足與自信的表情完全寫在小明的臉上。

由此可見，音樂治療中，細心審慎的觀察與衡鑑是極為重要的工作，而且治療師與輔導者也要耐心的以不同的活動來找到能吸引個案的切入點，才能啟動溝通的橋梁，再進一步藉由個案和音樂（或樂器）建立的關係基礎，而移轉到建立起個案和治療師的關係，這樣後續的治療工作才能順利的開展。

當治療師與特殊需要的小朋友在一起工作的時候，特別需要擁有足夠的耐心和冷靜的態度，因為在過程中常會有意想不到的驚奇。記得有一次輔導另一位自閉症兒童時，第一次治療活動時段，她不斷的將鈴鼓往身旁丟，我想利用唱歌引起她的注意，但徒勞無功，她仍然持續不斷地丟樂器，因此第一次治療只好提早結束……。第二次治療開始時，我仍試著唱第一次活動的歌曲，令我驚訝的是，才剛唱完第一句歌詞時，她就接著拍打地上的鈴鼓，毫不錯漏地唱完整個曲子，且音準之佳令人瞠目結舌……。由此可知輔導人員必須耐心的體察案主，才能確切的找到溝通的入口，開啟他們生命的另一扇門窗。

當然，不是每一個自閉症案主都有一樣的音樂反應，治療師必須要細心觀察和審慎衡鑑後，針對每一位案主給予符合其獨特需要的治療計畫，這也是從事音樂治療者必須面對之最迷人的挑戰。

第一節

音樂治療在特殊兒童與青少年之應用

有很多人像小明一樣，在人生的一開始就比別人走得艱辛，其實更辛苦的是他們的父母。慶幸的是，由於醫療的多元化發展，音樂治療也在這些兒童身上，發揮了不小的功能，也帶給其父母們一份希望。這一講將說明音樂治療在特殊兒童與青少年，或對一般兒童與青少年可以發揮的功能、角色，並佐以範例加以闡明。

美國在 1975 年 11 月 29 日由卡特總統通過著名的《殘障兒童教育法案》（The Education of All Handicapped Children Act），也就是眾所周知的 P.L.94-142 號公法（Public Law, 94-142），此舉被認為是特殊教育的重要里程碑。該法案歷經多次修正，1990 年改名《身心缺陷者教育法案》（Individual with Disability Education Act, IDEA）。這是對於特殊需要的兒童給予公平學習與特別協助的機會，也是現代化文明國家的一致行動。

該法案主要內涵強調：1.**免費**（Free）：意指由公費提供教育服務；2.**個別化教育方案**（Individualized Education Program，簡稱 IEP）：意指由於特殊兒童身心狀況複雜且特殊，對個別化教育的需求較高；3.**最小限制的環境**（Least Restrictive Environment）：意指特殊兒童需與沒有障礙的同儕一起學習，以獲得最適當的教育機會（王文科主編，2002；何華國，2001；傅秀媚譯，1998）。值得注意的是，該法案的兒童個別教育計畫中，特別把音樂治療列為其服務方案選項（Services-Program Option），認為音樂治療可以提供舉凡溝通、認知、感覺動作、知覺動作、社會、情緒和心理需求不同方面的助益（Hanser, 1999）。

美國音樂治療協會（AMTA, 1998）調查發現音樂治療師可以提供服務予下列常見的兒童與青少年族群（依照應用多寡順序排列）：發展障礙（developmentally disabled）、行為障礙（behaviorally disordered）、情緒困擾（emotionally disturbed）、肢體障礙（physically disabled）、學齡兒童（school age population）、多重障礙（multiply disabled）、語言障礙（speech impaired）、自閉症（autistic）、視覺損傷（visually impaired）、神經損傷（neurologically impaired）、聽覺損

傷（hearing impaired）、藥物濫用（substance abuse）、受虐兒童（abused or sexually abused）、幼齡兒童（early childhood）、腦傷兒童（head injured）等，可見音樂治療對兒童與青少年可以提供的範圍非常廣泛。

所謂特殊兒童是指兒童在身心特質顯著地低於或高於常模或平均表現水準，需要提供特殊教育方案及其他相關服務才能符合這些兒童的需要，發揮個人的學習潛能（徐享良，2002）。音樂治療師可以提供矯正的協助、改變特殊的行為、增進現存的功能，以及透過音樂經驗來學習新的技巧，這些功效也同樣適用於成人與青少年（Hanser, 1999）。

特殊兒童與青少年的障礙型態有時是單一存在，但也常有合併好幾類的情形，譬如：嚴重腦性麻痺合併智能障礙與語言障礙等。此外，不同專業領域或不同年代對特殊障礙類型的分類也廣狹不一，本文僅舉上述音樂治療提供服務最多的三類略予說明。

發展障礙

發展障礙或發展遲緩指的是「未滿六歲之嬰幼兒因生理、心理或社會環境因素，在知覺、認知、動作、語言及溝通、社會情緒、心理或自理能力等方面之發展較同年齡顯著遲緩。但其障礙類別無法確定者，其鑑定依嬰幼兒發展及養育環境評估等資料，綜合研判之」（教育部，1999）。

發展遲緩兒童通常身體病弱，大肢體（如手臂、腿）的動作緩慢，平衡感失調，且呈現無力狀態，小肌肉（如手指）無法靈活運用。而且也有語言發展落後，無法表達自己的需求。社會與情緒行為發展較為緩慢，無法與人建立良好互動關係。注意力也欠佳，因此也容易同時伴隨各種學習障礙。

行為障礙

音樂治療服務對象的第二大族群是行為障礙兒童與青少年，譬如：過動、行為規範障礙（conduct disorders）、對立反抗症（oppositional defiant disorders），或其他非特定的行為問題等等。這些兒童與青少年常常造成父母師長的困擾與不諒解，也衍生親子或師生互動上的困擾。音樂治療通常可以協助他們透過音樂活動表達累積的情緒，進而提升自覺與自尊（Hanser, 1999）。

情緒困擾

尤其是嚴重情緒障礙特別值得關注，所謂嚴重情緒障礙是指長期情緒或行為反應顯著異常、嚴重影響生活適應者，但其障礙並非因智能、感官或健康等因素直接造成之結果（教育部，1999）。所謂「長期」，一般精神醫學指的是六個月以上，而非幾天的狀況，常表現在學業方面，無法專注於學習的任務，而將大部分的時間花費在與學業無關的事上，造成學業成就低落。嚴重時會出現焦慮或憂鬱，或是以身體症狀來表現潛藏的焦慮或憂鬱情緒，即所謂的「身體化」（somatization）現象，或者有重複性（repetitive）及強迫性（compulsive）的行為（吳光顯、何志仁校閱，2002）。

特殊障礙類型眾多，無法於此一一列舉，有興趣的讀者可參考特殊教育或兒童與青少年精神醫學的相關文獻。但由上述列舉的三類來看，可以發現不同類別的問題特徵頗有重疊之處，而且某一案主常常合併一種以上的障礙類型。所以對一個臨床的音樂治療師來說，只是瞭解案主的障礙類別並不夠，因為障礙類別僅僅標示出其最顯著特徵而已，而稱職的音樂治療師在工作開始時，必須對案主做全面而廣泛的衡鑑，才能針對該案主的獨特需求，設計個別化的治療方案。

特殊兒童與青少年於認知、動作、語言、社會、情緒各方面均有落後情形，而由前述的討論，我們知道音樂治療在這些方面都可有改善、維持、恢復的功能，而文獻也有對特殊兒童與青少年音樂治療效果的大量報告。綜合來說，音樂治療在特殊兒童與青少年之應用有下列數個方面。

1. **生理方面**：音樂可提供放鬆、警醒、振奮、活化等不同功用，也會影響呼吸、心跳、脈搏、血壓、腦波變化……等。

2. **心理方面**：音樂有讓案主宣洩情緒、感覺被瞭解、創造愉悅的體驗、鼓舞精神……等的效用，美好的音樂體驗也會讓人充滿安全感與幸福感。

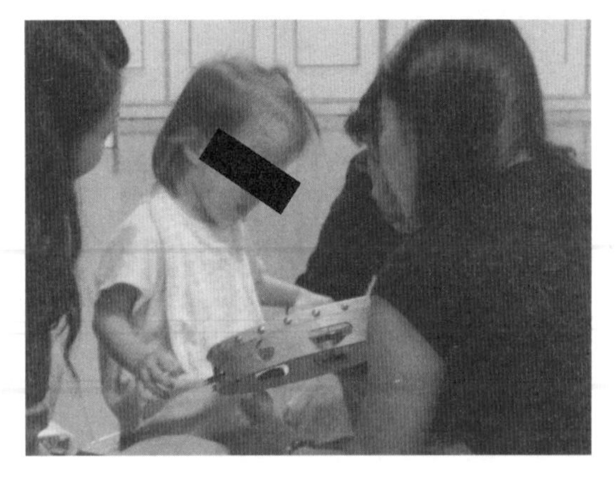

3. **溝通管道**：音樂是一種非語言（non-verbal）的溝通工具，特殊兒童與青少年雖然無法以語言表達自己的意思（其實大部分年幼孩童亦皆如此），但可以從表情、動作或種種藝術媒材來顯露自己的需求，對於有經驗的音樂治療師來說，可以由案主的音樂活動來瞭解其需要與內在世界。

4. **增加感官、知覺、肢體動作的刺激與訓練**：音樂活動和人體種種感官、知覺、肢體活動區分不開，音樂聆聽本身是一種聽覺刺激，唱遊、律動，樂器彈奏則提供視覺、聽覺、觸覺、動覺……等刺激、訓練及統合的機會。特殊兒童與青少年的感覺常不夠敏銳，因此可透過音樂活動和樂器彈奏……等方式發展其各項感官功能，增加肢體活動機會，促進大小肌肉的發展，進而達到身體機能之協調。

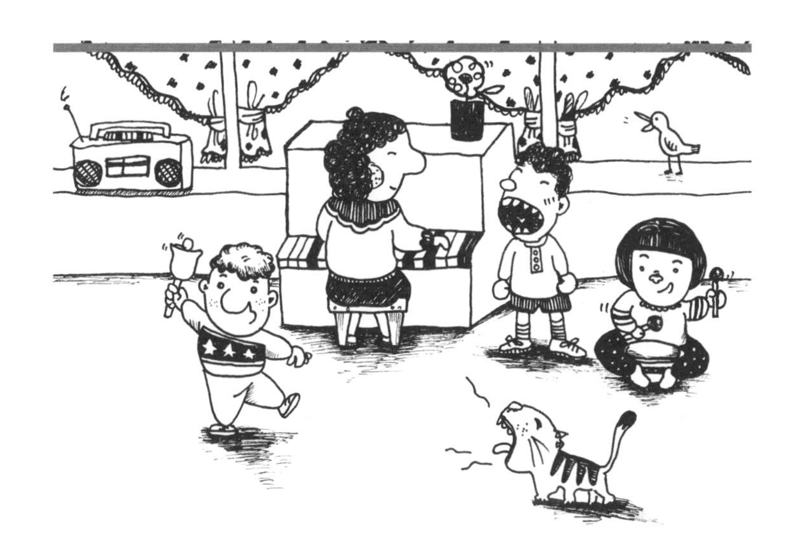

5. **增加環境接觸與現實感**：多數特殊兒童與青少年（像是過動症、情緒障礙、自閉症）常有注意力缺乏持久性、容易分心或缺少適當反應等環境適應的問題。藉由變化不同音樂活動的刺激與喚起作用，引起案主之注意廣度、維持興趣、保持警覺，繼而達到提升專注能力，增加現實接觸的功用。

6. **提升自信**：特殊兒童與青少年由於身心障礙導致自信心的缺乏，適當的音樂活動設計可以讓他們自由表達，像是敲打樂器、唱歌或跳舞，在沒有強迫、無壓力的治療情境中，讓案主可以從中獲取自我認同而提升自信。

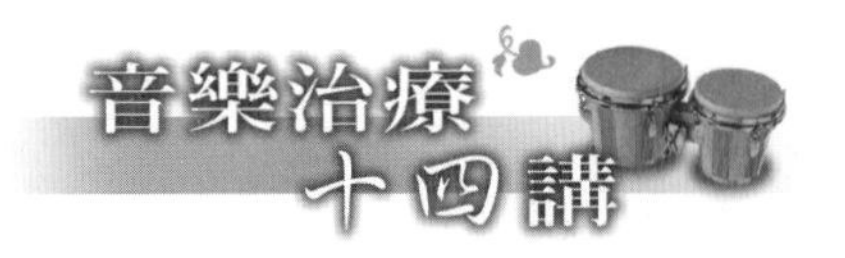

7. **自我價值感**：音樂治療中案主藉由自信的提升，進而增加學習興趣與團體參與，由此獲得成就感而覺得「我可以」、「我會做」、「我行」、「我能」……的心態，以增加自我的價值感。

8. **人際互動**：由於特殊兒童與青少年生理、心理的缺憾，容易有退縮、被動、害羞、恐懼……等負面心理而造成人際疏離，音樂治療提供多變化、趣味性的活動，像是器樂合奏、律動舞蹈、戲劇扮演、心情分享……等治療形式，使其有機會與同儕或治療師互動，學習正確、適當的良性溝通。

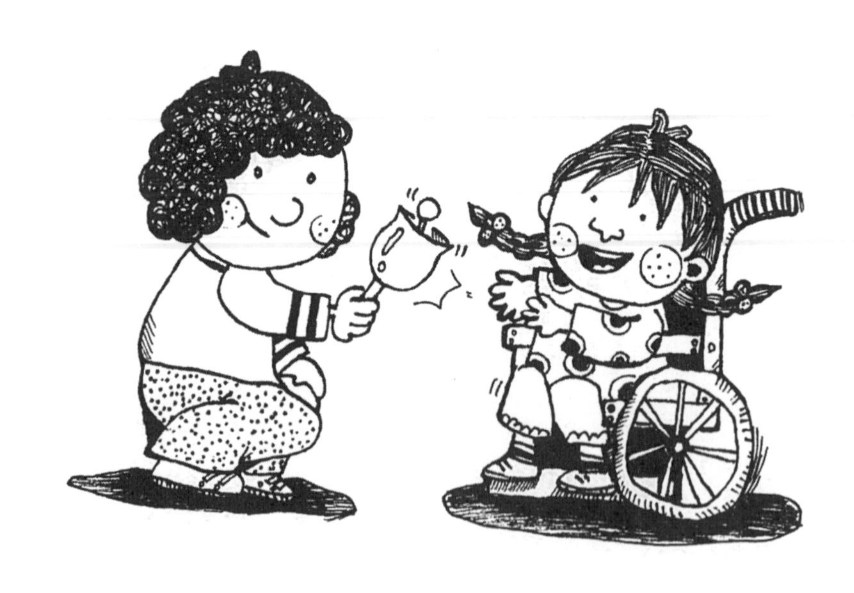

9. **語言訓練**：可以利用聆聽、歌唱、說白、或戲劇表現（小型舞台道具）等方法，使案主增加說話的機會。治療活動中利用說唱對答來提高案主開口意願，並藉由與治療師的鼓勵或同儕的互動，來增加案主的信心，漸漸提升語言表達次數及溝通技巧。

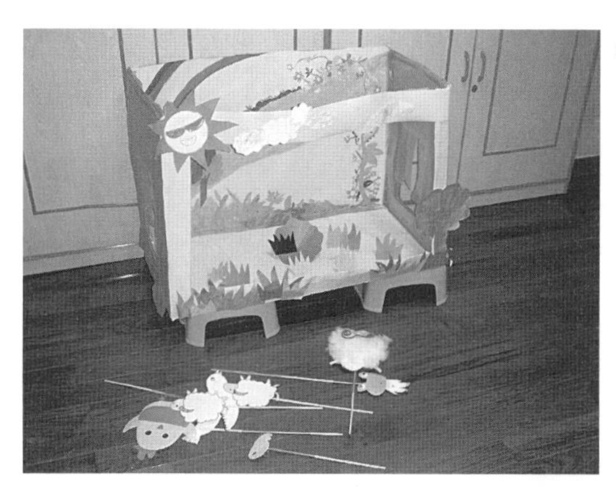

小型舞台道具

小型舞台道具

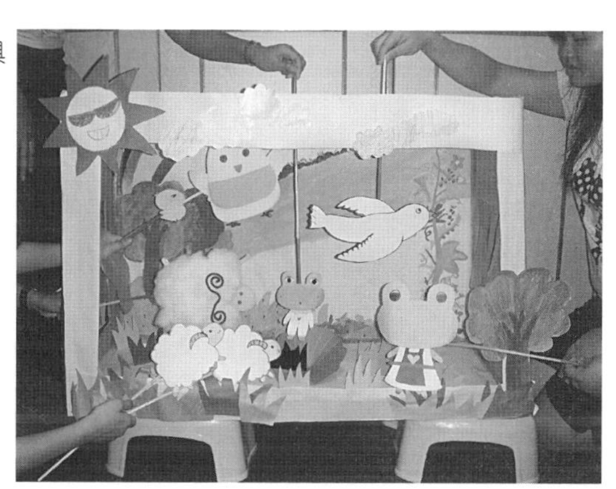

10.**認知訓練**：利用音樂元素（像是旋律、節奏、速度、曲式……等）的反覆，配合認知性的治療目標（例如：經由改變歌詞來教導案主繫鞋帶、扣扣子、穿衣服、刷牙……等），更容易使兒童或青少年案主牢記其認知作業與步驟。

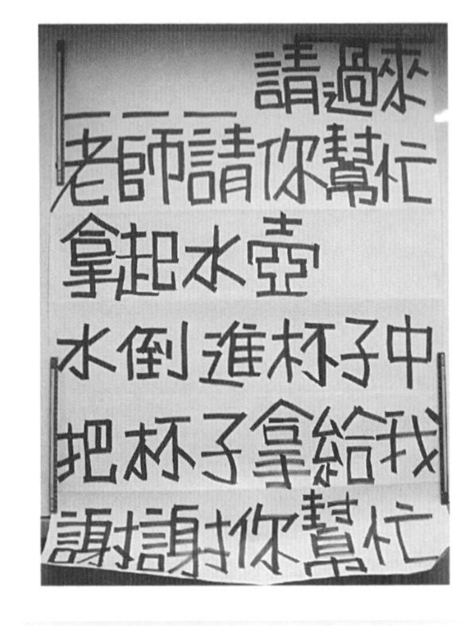

11.**表達情感**：擊鼓、律動或配合音樂的跑、跳、喊、叫等活動，可以讓特殊兒童與青少年因為日常被師長責罵、忽視或同儕排斥、譏笑所累積的抑鬱心情，得到適當的紓解。

12.**發展休閒技能**：經由音樂治療活動使特殊兒童與青少年學會使用樂器的技巧，在日常閒暇可以聽聽樂曲、唱唱歌、跳跳舞、打打鼓，既能打發時間，也能自我娛樂，而減低干擾行為的機會，亦減少師長父母的負擔。

這些都是治療師可以依據案主的障礙類別，不同治療階段的特定目標以及配合案主的能力，據以設計出可行的治療活動。

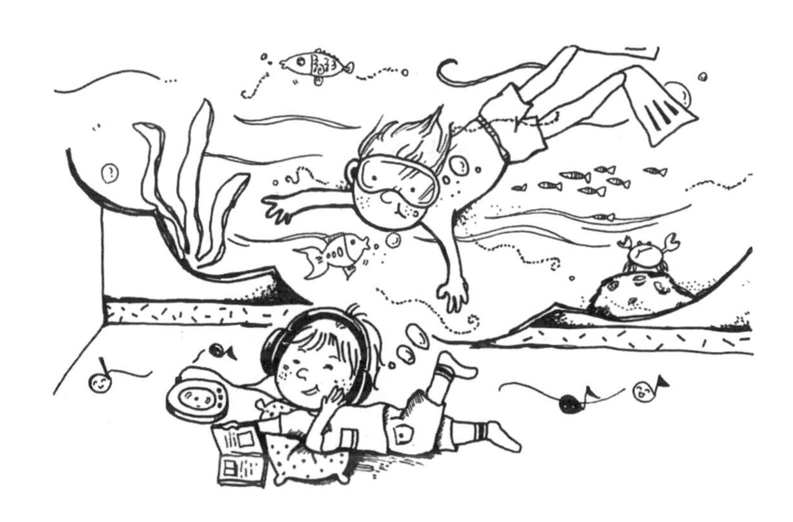

第二節

音樂與兒童發展

音樂不但對特殊兒童有重要的功能，更精確的說，音樂對所有的兒童都是極為重要的，甚至是尚未初生的胎兒，已有不少的研究證實藝術（當然包括音樂）可以促進人類神經系統的發展（Jensen, 2001）。美國加州大學醫學院神經學教授 Frank Wilson（1999）提到學習樂器彈奏可以促進整個神經系統與大腦運動區的神經細胞連結（connect）、發展（develop）和精巧（refine）。

Jensen（2001, p.14）認為音樂與人類發展有以下幾點重要特性：

1. 音樂有助於人類生存。
2. 音樂有可預期的發展階段。
3. 音樂可提升視覺空間能力（visual-spatial）、分析能力（analytical）、數學能力（mathematical）與創造能力（creative）等認知系統。
4. 音樂使情緒系統受到正面的影響，包括：內分泌、賀爾蒙、社交技巧、人際交往及文化與美感鑑賞。
5. 音樂提升知覺動作能力（perceptual-motor systems），包括：聽覺、前庭系統、感官敏銳度、時間感等。
6. 音樂可以強化壓力反應系統（stress response system）。
7. 音樂激化記憶系統（memory systems），包括：提升聆聽、注意、凝神、回憶等。

由此可見音樂與人生發展息息相關，現代的科技已經足以證明胎兒在子宮內就對母親的聲音與音樂有所反應（柏特・溫葛、安・溫德活，1998：蕭淑芬譯，2000），而即使五個月大的嬰兒也有能力區辨西方音樂中的最小音程（interval）及半音（semitone）。兒童到三、四歲時，大腦左半球發展較快，讓其進行節奏性遊戲（rhythm games）是很有益的，所以應該鼓勵兒童在音樂中使用旋轉、蹦跳、搖擺、敲擊、轉圈等活動（Jensen, 2001），這樣的神經學研究也間接的證實了達克羅士、奧福等音樂治療先驅者的想法。

所有樂曲中，進行曲類型的曲子就是很好的選擇，如：美國軍樂作曲家蘇澤（Sousa, J. P., 1854～1932）的進行曲「永遠的星條旗」、「海洋之勇者」、「永遠忠誠」（王沛綸，1990；貓頭鷹編譯小組譯，2001）或舒伯特（Schubert, F., 1797～1828）的「軍隊進行曲」、柴可夫斯基（Tchaikovsky, P. I., 1840～1893）的「斯拉夫進行曲」、華格納（Wagner, R., 1813～1883）的歌劇「湯豪瑟」第二幕的「節日進行曲」、威爾第（Verdi, G., 1813～1901）歌劇「阿伊達」的「凱旋進行曲」與相當受到兒童與青少年的喜愛的「玩具兵進行曲」、「邱比特閱兵式」、「鬥牛士進行曲」、「雷神進行曲」、「美國巡邏兵」、「小象進行曲」……等。因此音樂治療在兒童與青少年領域中，不論是一般族群或者特殊族群，可以應用與著力的範圍是極為廣泛的。

第三節
兒童與青少年音樂治療流程

由上文討論可知音樂治療對於兒童與青少年具有多種治療功能，因此可運用的介入方法也豐富多變，除了以下介紹的數種常用者之外，治療師也可以配合案主的獨特需求，創造出適合其個別性的方法與治療流程：

1. **歌詠吟誦**：像是說白（speech）、詩歌吟詠（chant）、哼唱唸謠（hum and croon）……等。說白是一種簡單、反覆的節奏性語言，譬如：「天黑黑，欲落雨，阿公仔拿鋤頭欲掘芋……」（台語）；吟詠也就是無伴奏的、單音的、節奏自由的簡單歌曲，例如一些聖歌；唸謠是有韻的低聲唸唱，像是催眠曲、手指謠等等。利用反覆練習讓兒童與青少年熟悉詞句後，他們便能隨之哼唱，並因此發展出節奏性、韻律感，來促進語言技巧的學習，所以不能輕忽其重要性。

2. **歌唱與詞曲創作**：歌唱是音樂最常見的表現方式，可利用耳熟能詳的歌曲，帶領兒童與青少年唱歌，並分享彼此的感覺。唱歌也可以幫助呼吸控制、聲帶掌控、咬字清晰、語句流暢……以協助語言的發展，並刺激使用聲音的動機及次數，像是重複、模仿、回應……等。必要時可以進行歌詞的改編，透過唱歌或改編歌詞，增加兒童與青少年的語彙與記憶能力，像是身體器官名稱、數字概念、花鳥數目……等，以促進案主的認知發展。

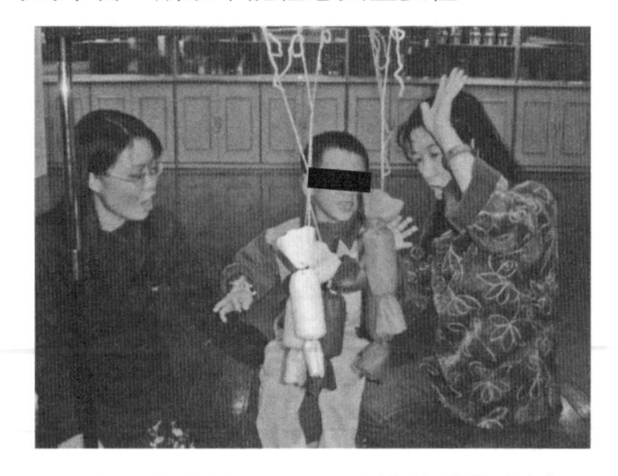

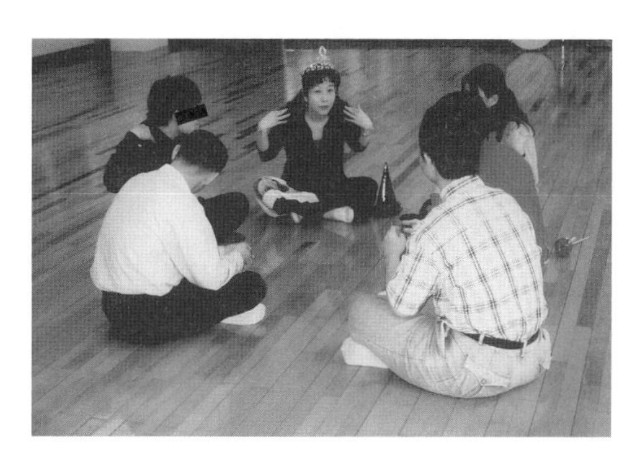

3. **聆聽**：「聽」是接觸聲音的第一步，經由聽到不同的聲音，案主會受到生理或心理上的影響，而擺動身體、拍手踏腳，或顯現情緒的轉變。音樂與語言都以聽覺為基礎，無論聲調起伏、高低變化、速度快慢和音色差異都倚賴聽覺的辨識能力，此外聆聽亦可刺激加強對聲音的感受、理解與記憶能力。

4. **即興創作**：兒童由於語言能力尚未發展成熟，個人內在體驗難以充分表達出來，所以不容易使他人與自己完全充分知曉覺察，也因此無法完整自我反思（self-reflection）其情感、思考、想像與行為。即興創作的目的可使兒童與青少年案主在具有結構性的安全感中（如 ：音樂曲式、節奏型態、反覆旋律、樂曲速度……等）自主、自由的藉由音樂素材和活動形式來表達自我，並結合其他表達性治療媒材，像是繪畫、舞蹈、戲劇等，抒發出無法用言語表達的思想與情感，促進語言及非語言表達能力。經由對深度心理學有豐富學養之音樂治療師的敏銳臨床觀察，也可以由即興音樂作品中，瞭解其未可言宣的內在世界、潛意識衝突……等，而找到更深度的治療目標與臨床著力點。

5. **節奏訓練**：透過節奏型態可讓案主去感受節奏的魅力，經由強弱與速度的體驗來增加其專注力、反應力與運動能力的協調，以促進手眼協調、肌肉大小力道的控制。作者（吳）在美國進修時，曾看到有音樂治療師使用

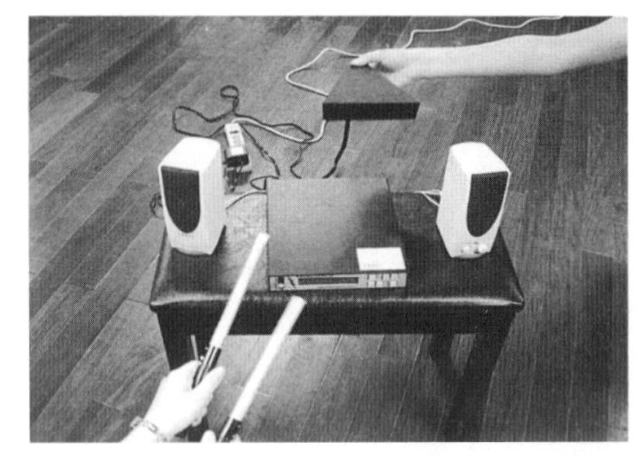

Lightning II

一種光控音樂儀器（Lightning II），也就是使用光束感應棒在一個音樂產生儀器前揮動，就可以由操作者感應棒的位置變化與速度快慢來產生相應的旋律（如上圖所示），這讓使用此儀器的肢障者或行動不便者帶來莫大的樂趣，也在寓教於樂的氣氛中達到復健與治療的目的。

6. **肢體律動**：利用案主對音色、節奏、旋律的敏銳度與專注力，藉由肢體的舞動使動作協調、平衡感增加。除此之外，更重要的是使肌肉及神經反射功能獲得良好的發展，增強對身體部位及其功能

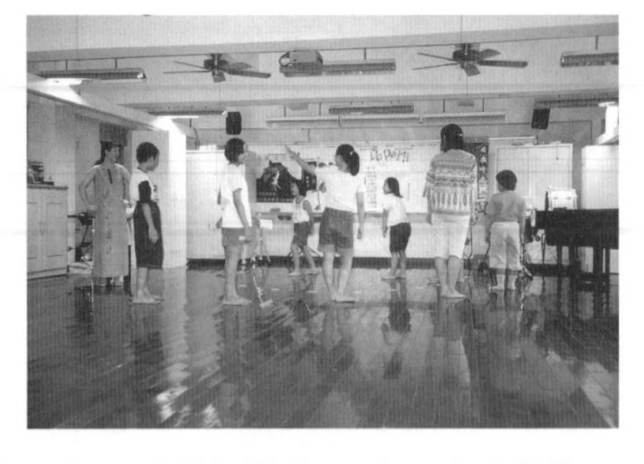

的覺察，增進對時間概念（time）、空間知覺（space）、力度掌控（energy/dynamic）與方向性（direction）的概念與認知。尤其音樂的速度快慢可增加時間概念，驅幹的移動可發展空間知覺（身體與空間的關係，包含上下、內外、左右等等），大小肌肉的運作可以幫助力度的掌控（輕、重、緩、急）。透過計畫性團體律動，可加強人際互

動，其步驟性與次序性的動作學習，能促進肢體記憶、視覺、動覺、聽覺、觸覺及運動覺的統合。

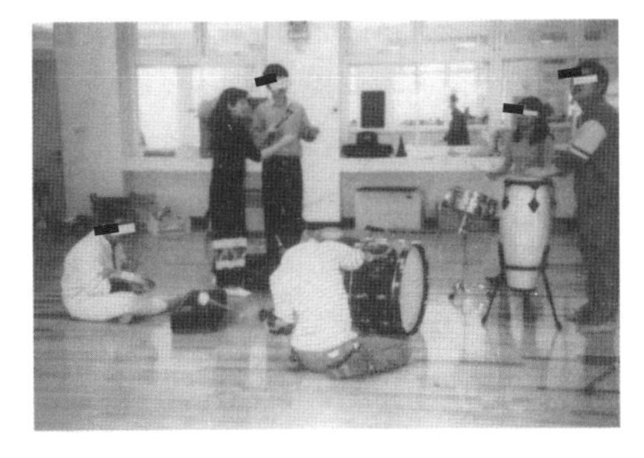

7. **器樂合奏**：敲敲打打是兒童的本能，所以音樂治療師可以藉由身體的拍打做為器樂合奏的暖身，讓兒童探索聲音與節奏，進而在器樂合奏的過程中，促進兒童的社會發展，像是培養遵守指令、遵守秩序、培養耐性、交替輪流的社會性規範等能力，以及互助合作、群體協調的精神，這對青少年族群亦有相對的效用。而事後的樂器收拾，除了培養良好的常規行為、整潔習慣外，亦能從樂器歸位整理學到分類的認知概念。

8. **音樂戲劇**：對兒童與青少年來說戲劇是未來生活的預演，或內在世界的投射，利用童話、自創或改編的故事，經由角色扮演引領特殊兒童與青少年進入故事中的情節，可幫助案主熟悉該角色之社會功能。如爸爸、媽媽、老師的角色、地位及功能，以瞭解及因應外在現實環境的要求。戲劇也可透過投射的功能抒發累積的情緒，譬如：表達對老師過份嚴厲要求的不滿，以重新獲得心理的平衡，而恢復正常的身心運作。

9. **引導想像與音樂繪畫**：是一種結合音樂、想像及放鬆訓練的音樂治療法，音樂治療師可選用適當的音樂和引導想像，讓特殊兒童與青少年案主視覺化地將內在的自我象徵化，隨後以繪畫表現出來，最後鼓勵他們說明闡釋或分享其作品的內容，來自我觀察與自我瞭解，治療師也可依此衡鑑、診斷與設計後續的介入計畫。如 Grindel 播放 Holst 的行星組曲（Plants）中之水星組曲（Mercury），並指示案主想像，利用彩色圍巾當成魔毯去外太空探險，或把彩色圍巾當成木筏在海上泛遊探險（Wesley, 2002）。

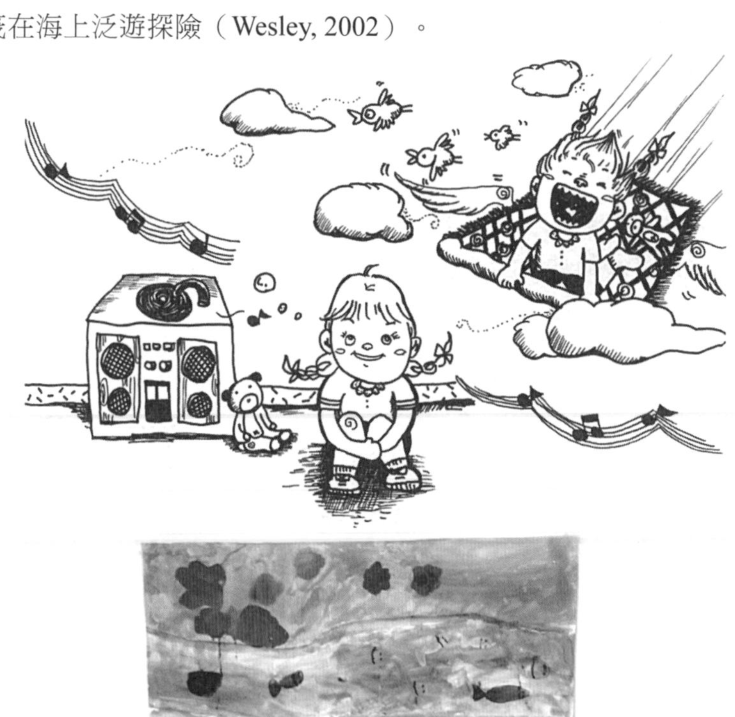

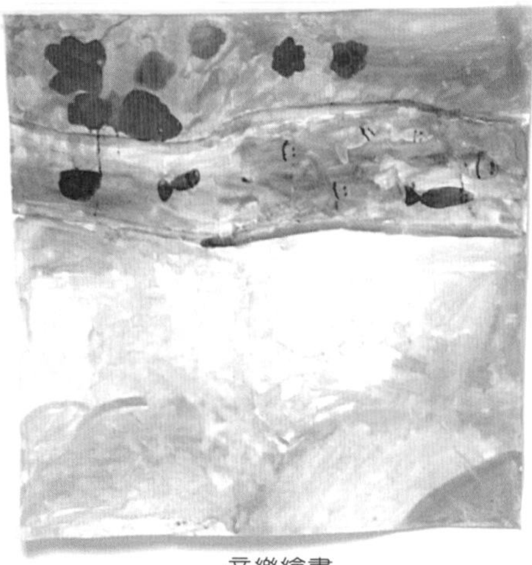

音樂繪畫

音樂治療的方法是多變的，上述內容只是聊舉數端而已，治療師應該針對個案之需求做適當的調整及變化，才能將治療的效果發揮極致。巧妙地運用音樂活動，不僅能幫助特殊兒童與青少年在身心方面的發展，更能建立其自信心及因應不同案主的個別需求。瞭解了兒童與青少年的特別需求和音樂在人生早期可發揮的獨特功能之後，音樂治療師必須針對求助的案主設計其個別化的治療流程，雖然每個人需要的治療歷程都不盡相同，但基本的過程大約可規劃為表 9-1：「兒童與青少年音樂治療流程」的步驟。

音樂治療活動的設計必須經由縝密的思慮與精確的規劃及不斷地評估與修正，配合案主切身的需要來進行統整性的治療流程，才能讓案主得到實際的利益與效用。而評估的重點除了考慮案主之年齡、性別及主要障礙類型外，更要瞭解其認知發展、情緒發展、語言發展、動作發展與社會發展的整體情況。如果案主是肢體障礙為主，則對動作發展的評估就要更加精細確實（參見表 9-2：「動作發展評估表」），若為語言障礙，則語言發展評估將是重點（參見表 9-3：「語言發展評估表」），音樂治療當然少不了音樂行為的評估（參見表 9-4：「音樂行為評估表」），最後，父母問卷更是治療中的重要參考資料（參見表 9-5：「父母問卷」），本問卷參考 Benenzon（1997, p. 165-166）的問卷改編。

表 9-1 兒童與青少年音樂治療流程

步驟	說明
父母諮詢	1. 父母是兒童與青少年的重要他人及治療過程的協同治療者，有時也是兒童問題的來源之一，所以父母諮詢是兒童與青少年音樂治療不可或缺的一部分，也是和成人音樂治療最大的不同所在。 2. 諮詢重點在於瞭解父母的需求，澄清不合理的治療期待，蒐集衡鑑所需的臨床資料。 3. 與父母建立聯盟的治療關係，必要時也對父母提供父母效能訓練的建議，或親子溝通模式的改進之道。
行為觀察與關係建立	1. 除了案主的特殊問題與需求外，更要瞭解兒童與青少年的特長與正面力量。 2. 正視兒童與青少年的發展需求和心理需要，不要不自覺的被父母的立場所完全主導。 3. 觀察重點包含：音樂能力、音樂偏好、音樂經驗……。 4. 治療師必須有耐心和時間與案主培養關係。
設定目標	1. 配合兒童與青少年之發展與能力。 2. 目標必須具體、簡單、可行。 3. 可參考、配合該案主的相關治療人員的計畫。
治療形式選擇	1. 主動音樂治療 V.S. 被動音樂治療。 2. 個別音樂治療 V.S. 團體音樂治療。 3. 支持性音樂治療、再教育音樂治療、再建構音樂治療。
音樂活動	1. 決定人數多寡。 2. 樂器的選擇（管弦樂器、鍵盤樂器、打擊樂器、撥弦樂器……）。 3. 活動採用方式：如即興創作、聆聽、樂器演奏……。 4. 音樂元素的分析與運用〔樂曲形式，如兩段式（AB）、三段式（ABA）、迴旋曲式（Rondo）……等：樂曲類別，如古典、爵士、民謠、兒歌、台灣民謠、客家歌謠、原住民歌曲……等〕
執行與評估	1. 治療過程隨時評估案主的進步情形以做為後續計畫的依據。 2. 依據治療紀錄修正治療假設與介入措施，並評估案主是否達到預期的目標。
結案或轉介	1. 當達到預定目標時結束正式的治療關係；或轉換進一步、更長期的治療計畫。 2. 若音樂治療無法給予更多的效益，或案主有其他的治療需求時，基於專業倫理，音樂治療師必須予以適切地轉介服務。

表 9-2　動作發展評估表

粗大動作	是	否	備註
1. 雙手能往外伸展與併攏			
2. 能做出跑、跳、蹲等動作			
3. 能單腳站立（左腳、右腳）			
4. 能做出屈膝的動作			
5. 能做出爬行的動作			
6. 能做出投擲的動作（左手、右手）			
7. 能做出跺腳的動作（左腳、右腳）			
8. 能同時做出手與腳的運作			
9. 可以自行改變姿勢			
10.能做出翻滾的動作（前、後）			
精細動作	**是**	**否**	**備註**
1. 有握力，能夠簡單操作樂器（左手、右手）			
2. 能做出拍手、抓握、敲打等反覆動作（左手、右手）			
3. 可以用手指頭操作樂器（左手、右手）			
4. 可以模仿他人動作			
5. 兩手手指可以相互配合			
6. 能用手掌做出下壓的動作（左手、右手）			
7. 能配合音樂操作樂器（左手、右手）			
8. 能以手指頭數數（左手、右手）			
9. 手指能獨立運作（左手、右手）			
10.能用手指夾捏物品（左手、右手）			
其他需注意的狀況			

表 9-3 語言發展評估表

語言發展	是	否	備註
1. 能控制音量的大、小			
2. 能模仿聲音高、低及強、弱			
3. 能跟隨發聲或換氣			
4. 語句節律鬆散（喃語、口吃）			
5. 能使用語彙表達需求（簡易、複雜）			
6. 能控制聲音的高低			
7. 說話速度（快、慢）			
8. 無法表明需求			
9. 無法使用任何字彙			
10.說話語音震顫			
11.說話語句頓塞			
12.構音異常（如：語音省略、聲調錯誤、含糊不清）			
13.發聲異常（嘶啞）			
其他需注意的狀況（需戴助聽器、唇顎裂……等）			

表 9-4　音樂行為評估表

音樂行為	是	否	備註
1. 能將一首歌曲完全唱出			
2. 能敲出簡單的節奏			
3. 能辨別音樂的音色、強弱			
4. 藉由音樂操作樂器或身體部分的配合			
5. 藉由拍打樂器訓練專注力			
6. 能分辨聲音的大、小			
7. 能安靜的聆聽音樂			
8. 聆聽音樂後能做出反應			
9. 能以打擊樂器做出豐富的變化（簡易、複雜）			
10.能運用身體律動與敲奏樂器配合（簡易、複雜）			
11.能正確的唱出歌詞（簡易、複雜）			
12.能理解歌曲中歌詞的涵義（簡易、複雜）			
13.能模仿旋律並配合肢體律動（簡易、複雜）			
14 .能仿唱出歌曲（簡易、複雜）			
其他需注意的狀況 （聽到尖銳聲音會逃避或尖叫……等）			

表 9-5 父母問卷

父母問卷

填表日期：____年____月____日

案主姓名：________________ 年齡：__________ 生 日：_____年_____月_____日

性　　別：□男 □女　　　　診斷：____________________

聯絡電話：____________________　　手機：____________________

E-mail:____

A. 兒童目前的音樂經驗

1 孩子是否有喜歡的樂器（可複選）？
(0)□否(1)□弦樂(2)□管樂(3)□鋼琴(4)□打擊樂(5)□聲樂(6)□吉他(7)□合唱團
(8)□其它________________

2 孩子是否參加過音樂活動？
(0)□否(1)□在幼兒園所或安親班(2)□聽音樂會(3)□合唱團(4)才藝課程
(5)其它________________

3 孩子是否有喜歡的音樂類型（可複選）？
(0)□否(1)□兒歌(2)□童謠(3)□國語流行曲(4)□台語歌(5)□西洋音樂
(6)□古典音樂(7)□饒舌歌(8)□其它________________

4 孩子聽音樂時的反應？________________

5 除了音樂之外，何種聲音會引起他的注意或特別反應（包括愉快或不愉快的聲音）？________________

6 您（家長）曾經唱歌給他聽嗎？唱那一首歌？請寫出 1 至 2 首歌
(1)________________ (2)________________

7 您曾經採用某些**特別**的方式和孩子溝通嗎？
(0)□否(1)□唱歌(2)□肢體動作(3)□手語(4)表情
(5)其它________________

8 是否曾經有其他人透過（上述）特別的方式和孩子溝通（如：醫護人員、老師、社工……等）？
(0)□否(1)□是　那些人是________________

9 您能描述家中的聲音環境嗎（常有的聲音、常放的音樂、噪音或寂靜無聲）？
(0)□否(1)□是　請說明________________

10 其他補充：
____
____

B. 兒童過去的音樂經驗

1 您是否記得孩子懷孕和出生時，周遭的聲音和音樂環境？
(0)□否(1)□是
請說明____

2 您是否記得孩子出生當天聽見的第一個聲音或音樂？
(0)□否(1)□是
請說明____

3 您是否曾經唱或播放搖籃曲或催眠曲給他聽？
(0)□否(1)□是

4 （承上題）他是否聽著搖籃曲或催眠曲進入夢鄉（睡著）？
(0)□否(1)□是

5 您是否記得在他一歲時的特質？
(0)□否(1)□是　請說明______________________________

6 您認為何種聲音（類別）可以用來代表孩子散發出來的特質（如：輕快、柔和、節奏明確.....等）？請說明______________________________

7 除了父母之外，孩子生活中是否有特別重要的照顧者（如：爺爺、奶奶、看護）？
(0)□否(1)□是　請說明______________________________

8 您是否記得孩子「不喜歡」的聲音或音樂？
(0)□否(1)□是
請說明____

9 您是否記得孩子「喜歡」的聲音或音樂？
(0)□否(1)□是
請說明____

10 孩子是否有其他兄弟姊妹？互動狀況？
____
____

11 您是否為單親家庭？
□否 □是

12 孩子過去接受過的治療方式
____
____

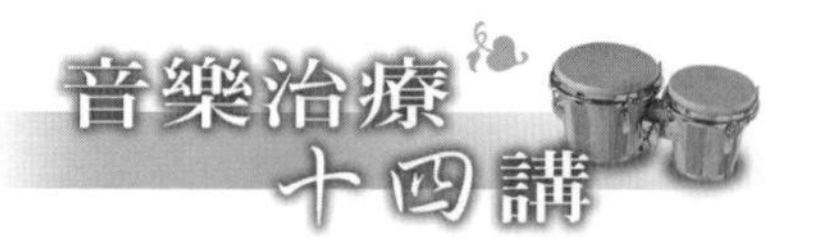

C. 家長過去的音樂經驗	
1	您屬於哪一個族群？ (1)□閩南人(2)□客家人(3)□原住民(4)□其它__________
2	您喜歡的樂器（可複選）？ (0)□否(1)□弦樂(2)□管樂(3)□鋼琴(4)□打擊樂(5)□聲樂(6)□吉他(7)□合唱團 (8)□其它__________
3	您喜歡的音樂種類（可複選）？ (1)□流行歌曲－國語、台語(2)□古典(3)□民謠／歌(4)□大自然/心靈音樂（水晶音樂）(5)□電影配樂(6)□爵士／藍調(7)□搖滾(8)□西洋音樂 (9)□其它__________
4	您曾經學過音樂嗎（一般學校的音樂課除外）？(0)□否(1)□是 請說明__________

D. 家長現在的音樂經驗	
1	您的音樂偏好是否曾經改變？ (0)□否(1)□是 (a)改變的原因__________ (b)現在偏好的音樂(1)□流行歌曲－國語、台語(2)□古典(3)□民謠／歌 (4)□大自然/心靈音樂（水晶音樂）(5)□電影配樂(6)□爵士／藍調(7)□搖滾 (8)□西洋音樂(9)□其它__________
2	請列舉您不喜歡的聲音或噪音
3	喜歡參加的音樂活動
4	您對於本次音樂治療活動的意見或建議？
5	請說明目前孩子接受的其他治療方式
6	方便的治療治療時段

第四節

兒童與青少年音樂治療活動範例

本節列出三個適合於兒童與青少年的音樂治療活動範例，其餘更多的範例可參見本書附錄。但這些範例都不是「菜單式」的僵化步驟，治療師應該根據案主的個別狀況與治療進展，予以靈活變化，才能因應案主的需求，達到最大的效果。

兒童與青少年音樂治療範例一

會唱歌的身體

◆ 適用對象

特殊兒童、青少年案主或團體

◆ 資源器材

1. 畫上肢體符號（如：手、腳……等）之三張圖卡
2. 樂器：鈴鼓、手搖鈴、響棒……等

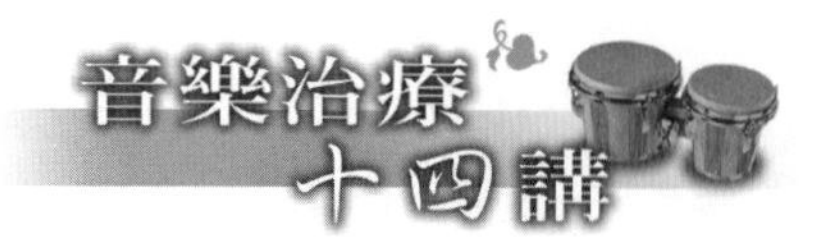

◆ 治療目標

1. 提升大動作技巧與手眼協調力
2. 注意力的集中
3. 增進認知能力
4. 情緒的紓解

◆ 活動指引

1. 治療師提供案主熟悉的歌曲，並選一首全體都會唱的歌謠，帶領案主以不同的肢體（body percussion）動作來伴奏樂曲（利用固定伴奏方式）。
2. 帶領案主嘗試去探索身體各部位，經拍或踢或敲打後，可能會發出聲音的地方，以用來伴奏曲子（如：頓腳、拍膝、拍手、拍肩、拍打胸前、口發出聲音……）。
3. 治療師將所準備的三張（或四張）圖卡，請案主選擇三種肢體動作，治療師將簡易的圖畫於圖卡，並貼於白板上，帶領案主各以圖卡中的動作來敲打出歌曲伴奏。
4. 以此活動來加強案主動作之協調性及注意力、認知的能力。

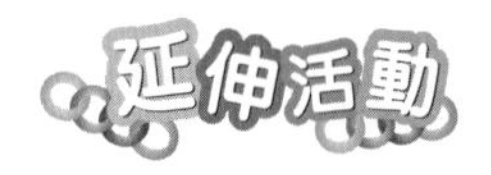

發給案主樂器（木、金、鼓製類三種不同的打擊樂器），配合樂器圖卡，依前所引導的步驟，來引導不同組別的案主來進行樂器敲奏，以達到人際互動的效果及合奏的快樂氣氛，並促進聆聽的能力與注意廣度。

兒童與青少年音樂治療範例二

愛跳舞的小動物

◆ 適用對象

特殊兒童、青少年案主或團體

◆ 資源器材

童軍繩、動物卡片、手鼓、各式樂器、CD 音樂（輕快活潑的之曲風）

◆ 治療目標

1. 提升大肢體動作與手眼協調能力
2. 培養注意廣度
3. 增進案主的自信與自我價值感

◆ 活動指引

1. 治療師利用童軍繩前端貼或綁住動物圖卡，拉住另一端，使動物圖卡能在地上滑動或跳躍。
2. 發給案主樂器（或由案主自己選擇）。
3. 治療師拉動手中的圖卡，請案主依圖卡跳動的快慢來敲奏手中的樂器。
4. 以此活動增進案主注意力的集中及手眼協調性。

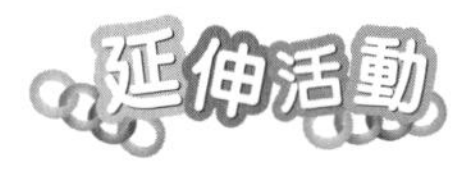

1. 請案主拿綁有動物圖卡的童軍繩（可加綁鈴鐺）行走，治療師配合案主的速度彈奏樂器（或播放音樂）。
2. 團體帶領技巧：由一案主當主導者，拉動物卡行走，其他案主選擇一樣樂器後，依主導的個案行走速度進行樂器敲奏，以增進案主的自信與自我價值感。

筆記欄

……………………………………………………………………

……………………………………………………………………

……………………………………………………………………

……………………………………………………………………

……………………………………………………………………

……………………………………………………………………

……………………………………………………………………

……………………………………………………………………

……………………………………………………………………

……………………………………………………………………

兒童與青少年音樂治療範例三

遊樂園

◆ 適用對象

特殊兒童案主或團體

◆ 資源器材

音樂樹（配合個案所自製之輔助器材）、打擊樂器

◆ 治療目標

1. 增進大肢體動作協調與方向性
2. 增進注意力
3. 加強認知能力
4. 提升發音技巧及語言能力

◆ 活動指引

1. 利用歌詞「嗚嗚」、「叭叭」、「喵喵」、「汪汪」來刺激案主語音發聲技巧及語言能力。
2. 治療師手持鈴鼓引導案主在歌曲唱至「嗚嗚」、「叭叭」……時，以手來拍打鈴鼓，並利用樂曲結構來增加肢體動作廣度與方向性。
3. 將音樂樹放於前方，引導案主拿著棒子敲打樹上的小型樂器（或大鈴鐺）來伴奏，並利用歌曲配合樂器來回應不同的節奏，增進案主記憶力的發展。
4. 若案主能力許可，可準備牛鈴組、木魚組、梆哥鼓、三角鐵組（含架的樂器），配合歌曲的唱頌，讓案主即興敲奏，激發其肢體的運作及聽力的刺激。

貼心叮嚀

音樂樹是一個因應案主需求所自製的輔助教具，於音樂樹分散的樹枝上可分別綁上不同的小型樂器（或大鈴鐺），配合活動進行，引導案主敲奏樂器，不但可以加強肢體動的協調性與方向性的轉移，亦能幫助案主集中注意力及接受聽覺的刺激。

歌曲譜例如下：

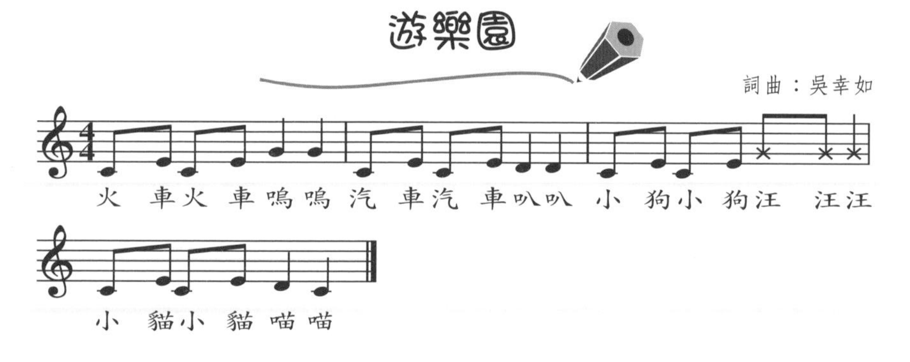

注意事項

❶治療師可視案主的情況，改變歌曲的速度、節奏以配合案主的需求。

❷歌曲結構亦可因案主的音域來進行轉調或移調，甚至變奏，以增進案主的參與度。

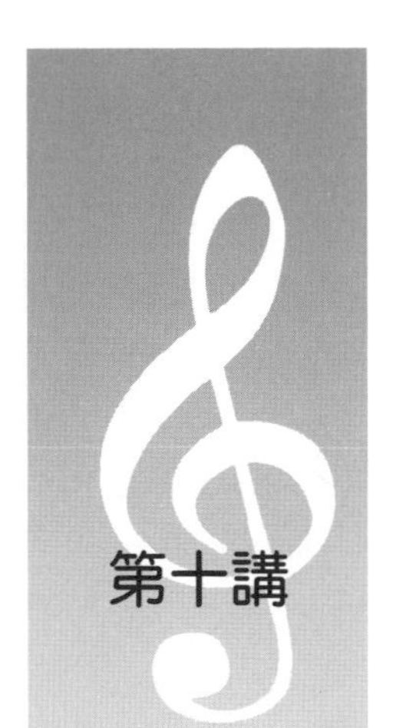

第十講

一般族群成人音樂治療

昱軍（化名）是一個纖細沉默的中年男子，在一次音樂治療研習團體中，主動表達想體驗一下「什麼是音樂治療」的意願。那一次的活動是以樂器來表現出一段生命歷程的經驗，我請昱軍自己去選擇一個最能表現出自己心情的樂器，他選了一個大的康加鼓（Conga），我當時心裡就猜想著，是否他的內心世界，和外在給予別人的形象之間，存在著不小的差距。

接著再由昱軍選出幾個同伴，並一一為他們各選一樣樂器後，經過一段約一到兩分鐘的沉思，昱軍慢慢的開始用手拍打起康加鼓，聲音由細趨重、由緩漸急，間歇性的跳躍拍擊重敲，或以手指輕點鼓面。他所選出來的成員，則配合昱軍敲奏速度的快慢，同步敲擊手中的樂器，全程歷時約十幾分鐘。

由於是示範性質的活動，事前我已經先和昱軍約定好，如果聽到我敲擊三角鐵三聲，就請馬上停止。我的目的在於以此控制進行的深度，以免昱軍陷入自我情緒太深，一時無法出來。而在示範性質的研習情境中，我並沒有充分的時間，可以進行後續的處理，因此必須控制體驗的深度。

所以當昱軍開始閉著眼睛敲鼓時，我就密切注意著他的動作、表情……等各種反應，可以看到昱軍的臉部肌肉時鬆時緊，嘴巴時而緊抿，時而微張。到後來，他乾脆站起來，配合自己的敲打而移動著身軀……似乎非常投入。結束後，昱軍分享了在其過程中的體驗，他認為成員敲擊樂器的聲音給予他很大的支持，而雖然只有十幾分鐘，但昱軍覺得好像真的是經歷了他的一生。

第一節

成年期的發展特徵

類似上述的音樂體驗活動，提供成年期人們很好的情緒宣洩管道，成年期是人生的主幹階段，也是社會的中堅族群，承受著社會與家庭的期待與許多無名的壓力，雖然事少、錢多、離家近是絕大多數人的衷心期盼，但事多、錢少、四處忙卻才是一般人的共同體驗。這幾年常有機會到大陸地區進行學術交流，發現當地流行的一個頗有趣的新名詞：「亞健康狀態」，頗能貼切形容成年期大部分人們的身心狀態。

這個名詞的意思是說，要說健康，談不上是真的很健康，但說有病，也並非確實有嚴重疾病，所以說保持在比健康差一點的狀態，就叫「亞」健康狀態。全身酸痛、頭暈腦脹、睡不安穩、精神不濟……等等不一而足的壓力症候，幾乎是許多成年期朋友們常常經歷的體驗。為何如此？這就要先瞭解壓力是如何形成的。

壓力感與焦慮感是現代人普遍的心理經驗。什麼叫壓力呢？簡單來說，當環境中的生活事件，不管是工作上的、家庭中的，還是身體健康方面的外在要求，或個人內在的生理、心理、情緒等種種需求，使個人的負荷過重或超過其適應的能力，就會造成情緒、生理與行為反應方面產生變化，此即為壓力。

而外在或內在的因素形成之心理壓力，引發個人的危機感所產生的一種彌漫性不愉快的憂慮、恐懼與緊張感，常伴隨著有身體上的自律神經系統的症狀，此即為焦慮。綜合來說，焦慮感的來源常見的有：1.外在變化難以掌握的環境壓力（譬如：失業、調職、降薪……等的壓力）；2.不確定感的心理壓力；3.過高標準（完美主義）的自我壓力；4.無常失落（人、事、物）的人生壓力；5.未能掌控一切的失控感覺；6.負面思考習慣的認知壓力；7.懷才不遇的生涯認同壓力；8.未達預設目標的時間壓力；9.求取新知的專業成長壓力；10.升遷、成就、成長的責任壓力；11.溝通不良的人際壓力；12.收支失衡的經濟壓力……等。

相信每個人或多或少都會有上述的其中幾項壓力，長久累積就會有情緒、生理、行為方面的徵候，常見的徵候包括：

1. 認知情緒層面：自信低落、災難想法、負面思考、思慮不周、急迫焦躁、緊張不安、莫名煩燥、恐懼憂慮、大難臨頭的感覺、注意力不集中、忘東忘西、情緒低落、對事物失去興趣、自信減弱……等。

2. 生理層面：胸悶、頭痛、盜汗、心悸、呼吸不順、手腳顫抖、腹瀉、便秘、頻尿、失眠、嗜眠、過量飲食或不思飲食……等。

3. 行為層面：動作遲緩、過動不安、工作效能降低、社交反應不佳、逃避傾向、退化行為、菸酒過量……等。

這些身心狀況如果只是一時的壓力反應，那麼在壓力解除後，上述徵候也會漸漸削弱解除。然而現代人的壓力是日復一日，累積不已，也因此種種壓力徵候不但未見消除，反見層層加重，以致於人人都罹患上輕重不等的慢性問題，甚至引發更嚴重的身心疾病，因此對壓力的基本瞭解應該是當代人必備的常識。

日復一日的壓力，再加上沒有充分的時間來恢復，就會耗盡身心的能源，並容易生病。因為從遠古時代開始，人類祖先面對威脅的最基本反應，就是所謂的「戰鬥或逃逸反應」（fight-or-flight response）。也就是大腦知覺到威脅時，下視丘所控制的兩個神經內分泌系統：交感神經系統和腎上腺皮質系統，會啟動身體的緊急應變功能，像是肝臟會釋放出額外的醣類（葡萄糖）以提供肌肉的燃料，身體也會增加新陳代謝作用，包括：心跳率、血壓、呼吸率、肌肉緊繃，以補充身體消耗的能量。而非基本的活動，像是消化作用則會減少（王仁潔、李湘雄譯，2000；李新鏘、林宜美、陳美君、陳碧玉譯，1999；陳盈如譯，2003；曾慧敏、劉約蘭、盧麗鈴譯，2001），所以很多人在很緊張的時候是不太想吃東西的。

如果長期在壓力下，體內的激素一直超過標準值，則各器官都會受到影響，血管收縮、缺氧而動脈硬化，心臟彈性會變差，食道緊縮使吞嚥困難，腸道蠕動不正常造成腹瀉或便祕，自主神經失調，免疫力降低……等，因人而異的症狀。動物研究也發現長期暴露於壓力源將使腎上腺擴張、淋巴節萎縮和胃潰瘍（Selye, 1979）。

尤其當出現多項下列的情形時，就表示真的要好好調整一下生活步調，或是上上壓力調適課程了，像是：1.身體不適：頭痛、頸部僵硬、肩膀疼痛……等；2.長期不明原因的疲勞、倦怠、無力；3.容易失控發脾氣；4.睡眠品質差，不是睡不著，就是嗜睡爬不起來；5.常常不想上班或上學；6. 記憶減退、注意力不集中；7.常常感冒、嘴破、長青春痘、掉髮；8.心情沮喪、煩躁……等。而音樂可以在壓力調適過程中扮演多方面的重要角色。

第二節

音樂治療與壓力調適

面對現代人這樣的常見處境，Campbell（2001, p. 65-77）整理出音樂有以下的優點，可以助人減壓。

1. 音樂可以蓋過令人不悅的聲音和感覺。
2. 音樂可以平緩（slow down）腦波的波動起伏。
3. 音樂影響呼吸。
4. 音樂影響心跳、脈搏和血壓。
5. 音樂可以減少肌肉緊張和增進身體運動的協調。
6. 音樂可以影響體溫變化。
7. 音樂可以增加腦內啡濃度（endorphin levels）。
8. 音樂可以調解和壓力有關的激素。
9. 音樂和聲音可以增強免疫系統。
10. 音樂改變我們對空間的認知。
11. 音樂改變我們對時間的認知。
12. 音樂可以加強記憶和學習能力。
13. 音樂可以提高生產效率。
14. 音樂增加情趣和增加性慾。
15. 音樂可以幫助消化。
16. 音樂培養耐性。
17. 音樂增強對象徵符號的潛意識接受性。
18. 音樂可以讓人產生安全感和幸福感。

所以音樂真是一個紓壓的利器，Hanser（1999）整理出對成年期的人們來說，音樂治療服務的族群有五大類，包括：醫療問題（medical conditions）、心理或精神疾病（mental disorders）、偏差行為矯治精神醫學（correctional psychiatry）、神經復健（neurological rehabilitation）和一般社區民眾（community），前面四大類我們將留待第十一講再詳細說明，這一講將針對社區民眾音樂治療，亦即一般族群成人音樂治療來討論。

一般族群音樂治療主要是提供給沒有特殊疾病診斷的社區民眾，但希望藉由音樂治療來處理日常生活中常見的壓力與疼痛問題，或是增加自我瞭解、自我覺察、自我表達或發覺自己未開發的潛力。其形式仍然離不開演奏式的主動音樂治療（active music therapy）與聆聽式的被動音樂治療（passive music therapy）兩種，時間與能力許可的話，主動式的音樂治療效果較深入而全面，但是如果有適當的專業諮詢與規劃，被動式音樂治療也可以發揮很大的功效，並且具有方便應用、不受時空限制等優點。

主動式音樂治療功效卓越，譬如：第七講曾經提到過的宋朝文學大師歐陽修撫琴治憂鬱症的例子，就是很好的明證。當代國學大師錢穆先生也曾自述「好吹簫，遇孤寂，輒以簫自遣，其聲烏烏然，如別有一境，離軀殼游霄壤間，實為生平一大樂事。」（余開亮、李滿意，2006）這種主動式的管樂演奏活動，是一種結合腦力與體力的複雜活動，不但可以增加神經系統的機敏靈活度，也可以增進五臟六腑的功能，對呼吸、肌肉、消化、血液循環等系統都非常有幫助。就中醫理論來說，管樂演奏也是一種氣功修練，可達到調心、調身、調息的練功基本要素（章正儒，1993）。除了身心的健康之外，日久功深之後，還可以像錢穆大師一樣體驗到「別有一境，離軀殼游霄壤間」的靈性超越境界。

因此現代人學習非洲鼓，參加合唱團，和三五好友唱唱卡拉OK，或者配合音樂做瑜珈，在家裡聽音樂跑跑步機……等，都是非常有益於身心的活動。2006年5月11日的《人間福報》報導一則新聞，非常有趣：有一位50歲的日本家庭主婦秦萬里子把生活中的鬱悶，全部化為歌曲唱個過癮，由於唱出主婦的心聲，在日本大受歡迎。譬如她唱道：「我家女兒今年高一，每天上樓察看都一樣，放學之後，總要過了八百年才回家……。」又唱：「不管（跟孩子）說什麼，都是沒用、沒用、沒有用……。」結果秦萬里子住家附近許多主婦受到感召，自動前來組成合音天使，一起用歌聲來釋放壓力。

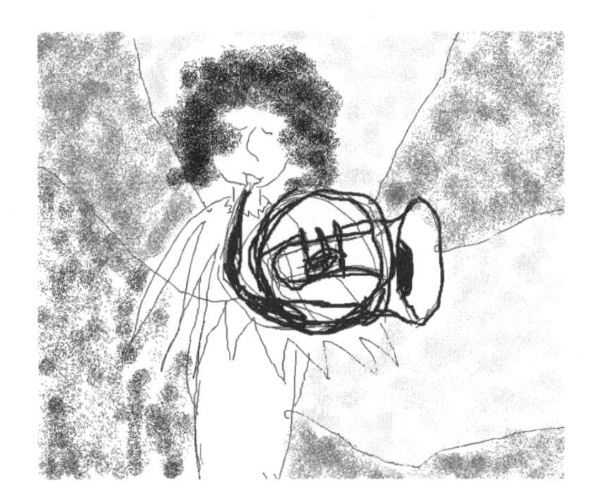

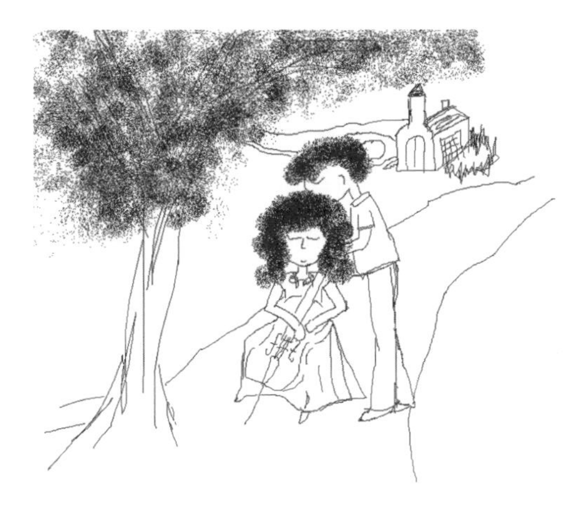

就算沒有秦萬里子一樣的詞曲天分，我們也可以把喜歡的熟悉歌曲，藉由改編歌詞來唱出自己的心聲，另行創作出屬於自己「上班族」、「打工族」、「學生族」……等的特有歌曲，唱出心聲、唱掉壓力。在成長團體或團體治療中，這樣的詞曲改編活動也是常用且有效、有趣的方式，可以增進團體的效能與動力。

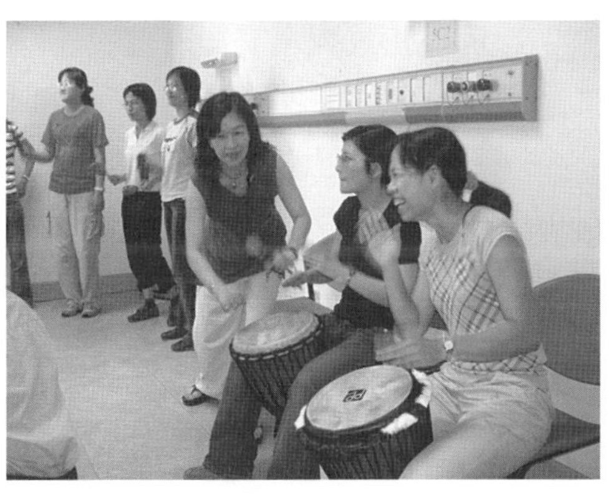

此外，個人喜歡的音樂常常可以代表他生命的某個重要面向，作者（黃）在帶領心理劇時，發現加入音樂，尤其是主動式的音樂活動時，團體氣氛會有微妙的顯著變化。舉例來說：「角色交換的自我介紹」是心理劇開始時常用的暖身活動，程序是請兩人一組，自由交談約 15 分鐘，然後請其中一人（譬如 A）扮演他的伙伴（B），但 A 在扮演時，不可以用「B 剛剛說到⋯⋯」的方式來介紹，而是要用第一人稱（也就是 A 要「變身」為 B）以「我⋯⋯如何、如何」的方式來自我介紹，這樣才是真正的角色「交換」，之後再請 B 也以同樣的方式來介紹 A。這是一個非常有趣的活動，而當事人（譬如 B）看著伙伴（A）扮演自己時，會有一種「鏡照」的功能，也就是拉開一點距離，由不同角度來觀看自己的言談、舉止、不經意的小動作⋯⋯等，好像是我們在觀察一個很熟悉、卻又有點陌生的朋友一樣，常常能馬上增進一些對自我的瞭解。

如果時間許可的話，我就會改變一些程序，把音樂的部分加進去。舉例來說，我會除了請成員自我介紹之外，也請他們分享自己青少年時期，或生命的某個階段最喜歡的一首歌曲。當成員哼著自己最喜歡的歌時，會發現他們臉上的神情迅速轉換，伴隨歌曲的某一段生命歷程中種種的回憶也會隨之浮現出來，交談的內容會因此加廣、加深。

而在正式角色交換的階段，也許 A（扮演者）不熟悉 B（當事人）的歌曲，則我會請 A（扮演 B）坐在扮演者的位置，B 本人則坐在旁邊扮演自己的「聲音替身」，也就是 A 扮演到最喜歡歌曲那一段時，A 只負責張嘴但不發聲，實際的歌聲由 B 本人來唱出。有時候，B 所喜歡的歌曲也是其他成員所熟悉的，例如：校園民歌「小草」、救國團歌曲「萍聚」或當紅的流行歌曲等，我就請會唱的成員大家共同合唱或和聲，對團體的凝聚力會有莫大的功效。個人過去的帶領經驗發現，每一首歌詞大概最少要唱八句以上，或三小段左右，團體比較容易融入當事人某一段深刻的生命體驗之中。

這種加入音樂的程序，常常可以快速的增加成員們的互相熟識，而且美好的歌聲讓團體更加放鬆和舒適，成員常常會有發現共同愛好的驚奇與欣喜，對團體的凝聚力與整體氣氛也非常有幫助。並且相較於只是純粹交談的方式，歌聲也讓團體不容易感覺疲勞，合唱的聲波振動讓團體更加和諧。

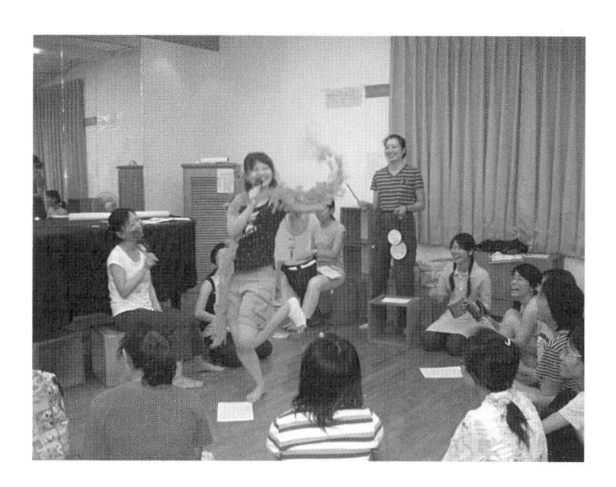

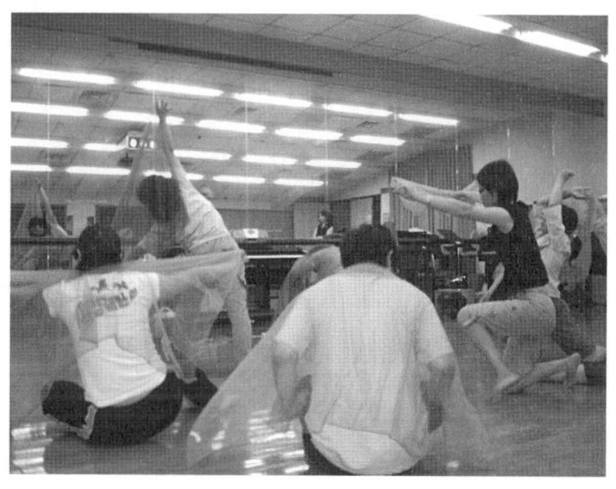

第三節

聆聽式音樂治療流程

雖然主動式的音樂治療具有種種的優點，但是被動式（聆聽式）音樂治療拜科技所賜，因為方便之故更易於為人所樂於採用，坊間更有所謂「音樂處方」之說，希望能針對失眠、焦慮、憂鬱、緊張、疲勞……等種種身心苦惱，提供相對應的「處方」音樂。雖然不同音樂具有不同的功效，然而「處方」之說恐怕還是失之於過度簡化，同一曲子每個人聆聽後的反應必然會有個別差異，所以坊間的種種音樂處方產品，參考參考無妨，但想要照單抓藥，恐怕就難如其願了。

以治療失眠來說，巴赫（J. S. Bach）的「郭德堡變奏曲」（Goldberg Variations）便是一首著名的安眠名曲，它的出現的的確確是為了助眠而誕生。當時俄國駐德大使因為公務繁重，難以入眠，便請巴赫的學生郭德堡為其演奏助眠，巴赫知道後為了助學生一臂之力，就寫下這首「郭德堡變奏曲」，果然療效顯著，還賺得了一個裝滿三百錢幣的金杯以為報酬（陳韻如，2004）。此外貝多芬的「給愛麗絲」、布拉姆斯的「搖籃曲」、葛利格的「蘇薇格之歌」、孟德爾頌的「乘著歌聲的翅膀」……等名曲也都有人建議適合在睡前聆聽。

但是所謂鍾鼎山林，各有天性，也不是說只有這種柔美悠揚的曲調才能催人入夢，2001 年 10 月 23 日《聯合報》署名蘇重的作者在「什麼音樂催人眠」一文中，就說他在學生時代，可以在重金屬樂團「鐵娘子」（Iron Maiden）的喧囂狂爆中安眠，結果反而是宿舍同學被吵得受不了，找來教官處理，教官認為吵成這樣不可能睡得著，以為蘇重一定是吃安眠藥自殺，鬧了一個不大不小的詭異笑話。所以說有人要在寂靜無聲的環境中才好入睡，反之有人沒有聲音作伴時就睡不著覺。作者（黃）就曾聽過許多案主或朋友親口告訴他，往往一回到家就要打開電視才能開始讀書、做事或睡覺，尤其在覺得孤寂的時候這種現象特別明顯，對他們來說，人聲或嘈雜的音樂似乎有助於驅走寂寞。

因此，到底什麼音樂適合自己？什麼時候應該聽什麼音樂？還是要自己嘗試去發覺適合自己的音樂處方組合。為了避免大海撈針，無從下手，開始時還是可以參考坊間的建議選目，但要注意，只是「參考」而已，切莫照單全收，否則是不一定有效的。這裡我們提供一個尋找自己音樂處方組合的參考流程，希望可以幫助讀者建立個人專屬的療效音樂目錄。

首先，表 10-1「不同心情的音樂選目」是參考陳韻如（2004）的古典名曲整理而成，可供初步選擇的參考，或者試聽之後再從類似曲風、曲調的音樂中去尋找。此外也可以請教音樂治療方面的專家，也許他會請你填寫如表 10-2 的「成人音樂經驗問卷」，以瞭解你的音樂習慣，也有助於幫你找到合適的音樂，該問卷是參考 Summer（2002, p. 32）改編而成，這個表也可以自己試填看看，或許對找到自己的療效音樂會有幫助。最後，請依照表 10-3 的「音樂自我療護流程」，該流程分為：1.環境安排；2.自我觀察；3.正式聆聽；4.效果評估四大部分，依序進行將很容易找到自己的音樂處方組合。

表10-1 不同心情的音樂選目

平靜恬適的音樂	
韓德爾	「水上音樂」
奧芬巴赫	「霍夫曼船歌」
舒伯特	「鱒魚」
聖桑	「動物狂歡節組曲」之「天鵝」
蓋希文	「藍色狂想曲」
振奮清醒的音樂	
蘇佩	「輕騎兵序曲」
奧芬巴赫	「天堂與地獄序曲」
貝多芬	「命運交響曲」
韓德爾	「快樂的鐵匠」
卡爾奧福	「布蘭詩歌」
平和默思的音樂	
韋瓦第	「四季」
孟德爾頌	「仲夏夜之夢」
雷歐波德・莫札特	「玩具交響曲」
德弗札克	「幽默曲」
德布西	「貝加馬斯克組曲」之「月光曲」
激昂慷慨的音樂	
穆索斯基	「展覽會之畫組曲」
貝多芬	「英雄交響曲」
拉赫曼尼諾夫	c小調「鋼琴協奏曲」第2號
哈察都量	「劍舞」
李斯特	「鋼琴協奏曲」第1號
安眠入夢的音樂	
巴赫	「郭德堡變奏曲」
貝多芬	「給愛麗絲」
布拉姆斯	「搖籃曲」
葛利格	「蘇薇格之歌」
德布西	「棕髮少女」

表10-2　成人音樂經驗問卷

音樂經驗

1. 你的職業和音樂有關嗎？　□無 □有
2. 你曾經學過樂器嗎？　□無 □有
3. 你上過音樂個別課嗎？　□無 □有
   學過幾年？_________是哪一種樂器？_______________________或□聲樂
   幾歲的時候學的？______________________________________
4. 你上過團體的音樂課？　□無 □有
   學過幾年？_________　是哪一種樂器？____________________或□聲樂
   幾歲的時候學的？______________________________________
5. 你曾否加入過合唱團？　□無 □有
6. 你是否看得懂五線譜？　□否 □是
7. 是否有特別不喜歡的樂器或聲音？
   □無 □有____
8. 其他你想要補充的音樂經驗
   ____
   ____
   ____

音樂喜好

1. 你都由何處收聽音樂？
   □ AM　□FM　□音響　□電視　□手機　□MP3　□隨身聽　□電腦
2. 你都何時收聽音樂？
   □ 工作時　□休息時　□開車時　□起床時　□睡覺前　□睡覺時
   □ 其他____
3. 你常購買錄音帶或 CD 嗎？
   □否 □是，通常多久買一次 ？______________________________
4. 平均一天內，你會花多少時間聽音樂？____小時
5. 平均一週內，你會花多少時間聽音樂？____小時
6. 你聽音樂時都很專注嗎？　□否 □是
7. 你習慣一邊工作，一邊把音樂當作背景來聽？　□否 □是
8. 當你看電影或電視的時候，你會注意到裡頭的背景音樂嗎？　□否 □是
9. 你在餐廳用餐或其他公共場合時，會注意播放什麼音樂嗎？　□否 □是
10. 你常單獨去唱卡拉 OK 或 KTV 嗎？　□否 □是
11. 你常和朋友一起去唱卡拉 OK 或 KTV 嗎？　□否 □是
12. 你□很喜歡音樂？或□勉強接受

表10-2 成人音樂經驗問卷（續）

偏好類型 （接下來的音樂總類表，請全部看過一遍後，回答下面的問題）		
流行音樂	古典音樂	器樂演奏或其他
台語流行曲	鋼琴演奏	異國歌謠
國語流行曲	聲樂	（非洲鼓樂、南美排笛、
心靈音樂	彌賽曲	法國香頌……）
民謠	室內樂	器樂演奏
民歌	歌劇	（陶笛、薩克斯風、直笛
西洋歌曲	清唱劇	……）
搖滾樂、重金屬	藝術歌曲	童謠、兒歌
輕音樂	神劇、聖歌	宗教音樂
日、韓文歌曲	交響曲	（基督聖歌、西藏梵唱、
進行曲	華爾滋	佛教音樂……）
水晶音樂	管絃樂……	
客家歌曲		
原住民音樂……		

1. 你喜歡聆聽哪一類型的音樂？
   □流行音樂　□古典音樂　□器樂演奏或其他
2. 哪些曲風是你最喜歡的？________________
3. 請寫出你最喜歡的幾張CD？________________
4. 請寫出你最喜歡的歌手？________________
5. 請寫出你最喜歡的作曲家或演奏家？________________
6. 其他補充________________

特殊狀況

1. 你是否有聽覺功能上的問題？ □否 □是
   最後一次檢查的時間？________________
2. 是否有「音樂誘發型癲癇」？ □否 □是
3. 是否有哪一首歌或曲子會讓你聯想到不愉快的過去經驗？
   □否 □是 ________________
4. 其他特殊狀況？________________

表10-3　音樂自我療護流程

環境安排
1. 選取一個安靜、舒適、美觀的角落。
2. 排除雜事，讓自己有30～40分鐘完全屬於自己的時間。
3. 關掉手機、拔除電話，避免任何可能的干擾。
4. 安排一個舒適的座位。
5. 準備好音響、CD等器材，不要臨時再去翻找。
6. 喜歡的話，也可以點燃香精蠟燭，或者燃燒檀香粉末。
7. 將室內燈光調整至自己覺得舒適的亮度。
自我觀察
8. 注意自己的呼吸模式（過快、過慢、正常）。
9. 從頭到腳掃瞄自己身體各部位的緊張度，特別注意何處有酸痛的感覺，或有緊繃不能放鬆的部位。
10.觀察自己的脈搏、心跳或胃腸蠕動……等。
11.評估自己的情緒狀況（高興、厭煩、沮喪、興奮、煩躁、疲乏）。
正式聆聽
12.聆聽音樂30分鐘，讓身體自發的回應音樂。
13.盡量放鬆身體，隨著音樂擺動、哼唱、敲打、跳躍、轉圈、躺下、舞蹈、拍掌……等。
14.不要在意形象，盡量聽從身體的需要，該動就動，該躺就躺，想要呼喊的時候不妨就呼喊一下。
15.能夠順其自然的話，通常會覺得氣血暢通、身心愉悅。
效果評估
16.結束後再次評估自己的呼吸模式，有什麼樣的改變。
17.再次觀察肌肉的緊張度，是否放鬆些，或更緊張。
18.觀察自己情緒狀態的轉變情形。
19.記錄音樂名稱，同時記錄聆聽前後的的反應差異。
20.利用筆記本的不同部分（或不同色紙）將上述結果分別歸類到不同需要時，適合自己的音樂，建立自己獨一無二的音樂選目。
21.一段時間後，從自己的音樂選目中，也會發現自己的某些面向，增加對自己的認識。

第四節

成人音樂治療範例

上述的自我療護流程非常適合現代人的需要，當建立好自己的音樂選目之後，開車上班、長途旅行、工作忙碌、休憩玩樂、運動健身或瑜伽鍛鍊時，都可以有最適合的音樂陪伴著你。退一步來說，當我們可以配合聆聽的音樂來自發的活動自己的軀體時，也是某種程度的運動、氣功或放鬆練習，對多坐少動的現代人來說，不失為優良的減壓活動。

只要掌握順其自然的原則，在音樂的陪伴之下，這是一個安全、愉悅、舒適的音樂活動。不過任何音樂或任何活動，都不能做百分之百的保證，所以如果在進行過程中，有任何不適的感覺，則請立即停止，或找相關專家進行諮詢。又或者有人特別偏好節奏強烈的音樂，那麼也要注意不要因為太大的肢體動作造成身體的傷害。

這個活動如果有諮商或心理治療方面的專家指導，還可以在音樂聆聽之後，以圖畫、詩詞、黏土……等藝術媒材來抒發自己的感覺、

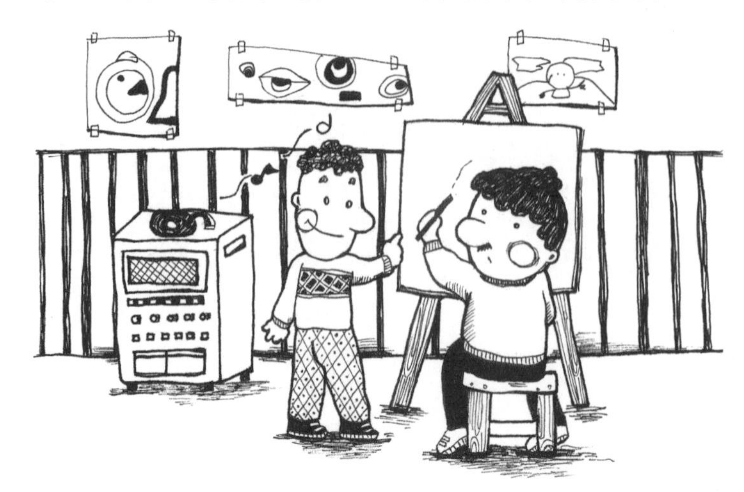

表達自己的體驗，這些即興作品更可以成為進一步自我瞭解的中介，作者（黃）就常常在成長團體或治療團體中，進行類似上述方法的流程，再導入個人的心理劇歷程，讓案主對自己的生命有更深入全面的觀照，一些案主長久難解的困局常常會有意想不到的突破。但是心理劇是一個非常強力的治療方法，沒有受過充分訓練，不能隨便使用。

前述介紹的方法多為個人情境所適用，這一講的最後一部分，就再介紹三個適合於團體情境的一般族群成人音樂治療範例，可依照不同年齡、不同需求或不同團體發展階段，加以變化運用。

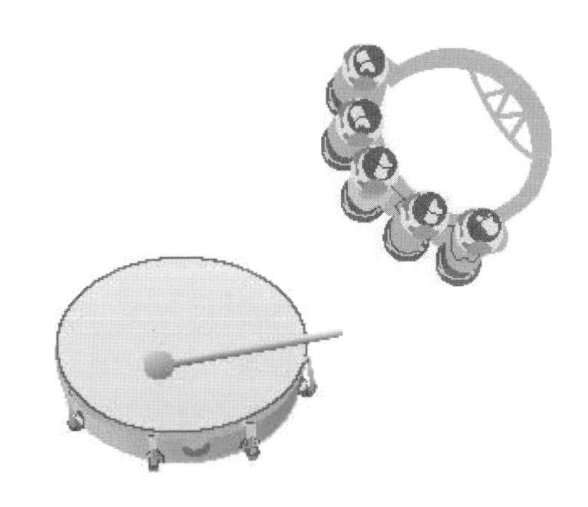

一般族群成人音樂治療範例一

自發訓練

適用對象

成人族群（或適合的團體）

資源器材

空白圖畫紙每人一張、麥克筆或蠟筆、彩色筆、椅子、抽籤卡

治療目標

1. 肢體表達能力
2. 情感抒發
3. 大肢體動作技巧
4. 團體互動

活動指引

1. 團體圍圈坐好後，治療師與成員們討論一些日常生活中的經驗，如：尿急、肚子餓、摔倒、趕車、面試……時，生理及情緒的反應。
2. 發給每人一張圖畫紙，請成員寫上自己曾經體驗過的事情，並將圖畫紙放於圈內，讓大家討論還有哪些不同情況及動作、心境……（盡量不要重覆）。

3. 將圖畫紙反蓋於圓圈內。治療師將號碼分別掛於成員身上（依人數而定）。帶領大家唱歌（新曲或舊曲都可以，或利用 CD 播放音樂），並拍打固定節奏。
4. 當唱完曲子後，治療師抽出一張號碼卡，被抽中號碼的人，到圈裡選取一張卡片，看完其中意思後，以表情、動作或聲音來表演（不發出任何的語言文字），讓其他人猜出其意涵。
5. 活動後互相分享彼此的體驗與感受。

貼心叮嚀

從活動過程中能夠幫助成員增加自我瞭解及表達能力，並對周遭的環境有更深一層的認知與觀察。亦從人際的互動，藉由觀察同儕的表現，而更能夠在生活中體諒他人的感受拉進彼此間的距離。

一般族群成人音樂治療範例二

聲音與情緒

適用對象

成人族群（或適合之團體）

資源器材

5 或 6 張卡片畫上各種不同的臉部表情、白板、各類打擊樂器

治療目標

1. 情感的抒發
2. 聲音的開發
3. 肢體動作技巧的提升
4. 同儕的支持與互動

活動指引

1. 治療師將不同表情的圖卡貼於白板上，引導成員們討論卡片上所展現的是何種情緒，與可能在此情緒下口中會發出什麼聲音？請其利用樂器來表現圖卡的涵義。
2. 將團體分成 5 至 6 組（依卡片及參與人數而定），各分配一張圖卡，請其提供一個有關於情緒的形容詞（如：快樂、悲傷、憤怒、柔和……等）。

3. 每組請一位成員將其形容詞寫於圖卡上（協助人員可以幫忙），共同討論可以利用哪些肢體動作、聲音（如：柔細、吶喊、尖叫……等）或樂器，來表現出自己卡片上所提供形容詞之涵義。
4. 每組出來表演討論的內容，並一一分享自我的感受。
5. 可再交換卡片，以不同的表達方式來呈現，以此激發內在情感的呈現與自我表現的能力。

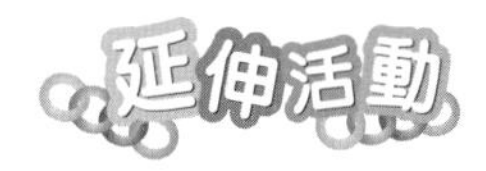

治療師可以將圖卡在白板上排成一列，成員共同討論出一個故事架構，加入樂器、道具……等，展現出戲劇的型態，來表現與生活經驗有關的情境，以已達到紓壓與情感的交流。

貼心叮嚀

從活動過程的討論中，不但可以促進團體成員間之人際互動，亦能藉由活動中語言及肢體動作的表達來抒發情感。活動前，治療師可以先帶領肢體放鬆練習及探索情緒表現型態的暖身活動，使成員較容易融入團體。

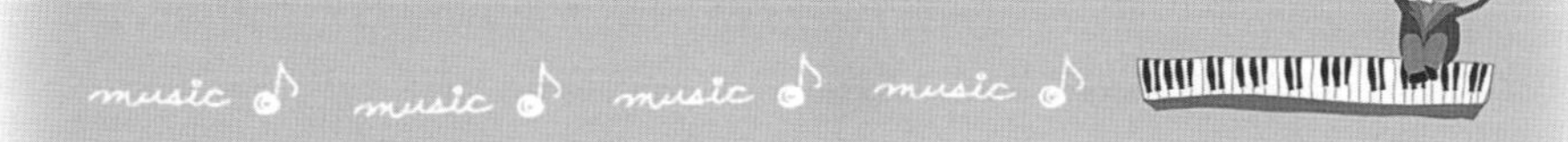

一般族群成人音樂治療範例三

舞蹈串燒

◆ 適用對象

成人族群（或適合之團體）

◆ 資源器材

1. 輕鬆活潑快節奏的行進樂曲，約 15～20 分鐘之長度
2. 寬敞的空間
3. CD 音響

◆ 治療目標

1. 情緒的紓解
2. 人際互動的提升
3. 達到運動的效果

◆ 活動指引

〔治療師播放一首曲調輕快的音樂（如：進行曲、波蘭舞曲），引人主題〕治療師先請成員兩人一組，排成兩行，播放音樂後，治療師先開始帶著成員隨著樂曲節奏行進於活動空間，待成員們瞭解行進路線後，從旁引導協助進行。

1. 治療師帶頭走，成員們兩人一組排好並跟著治療師行進，先繞

ㄇ字型，每個轉彎處必須走直角角度，隊伍的排頭繞行到ㄇ字型中央即開始變換隊形。

2. 過程中可依成員的生理、心理情況來設定動線與隊形的變化，或是選擇輕鬆愉悅的樂曲，放慢速度來進行活動。隨著輕快的步伐來達到運動的效果與情緒的紓解。
3. 隊伍行走路線範例如下：

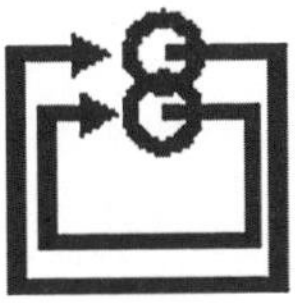	說明： 1. 兩人並排成二列，依場地範圍行進。 2. 行進遇轉彎則以 90 度直角轉彎，繞行一圈。
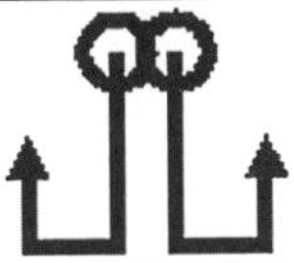	由起點向前走，到最前面，兩人分開繞半圈到中間。
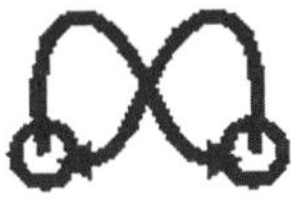	繞走 8 字型路線。
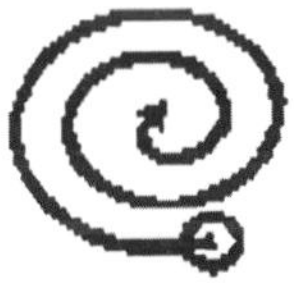	全部成員排成一列，第一人以螺旋狀，往內圈開始繞至最裡頭。
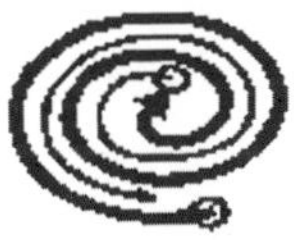	由第一位帶領者以反方向帶頭往外繞出。
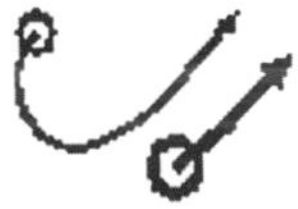	繞出後，再次並排成兩人一組，手牽手，回到最初的隊形……。

備註：起點 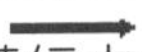 繞行方向

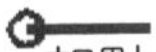

貼心叮嚀

music ♪ music ♪ music ♪ music ♪

1. 樂曲可以由成員提供他們最喜歡聽的音樂後，由治療師將之整合成一首組曲，更能貼近成員的心理，並在愉悅的情境下達到活動目的。
2. 可以試著與成員們討論不同行走的方向、路線與隊形的變化，增進團體的互動。

music ♪ music ♪ music ♪ music ♪

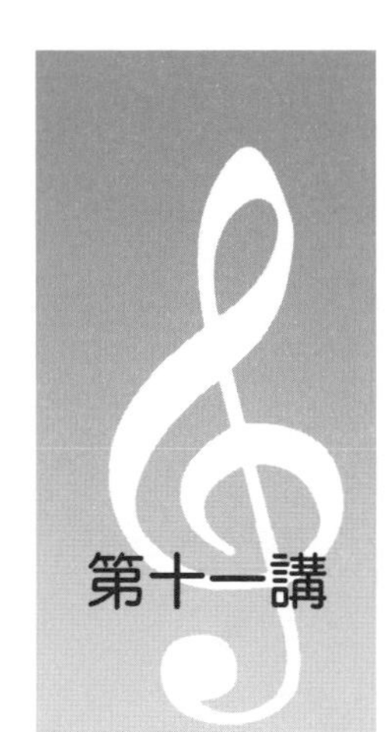

第十一講

特殊族群成人音樂治療

當生命遭遇到超出一般性壓力狀況的問題，致使身心出現重大的失調情形，諸如醫療問題、心理健康問題、偏差行為矯治，或神經復健等特殊需求時，都是音樂治療可以服務的主要領域，音樂可以減輕痛苦，轉移對病苦的過度焦慮，加快疾病復原的速度。

這一講將討論成年期的音樂治療。以心血管疾病而言，這是在台灣盛行率相當高的一種疾病，每年接受心臟手術的成年人相當多，患者在手術前，不論身心都承受著極大的威脅與壓力，再加上生病住院所造成的影響，所以常常呈現緊張、害怕、憂鬱和過度焦慮等心理反應，以及心跳加快、血壓增高等生理反應（張瑛、黃秀梨、李明濱、許心恬、廖玟君，1996）。而手術後加護期間，同樣因身心壓力造成的焦慮使交感神經作用加劇，會導致心臟負荷增加，冠狀動脈血流供應不足，增加心臟衰竭與術後合併症的發生率（黃秀梨、張瑛、李明濱、柯文哲、朱樹勳，1996）。

因此手術前後的壓力處置非常重要，適宜的壓力處置不但可以穩定患者的身心狀態，也有助於術後順利的復原。但常見的壓力處置方式，譬如：肌肉放鬆訓練、冥想放鬆訓練、引導想像技巧……等，都需要較長時間的訓練，很難適用於心臟手術患者。張瑛等人（1996）採實驗設計法的研究，實驗組僅在手術前 1 至 2 天給予患者一次聆聽自選的放鬆音樂或宗教音樂 20 分鐘，結果發現，音樂可有效減少心跳次數、減輕疼痛程度，並改善緊張感受。

黃秀梨等人（1996）則是研究音樂治療對術後加護期間患者的影響，也是採用實驗設計法，實驗組在從麻醉清醒過來的 48 小時內，提供一天三次（分別在上午 8 點、下午 1 點和下午 6 點）的音樂治療，每次 20 分鐘聆聽自己喜歡的放鬆音樂或宗教音樂，結果發現音樂能夠減少呼吸次數、提升手指的溫度、減輕疼痛，改善緊張和減少「具有可怕的念頭或影像」之心理感受。

因此音樂可說是一種輔助性的溫和止痛劑，可解除患者種種身心的不適，提供種種恢復身心健康的效益。現在對音樂療效的內在機制雖然尚不能說是完全瞭解，不過推論起來，可能是音樂會造成人體賀爾蒙系統或免疫系統的變化，因此能減輕疼痛，也可能患者藉由音樂轉移注意力而達到止痛效果，亦或是身心兩者共同加乘的效益。無論如何，適當地應用音樂對不同特殊族群的治療效果在文獻中是普獲認可的，即使是短時間、簡單的聆聽式音樂治療也是有很大的幫助。

音樂治療在成年期的應用

成年期除了常見的壓力問題外，還有心理疾病（mental disorders）、醫療問題（medical conditions）、神經復健（neurological rehabilitation）和矯治精神醫學（correctional psychiatry）等諸多領域，也是常見的音樂治療服務範疇（Davis, Gfeller, & Thaut, 1999; Peters, 2000; Unkefer, 1990; Unkefer & Thaut, 2002）。

這些領域的音樂治療應用與療效研究，國外的相關文獻可謂多不勝舉，這裡僅以國內截至目前為止的相關研究來看，將近 50 篇的音樂治療相關碩士論文，其中就有 21 篇是以上述相關領域為研究對象的研究，占 40%以上。這 21 篇碩士論文的作者、年代和論文題目，請參考表 11-1。

21 篇碩士論文中，與醫療問題相關的最多，共有 13 篇，其次是心理疾病有關的占 6 篇，和神經復健相關的也有 2 篇。可惜的是，和矯治精神醫學相關的研究則尚付之闕如，有待進一步研究，若要勉強拉上關係，陸秀芳（2003）探討音樂治療對改善酒癮患者焦慮憂慮狀態成效的論文，也許可以提供監所對藥癮戒護犯人協助的參考。

進一步分析發現在醫療問題的 13 篇論文中，把音樂治療應用在外科病房手術前後有關的論文有林莉萱（2003）、游金靖（1998）、張瑛（1995）等 3 篇，主要應用於降低手術前後的焦慮情緒和壓力狀況。應用於婦產科的則有張淑貞（2003）、劉玉湘（2002）、蔡榮美（2001）等 3 篇，主要是降低自然產或剖腹產過程及安胎期間孕婦的焦慮或其他不適狀況。

表 11-1 國內成年期音樂治療相關碩士論文

	作者	年代	題目
01	彭佩儀	2005	音樂療法對血液惡性腫瘤病人的焦慮程度及生理反應之成效
02	徐培華	2005	熱影像技術應用於音樂療法下燒燙傷病患疼痛減輕程度之評估研究
03	林麗晴	2005	音樂治療對慢性精神分裂症病患精神症狀與腦波影響之探討
04	楊雪梨	2005	甦醒植物人昏迷經驗與復健、照護歷程之探討——以台澎地區六個案為例
05	陳柏銥	2004	以熱影像技術量測有無聆聽音樂時人體溫度變化之研究
06	周美嫻	2004	憂鬱症患者於引導想像音樂治療之改變歷程
07	黃尚本	2003	音樂治療於缺氧性昏迷病患的個案報告與文獻回顧
08	林莉萱	2003	探討術前音樂對體外震波碎石術病患的影響
09	施以諾	2003	音樂的波形與精神分裂患者的不適切行為
10	陸秀芳	2003	音樂治療對改善酒癮患者焦慮憂慮狀態成效之探討
11	洪慧容	2003	音樂治療對改善癌症病患焦慮、憂鬱及睡眠品質之成效
12	張淑貞	2003	音樂治療改善婦女剖腹產過程之焦慮、壓力和生產經驗滿意度的成效
13	許維琪	2003	音樂治療對憂鬱症病患憂鬱狀態之成效探討
14	劉玉湘	2002	音樂治療對自然生產初產婦減輕分娩疼痛和焦慮之成效
15	蔡榮美	2001	音樂治療對安胎孕婦接受無加壓監測時其焦慮及生理反應成效之探討
16	李詠瑞	2000	音樂療法對癌症疼痛病患的疼痛程度、生理反應與心理感受之成效
17	黃淑鶴	2000	音樂治療於改善癌症末期病患疼痛及症狀困擾之成效
18	游金靖	1998	音樂治療對心臟手術病患呼吸器脫離時焦慮成效探討
19	蔡佳芬	1997	音樂團體治療對改善慢性精神分裂病患負性症狀與人際互動之成效
20	張　瑛	1995	音樂治療與認知性壓力處置對病患克服心臟手術壓力之成效探討
21	李德芬	1995	音樂治療對燒傷病患換藥的疼痛程度、生理反應及心理感受之成效探討

應用於癌症病房的有彭佩儀（2005）、洪慧容（2003）、李詠瑞（2000）、黃淑鶴（2000）等 4 篇，音樂對癌症病患常用於減輕疼痛、降低焦慮和憂鬱、改善睡眠品質和提供較舒適的心理感受。燒燙傷病房的有徐培華（2005）和李德芬（1995）2 篇，此外徐培華（2005）和陳柏亓（2004）的論文，開發熱影像技術做為音樂治療評量的客觀工具，對音樂治療未來研究也提供了有用的參考。

在心理疾病的 6 篇論文中，探討精神分裂症治療的有林麗晴（2005）、施以諾（2003）、蔡佳芬（1997）等 3 篇，占了半數，這可能是因為精神分裂症是最嚴重的精神疾病，因此受到研究者特別的關注。另一個二十一世紀的重大疾病就是憂鬱症，相關的音樂治療研究也有周美嫻（2004）和許維琪（2003）2 篇，另外一篇則是陸秀芳（2003）對音樂治療改善酒癮患者焦慮憂慮狀態成效的探討。

神經復健則有楊雪梨（2005）和黃尚本（2003）的 2 篇論文，雖然不多，但開啟了這方面研究的先河。現代人常因中風、意外事件，或其他諸如癡呆症等疾病導致腦部病變，嚴重者造成死亡或處於昏迷的植物人狀態，對病患及其家屬來說，都是極為痛苦的事情。楊雪梨（2005）發現由植物人狀態甦醒的病患，有許多共同的特點，包括：家屬堅持搶救、中西醫合併治療、頻繁的全身按摩、長時間且密集性地在耳邊輕聲呼喚或播放病患熟悉的音樂，及給予病患喜歡的事物等。由此可見音樂在植物人甦醒過程也扮演了一定的功效。黃尚本（2003）研究的是一位 23 歲缺氧性昏迷病患，發現病患在聽到熟悉的音樂時，也會有強烈的情緒反應，並且會流淚和開口跟唱。

音樂治療於矯治精神醫學的應用在國外也是一個重要的領域，因為監所中的犯人也有相當高的比率患有精神疾病或嚴重的情緒困擾，音樂治療是很好的輔助教化與行為矯治方法。Thaut（1999）認為矯治精神醫學音樂治療有如下幾個重要的服務目標：1.提升自尊及學習尊重他人；2.提供對情感、想法、記憶之自我表達的方法；3.提供團體中以主題為中心（theme-centered）的結構化社會互動；4.降低攻擊與敵意行為；5.促進社會發展與適應；6.提供無威脅性環境和促進現實探索；7.減少情緒波動；8.增加社會互動與人際支持；9.提供情緒學習的機會。

針對上述第9點是依照下列步驟來達成的，分別是體驗情緒（experience emotions）、辨認情緒（identify emotions）、適當地情緒表達（express emotions appropriately）、知覺他人情緒（perceive emotions of others）和透過他人回饋來調節自己的情緒經驗（modulate own emotional experiences through feedback from others）等五個步驟。這對受刑人來說，是很重要的學習功課，如果能逐步的學習覺察自己的情緒，適當的表達自己的感覺與需求，而不是衝動的行為外化（acting out），則有助於自我控制及人際相處，不但能有利於監所中的囚情穩定，也可減少未來再犯錯的機會。

Thaut 另外提供了三個常用的團體音樂治療形式，第一種是「引導式的音樂聆聽與諮商」（guided music listening and counseling），乃是透過主題聚焦、音樂聆聽、經驗分享和詮釋，來幫助犯人的情緒抒發與自我認識；第二種是「治療性的音樂即興」（therapeutic music improvisation），乃是透過即興的樂器敲打來進行互動與無威脅性的回饋；第三種則是「音樂與鬆弛」（music and relaxation），乃是以音樂配合鬆弛訓練，讓犯人有機會體驗到安適放鬆的感覺。

相信音樂治療的引進，對監所在管理與矯治上都能提供很大的助益，可惜在我們所蒐集到的學位論文中，未見國內有這方面的研究，即使是一般音樂治療文獻中也少有探討，因此這是一個特別值得提倡與鼓勵的領域。據作者所知，監所中有部分專業人員已經開始進行音樂治療團體的嘗試，希望實務工作者累積一定的經驗後，能加以整理發表或進行系統的研究，以彌補國內此方面研究的不足。

第二節

特殊族群成年音樂治療衡鑑範例

這一講接下來將以一個範例，來說明特殊族群成人音樂治療的衡鑑（第二節）、歷程（第三節）和成效（第四節）。做為範例的是作者親身帶領的一個慢性精神病患音樂治療團體，該團體於1999年5月至8月間實施，後來並整理成為黃創華、吳幸如（2004）〈音樂治療理論模式的比較分析——以奧福音樂治療團體之效果研究為例〉一文的部分內容。由於是我們親自帶領的團體與分析的研究，因此這裡將詳列其過程與結果，並補充說明團體帶領過程中的種種考量，以提供實務工作者與音樂治療研究者參考。

該團體緣起於作者之一（黃）雖有多年在精神醫療機構帶領音樂治療團體的經驗，但都以被動式聆聽和歌唱團體為主，機構同仁深深感受到音樂對患者的正面效應，也對音樂治療的學習深感興趣，所以邀請具有音樂治療專長的另一作者（吳）共同籌組該團體。除了建立

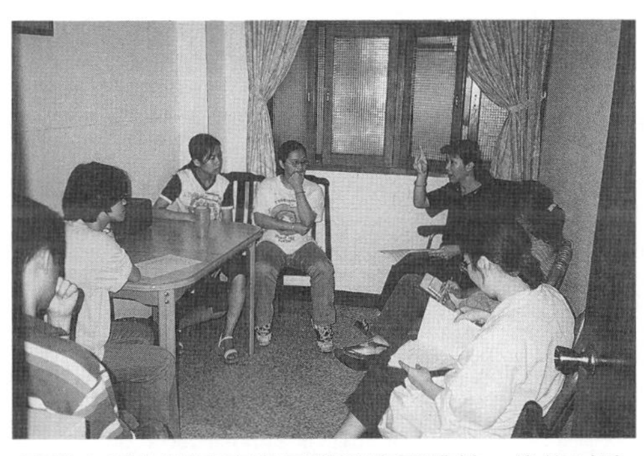

專業人員在精神病患音樂治療團體前、後的討論

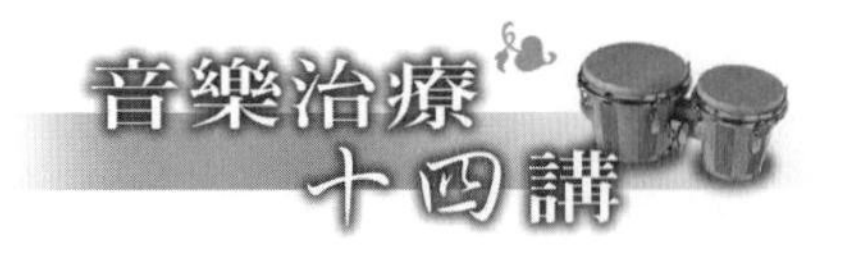

起跨專業的治療團隊，希望結合各自專長的合作模式，可以帶給病患更有效的治療，並且也經由做中學的親身體驗和團體後討論，增進音樂治療的專業知能。

美國音樂治療協會的會員手冊（AMTA member sourcebook）的臨床執業標準（standards of clinical practice）中，規定在心理健康領域提供音樂治療者，應該符合三項標準。其一要考慮到治療團隊和個案特性；其次在衡鑑時充分考慮到個案的動作功能、感覺整合功能（sensory integrative functioning）、使用藥物或濫用情形、現實定向感（reality orientation）、情緒狀態、職業狀態、教育背景、音樂喜好、發展程度、因應技巧和感染控制預防措施（infection control precautions）；其三專業繼續教育，包括：診斷知識、心理治療、精神藥物……等專門領域知識，並且建議專業人員需接受個人諮商（personal counseling），以維持其專業服務的品質（AMTA, 2002, 2003, 2005）。因此跨專業的治療團隊，在截長補短的相互合作之下，更容易圓滿達成上述的各項標準，而較不易有所偏失或遺漏。

本治療團隊包含團體領導者，由作者（吳）擔任，有多年音樂治療實務工作經驗；協同團體領導者由作者（黃）擔任，並在團體進行過程中，進行攝影與非參與觀察記錄。另有醫師一名、心理師一名、社工師一名，以參與觀察的角色，一方面全程體驗音樂治療活動，並在團體後寫下參與觀察記錄與個人心得，兼顧個人體驗與專業學習的需求，並在必要時提供個別病患特殊需求的照顧。

團體成員則是在機構內公開徵求志願者報名，再從中挑選十名具口語表達能力，且對音樂有興趣者參加。成員的診斷多為慢性精神分裂症，長期住院治療中，其中男性六名、女性四名，年齡由 25 至 55 歲不等，教育背景除兩名為大專肄業外，餘皆為高中職以下的學歷。由於住院病患皆定時服用精神科藥物，因此正性症狀（positive symptoms）皆獲良好控制，但負性症狀（negative symptoms）不一定有所改善。

正性症狀又叫急性症候群（the acute syndrome），常見病徵有：幻覺、被害意念、思考障礙、工作能力受損、關係妄想（delusion of reference）等，適當的藥物治療可改善。而負性症狀或叫慢性症候群（the chronic syndrome）則是包含：活動過少（underactivity）、驅力缺乏（lack of drive）、社交退縮（social withdraw）、情感淡漠（emotional apathy）、思考障礙（thought disorder）等病徵，也常被稱為「精神分裂症的缺陷狀態」（schizophrenic defect state），同時慢性精神病患也常伴隨注意、記憶、人際、休閒技巧等功能的退化，這些常要靠社會心理層面的照護與復健（psychosocial care and rehabilitation）才能改善（杜仲傑、沈永正、楊大和、饒怡君、吳幸宜，2004；吳光顯、何志仁校閱，2002），也是音樂治療可以輔助治療的部分。

因此該團體在設定目標時，特別考慮四項要點：

1. 如何選取適宜的音樂治療模式，協助藥物無法有效改善的精神病患負性症狀。

2. 如何安排適合患者需要的團體流程與音樂治療技巧。

3. 如何增進團體治療的效果。

4. 選取的音樂治療模式與技巧，盡量能夠適合沒有太多專業音樂背景訓練的醫護人員學習，以便該形式的音樂治療活動得以長久實施。

在考慮上述的幾項重要原則之下，該團體最後選取的是奧福取向音樂治療團體模式，相關的臨床考量有如下幾點：

1. 由於團體成員是功能較常人為低的精神病患，且團體預計僅十次，每次又僅 45 分鐘的時間，故團體目標不宜太高。就臨床介入深淺來論，以選取支持性音樂治療為宜，也就是第一講中談的活動治療（music therapy as an activity therapy）為主，目的在於透過音樂活動增強日常生活所需的技能，像是增加病患對病房活動或其他治療活動的配合度、發展休閒技巧、培養自信與專注力、增進醫病關係與遵從醫囑等。可能的話再增加一些以再教育為主的洞察治療（insight music

therapy with reeducative goals），目標則在協助病患覺察在音樂活動中的個人行為與感覺。至於深度的再建構為主的洞察治療（insight music therapy with reconstructive goals）則不在考慮之列。

2. 就音樂治療取向而論（請參閱第四講至第七講），機構工作人員欲藉此次團體瞭解及學習音樂治療知能，由於其音樂背景有限，故不採取音樂取向音樂治療。

3. 其次由於是短期治療，重度精神疾病之深度的心理改變不可能在短時間內達成，所以也不採用心理治療取向的音樂治療。

4. 接著在教育取向和醫療取向的取捨之間，考量到教育取向音樂治療應用寬廣、多元，具有循序漸進的引導模式，應用的音樂活動類別也活潑、生動、有趣，能激發病患的參與動機，故選取教育取向音樂治療。

5. 至於在數個教育取向音樂治療中，選定奧福音樂治療的主要理由，是因為它兼具達克羅士和高大宜音樂治療的特色，也涵蓋發展性音樂治療精神。具有一套簡單、方便、易於操作的奧福樂器，適合病患使用，也適合參與工作人員的學習，故最後選定奧福音樂治療為活動設計的依據。

第三節

特殊族群成年音樂治療歷程範例

Unkefer與Thaut（2002, p. 185-206）曾整理適合於精神病患的音樂治療方案與技巧有六大類，包括：音樂演奏、音樂心理治療、音樂與律動、結合音樂與其他表達性藝術、娛樂性音樂活動、音樂與鬆弛等，茲簡介這六大類的活動內涵。

1. **音樂演奏**（music performing）

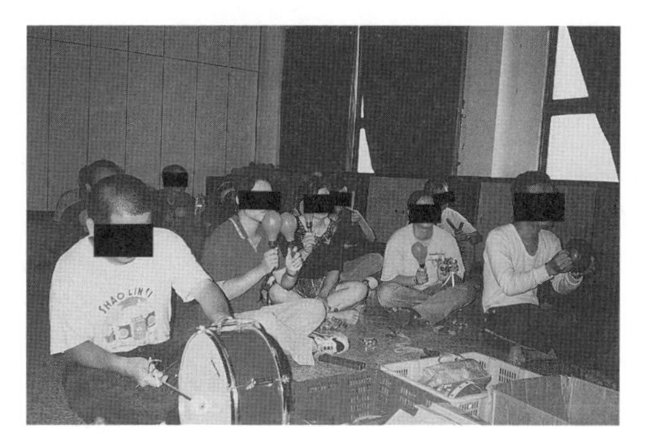

音樂演奏又可區分為樂器即興團體、樂器合奏團體、團體歌唱治療、聲樂合唱團體、個別樂器課程、個別聲樂課程和個別音樂即興互動等形式。若依治療重點不同，又可分為歷程取向（process oriented）和成果取向（product oriented）兩大類，這兩個取向並非截然不同，而是歷程取向比較以病患個人為中心，注重其在音樂活動歷程中的體驗與覺察，樂器即興團體、團體歌唱治療和個別音樂即興互動屬之；成果取向則相對偏重於練習與音樂表現，若能適合於病患的功能水準，也能有效的提升其自尊與自信，並享受音樂的美感與滿足，樂器合奏團體、聲樂合唱團體、個別樂器課程及個別聲樂課程屬之。

2. **音樂心理治療**（music psychotherapy）

音樂心理治療又可區分為著重於音樂和內在情感的分享與支持的「支持性音樂治療（團體／個人）」、著重在音樂活動中的人際互動與心理動力的「互動式音樂治療（團體／個人）」，和把音樂做為即將探討主題之催化活動的「催化性（catalytic）音樂治療（團體／個人）」。

3. **音樂與律動**（music and movement）

音樂與律動包括動作知覺（movement awareness）、動作探索（movement exploration）、動作互動（movement interaction）、表達性律動（expressive movement）、舞蹈以及音樂與運動（配合不同運動或復健活動進行）。

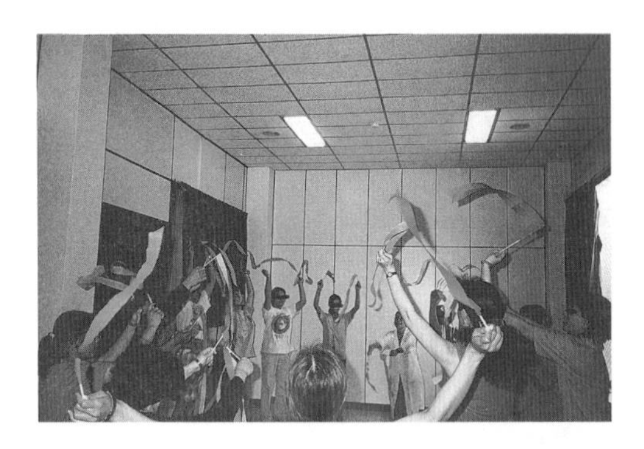

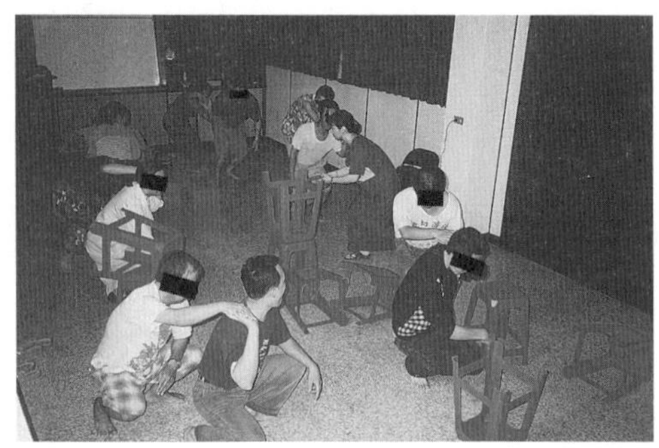

4. **結合音樂與其他表達性藝術**（music combined with other expressive arts）

例如：結合音樂與繪畫、雕塑、詩詞、短文、戲劇等。

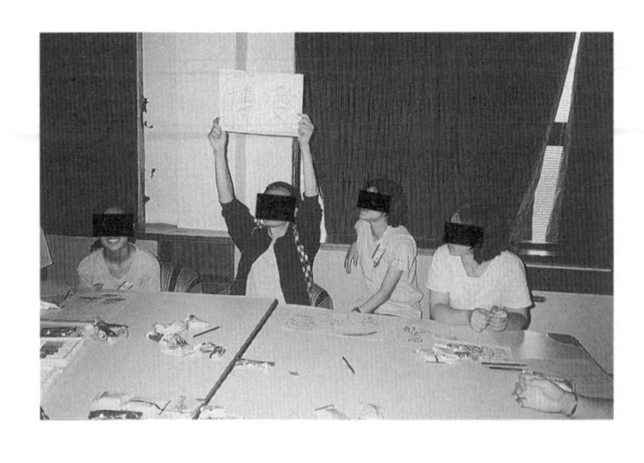

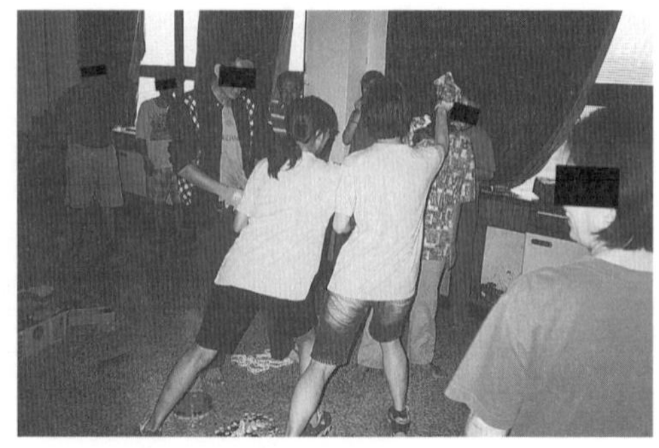

5. **娛樂性音樂活動**（recreational music）

像是音樂遊戲、音樂欣賞察覺、娛樂性音樂演奏團體、休閒技巧發展……等。

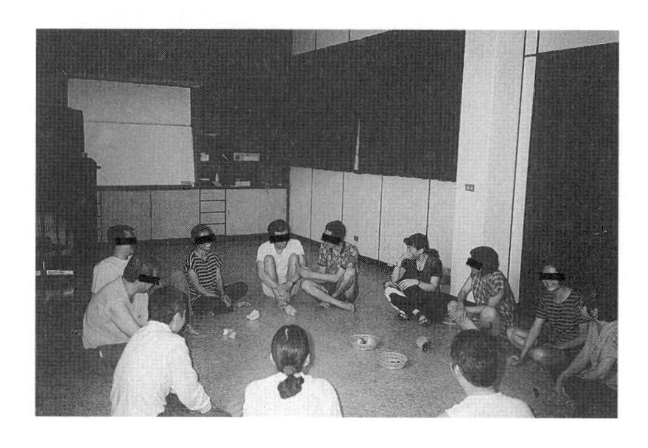

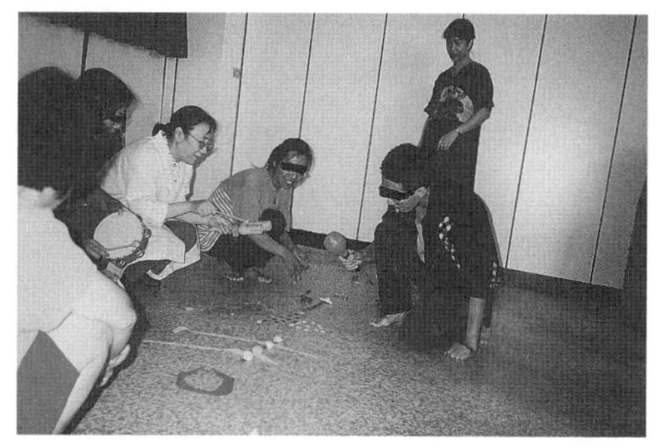

6. **音樂與鬆弛**（music and relaxation）

音樂本身就具有良好的放鬆效果，再配合適當的鬆弛訓練方法，將會更加有力，譬如音樂結合漸進式肌肉放鬆訓練、在團體或個別治療之前利用音樂來緩和焦慮、音樂想像（music imagery）、音樂為主的放鬆法（music-centered relaxation）。

奧福取向音樂治療的活動相當多元、彈性，大概上述的各類活動都有部分被採用，但由於原訂的目標在於支持性的音樂治療，所以活動設計以歷程取向為主，成果取向次之；詳細的活動流程與每一次的重點目標請參看表 11-2「精神病患音樂治療團體活動歷程」（經授權引用自黃創華、吳幸如，2004）。

表 11-2 精神病患音樂治療團體活動歷程

時間	主要活動	重點目標
第一次	1. 團體形成：開場、自我介紹。請成員聽鼓聲走路，待鼓聲停後，自發做出一個動作，並描述動作的意涵，及自我介紹。 2. 音樂貼紙：將彩色貼紙貼於衣服某處，播放音樂讓成員隨節奏走動，音樂停止後，兩人一組，互以貼紙碰貼紙，形成有趣的肢體造型，並分享之。	* 利用聽覺刺激增加成員注意力（attention） * 利用音樂節奏發展動作（moving）的技巧 * 增加成員的人際互動與熟悉度 * 以有趣的音樂曲式架構促進成員的自發性
第二次	1. 音樂肢體活動：三人一組手牽手，全體一起隨著音樂旋律高低帶動肢體起伏，並分享之。 2. 主題歌曲：請成員想一首水果主題歌曲，選出該水果模型，向團體推薦，介紹其特色，並分享之。	* 合作能力的培養 * 刺激聽覺理解能力 * 增進問題解決能力 * 語言表達技巧訓練
第三次	1. 音樂伸展台：請成員以彩色絲巾裝扮，隨音樂節奏自由擺動身體，以展現自我特色，並分享之。 2. 音樂自畫像：以輕柔音樂為背景，請成員回憶快樂的自己，然後繪出，向成員介紹畫中意涵，並分享之。	* 自我展現 * 自我肯定 * 提供正向經驗以提升自尊感（empowerment） * 語言表達技巧及自我覺察
第四次	1. 樂器合奏：利用樂器敲奏，帶動團體氣氛，分享彼此心情。 2. 童韻說白節奏：利用共同熟悉的童韻或歌謠，即興樂器敲奏，分享彼此兒時情景。	* 利用敲打樂器來紓解壓力 * 情緒表達 * 早期經驗回顧與衡鑑

表 11-2 精神病患音樂治療團體活動歷程（續）

時間	主要活動	重點目標
第五次	1. 樂器圖形演奏：圖形配對樂器（例如△代表三角鐵）在短時間內形成樂團。熟悉過程後並讓成員交換樂器再行練習。隨後分享之。 2. 音樂故事：以口語接龍方式創造簡單的故事情境，配合樂器的敲打，來營造故事張力。並分享心得。 3. 戲劇演出：將故事情節配音，並請成員分組討論編劇、分配角色，共同即席演出。隨後分享。	* 訓練短期記憶 * 注意力的持續（maintain） * 提升想像力與創造力 * 問題探索 * 問題解決 * 人際溝通協調
第六次	1. 三段式樂曲：以 ABA 曲式架構，穿插「引導演奏」與「即興肢體創作」的交替。分享過程的體驗。 2. 音樂戲劇：分配故事予各組，請之配樂、改編、演出之。結束後分享。	* 問題解決 * 自發訓練 * 團體支持與肯定，增加自信、自尊、自我認同，增進團體合作
第七次	1. 肢體節奏（body percussion）：拍打不同肢體部位創造種種音色來合奏樂曲，並鼓勵成員自行設計活動內容。隨後分享。 2. 歌曲輪唱：以耳熟能詳的歌曲來做二部及三部輪唱，配合肢體動作來伴奏，並分享之。	* 訓練成員肢體敏捷度 * 創造思考能力 * 注意力廣度（attention span） * 促進歡樂氣氛、轉移焦慮
第八次	1. 樂器即興：選擇自己喜愛的樂器並探討各種不同的敲奏方式，與他人來分享自己的心得。 2. 詞曲創作：分組利用歌曲來改編歌詞，器樂合奏。分享心得。	* 利用樂器的不同敲打方式，讓成員探索不同問題解決方法，增進其彈性與應變能力 * 利用改編歌詞來達到情感的表達與情緒的宣洩

表 11-2 精神病患音樂治療團體活動歷程（續）

時間	主要活動	重點目標
第九次	1. 音樂冥想：利用柔和音樂、冥想放鬆，讓成員在想像情境之引導下放鬆身心。 2. 樂曲主題討論：讓成員自由選用前幾次學過的方式，來做歌曲的表現。事後討論、分享之。	* 身心放鬆以暖化進一步活動 * 從活動中，讓成員主導自己想要的音樂活動，增加其主動性與自發、自信
第十次	1. 老歌賞析：選擇自己喜歡的歌曲，與他人分享。 2. 心靈音繪：利用音樂引導想像，繪畫及寫出參加此團體的感受，做回饋與分享。 3. 團體結束：團體回顧、感謝與祝福。	* 情感紓解 * 透過音樂與人產生共鳴 * 表達正面情感 * 統整與結束

第四節

特殊族群成年音樂治療成效範例

治療團隊為了瞭解音樂治療團體的實際成效，所以在進行團體時，同時進行參與觀察、非參與觀察與全程攝影。並且每次團體前皆有團體前會議與記錄、機構人員報告成員住院狀況、建議團體活動必須特別注意的事項。在團體進行過程與結束後與觀察員討論其記錄，並做成團體後會議紀錄，最後一次特別請成員說明其參與心得與回饋，最後統整所有資料以進行分析。

資料統整的方法是由研究者，即本書作者（黃、吳）兩人個別閱讀團體過程紀錄、參與與非參與觀察紀錄、團體前與團體後會議紀錄、團體歷程照相、成員回饋紀錄等資料，以瞭解團體進行方式及過程。並且分別將資料中，認為是團體重要現象及與研究主題有關的片段劃記標示。當意見不同時，則相互討論以達成共識。作者（黃）以非參與觀察身份，與研究資料維持一定距離的客觀性，作者（吳）則是團體實際帶領者，對團體歷程有深入體會，兩者協同研究可提供主、客觀的多元觀點，也可避免各自偏見。兩者在資料分析過程中保持討論與對話的關係。

接著將成員的心得編碼、分類，兩位研究者共同將這些編碼分類資料作討論彙整，進一步歸類，分析與詮釋。當意見不同時，則相互討論以達成共識。最後整理出來有關奧福音樂治療團體對慢性精神病患的主要助益，歸納出來有下列六點成效，可供欲帶領相近性質團體者參考：

1. 參與率：除一個成員在第五次後流失，其餘成員都全程參與（請假和出院者除外）。相較於該機構的其他團體，本團體屬極高出席率的團體。

2. 注意力：在反覆練習的娛樂性音樂活動中，成員注意力皆有提升。

3. 言語表達與肢體表現：部分成員（占 60%）在前五次因緊張而顯被動、退縮，但在第七次之後，在言語表達與肢體靈活上皆有明顯的改善。

4. 人際互動與自尊自信：由於奧福音樂治療以人為主的歷程取向精神，所有活動皆配合患者功能循序漸進，因此成員在微小成功經驗的累積之下，漸漸樂於與人互動，並提升個人的信心與自尊。

5. 鬆弛歡樂與自發創造：音樂活動中不具威脅感的歡樂氣氛

（nonthreatening enjoyment）使成員情緒鬆弛，漸漸放下僵化的行為與姿態，增加自發性與創造力，尤其在音樂戲劇類活動中更可明顯看到。

6. 增進患者對治療活動的認同感與參與感：整體而言，奧福音樂治療活動讓90%的成員表達希望參加類似團體，例如：有人表示「這是十七年來最甜美感動的一次聚會」，也有人表示「能感受身心的平衡」。

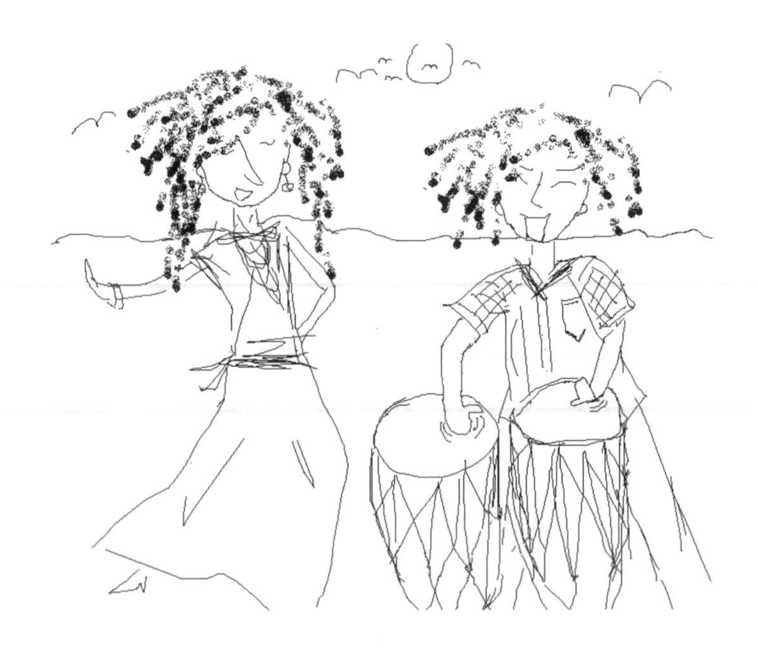

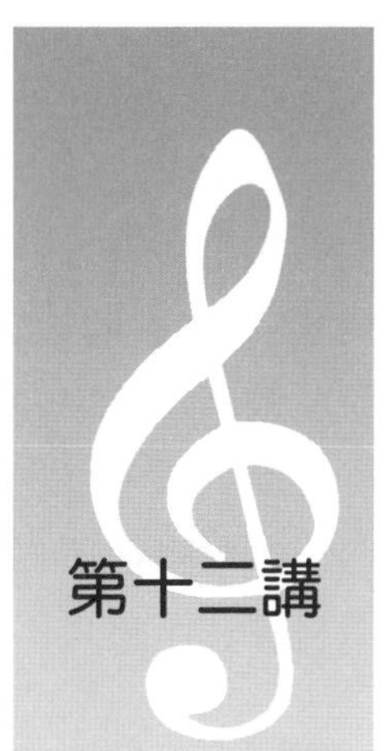

第十二講

高齡者音樂治療

李伯伯（化名）在 68 歲時經歷了喪偶的無助與悲傷，終日過著毫無生氣的日子，失去了生活的目標與希望。本來正準備在自己退休後，好好補償老伴一生的辛勞；沒想到，天不從人願，正當計劃著利用退休金規劃環島旅遊時，原本以為可以相依為命、白首終老的老伴卻在毫無警訊的情況下，被醫師宣布肝癌已到末期，一個月後就離開了人世。在許多遺憾和失落的心情中，李伯伯慢慢的封閉起自己，臉上也失去了往日的光彩……，孝順的兒女似乎也無法觸及李伯伯內心的深處，只能加倍的抽出時間來陪伴他。

一次機緣中，在女兒的介紹下，李伯伯參加了一個音樂治療活動團體，在成員的關懷和治療師的幫助下，李伯伯開始由被動轉為主動的參與團體。在一次又一次的團體活動中，慢慢的回顧自己和妻子共同走過的往日時光，並在大家的鼓勵和支持下，利用詞曲創作表達了對愛妻的思念和感謝，並慢慢重新找回自信與生命的價值。後來還成為某長青團體的召集人，常常贈與朋友其親手創作的詞曲詩畫與人結緣。

團體成員也覺得李伯伯的詞意深摯，感人心弦，有時在合唱完由他填詞、治療師幫忙譜曲的歌後，李伯伯往往流下感恩和思念的淚水，傳達出自己遲來的訴說。最後大家也都分享著自己悸動的心情，也有些長者分享自己類似的經歷，讓人感受到被理解的慰藉，較年輕的朋友也訴說著，要提醒自己，應該把握眼前，珍惜與所愛之人相處的時光，並對李伯伯的真情分享表示感激。

第一節

高齡族群的發展特徵

長命百歲，是千萬年來每個人的夢想。而今，由於科技發達、醫療進步，百歲高齡已不再是遙不可及的夢想，在未來社會中，高齡長者處處可見，將是可以預見的景象。然而，高齡社會帶來的似乎不是「美夢成真」的狂喜興奮，而是面對未知挑戰的惶惑與焦慮。報章媒體論及「高齡」議題時，總是集中在青壯人口的負擔將會加重、醫療設施與養護機構不足、老年疾病的預防……等處著墨渲染，儼然把「高齡」當作「負擔」的代名詞。

但真的是這樣嗎？雖然高齡帶來不少的挑戰，然而對於這些人生進入圓熟階段的長者們而言，一生歲月精鍊出的知識與智慧，正如甘美的醇酒，等待有緣有智者汲飲傳承，而長者們脫離了社會繁文縟節的羈絆，正好是反璞歸真、任意揮灑的黃金歲月。然而，到底是「高齡負擔」還是「黃金歲月」？除了有賴於個人前半生歲月的奮鬥累積，也需要靠社會整體的及早因應規劃。

歷來人類發展的研究都偏重在人生的早期階段，現在發展學者及所有政治、經濟、醫療、服務……等各領域的菁英，也開始必須把焦點轉移到人生的晚期階段了。心理學家、老年學權威並身兼美國頂尖商業開發公司「老人潮」（Age Wave）機構的創辦總裁 Ken Dychtwald 博士在《搶占 2 億人市場——新老年・新商機・新力量》（宋瑛堂譯，2005）一書中指出：1945 至 1965 年出生的戰後嬰兒潮世代，將在未來的五到二十五年間陸續進入老年階段（65 歲以上），而對市場經濟、社會體系……等產生重大變革，甚至將成為主宰二十一世紀的「新老年」強勢族群。

台灣高齡化的速度似乎也愈來愈快，不論學術或現行法律上，對於高齡或者老年的定義，指的是年滿 65 歲之人。聯合國世界衛生組織所訂的高齡化社會指標，是指老年人口總數達全國總人口數的 7% 以上時稱之，而我國的人口組成在 1993 年時，老年人口數占總人口的 7.1%，已經達到聯合國訂定的高齡化社會指標。2005 年底，內政部最新的人口統計資料，老年人口更達全部總人口數的 9.7%（內政部戶政司，2006）。

我們再從上述內政部的統計資料，挑選出 1949 年（國民政府播遷來台，也是 Dychtwald 所謂的嬰兒潮世代開始階段）、1993 年（台灣正式進入高齡化社會）及 2005 年（最新資料）的三階段年齡結構和老化指數資料，製成表 12-1，更可明顯看出人口結構與老化指數的快速變化。

1949 年時，高齡人口只占全人口數的 2.5%，現在則高達 9.7%，增加了將近四倍。老化指數在 1949 年時為 6.1，過了四十四年到了 1993 年則到達 28.2，而後不過十二年光陰，現在則高達 52.0 了。因此包括音樂治療在內，我們對高齡族群的研究必須加快腳步了，才有機會創造出一個高齡者「黃金歲月」的友善社會。

人生每個階段都有其獨特的挑戰與發展任務，高齡期自不例外，包括音樂治療在內的助人專業人員必須對高齡期的特徵有所瞭解，才

表12-1 台灣三階段年齡結構與老化指數在1949、1993、2005三年之比較

年度	人口百分比分配（%）			老化指數
	0-14 歲	15-64 歲	65 歲以上	
1949	41.1	56.4	2.5	6.1
1993	25.1	67.8	7.1	28.2
2005	18.7	71.6	9.7	52.0

能提供適切的服務。正常老化有下列四方面的改變：1.腦部的結構性改變；2.心理的改變；3.社交困難；4.醫療資源的需求增加（吳光顯、何志仁校閱，2002）。因此，老年人動作遲緩，視覺、聽覺……等感官鈍化，記憶力變差，老朋友逐漸過世造成社交適應的問題，還有常罹患超過一種以上的疾病，且對藥物副作用的敏感性普遍增加……等，都是老化的正常過程。

此外，老年人常面臨如這一講開頭所提到之李伯伯（化名）的失落事件，而促使因失去情緒依戀對象造成的哀傷，有些老人若再加上因社經地位變動、經濟情況不佳、支持系統不足，則更會增加身心調適上的困難（李明濱，1997）。因此和高齡者工作時，慣用的模式必須做一些適當的調整，才足以因應高齡者的身心狀況及特殊需求。

這些調適包括：第一，和高齡案主建立關係的方式，提供給他們的協助（譬如攙扶）不要過少，但也不要過多，以免傷及他們的自尊；第二，移情和反移情的問題，由於治療師通常比案主年輕許多，所以有時案主會以晚輩、子女、替代父母、年輕時的配偶……等移情現象來對待之，治療師必須能夠適當的分辨與處理，治療師和長輩相處的議題有時也會以反移情的現象出現而干擾治療歷程，治療師也應該有能力覺察與處置。

此外，第三，對老年的常見慢性疾病，譬如：老年失智症（Dementia）、譫妄症（Delirium）、憂鬱症、焦慮症、妄想症（Paranoia）……等，及喪親之悲慟反應（Bereavement）之病因、病程和治療方法都應該有相當的瞭解。最後還有第四，熟悉老年需要的轉介資源，像是能自在的與老人相處的醫師、各種型態的老人住宅、對失智症老人提供的專門服務、集體用餐方案或送餐服務、老人日間照顧服務、交通服務、居家健康與居家照顧服務、老人虐待相關法令及保護熱線……等（康淑華、邱妙儒，2001）。

第二節

音樂治療在高齡族群的應用

雖然老化不可避免，但是音樂卻可以使高齡者的生活保持樂趣與活力。音樂的規律節奏幫助可使人對時間與空間產生秩序感，緩和不安的情緒。提出心理社會發展理論的著名心理學家 Erik H. Erikson 在其 90 歲高齡時，總結一項長達五十年的縱貫性研究，和其他兩位作者共同出版了《Erikson 老年研究報告——人生八大階段》（*Vital Involvement in Old Age: The Experience of Old Age in Our Time*）一書，也特別強調藝術在老年生活的重要。不管是音樂、跳舞、繪畫、雕刻或戲劇，藝術領域所帶來的創意及刺激，皆可以在知性及美學上大大的豐富老年人的生活（周伶利，2000）。

Erikson 等人更提到，由於一般人少有以藝術活動做為專長，因此更可以提供給老年人新體驗及豐富人生的機會。藝術活動通常需要感官的全心投入、沉浸其中，中年族群生活忙碌、無暇享受，退休老人正好有充分的時間樂在其中。作者（吳）的父親一輩子擔任教職，

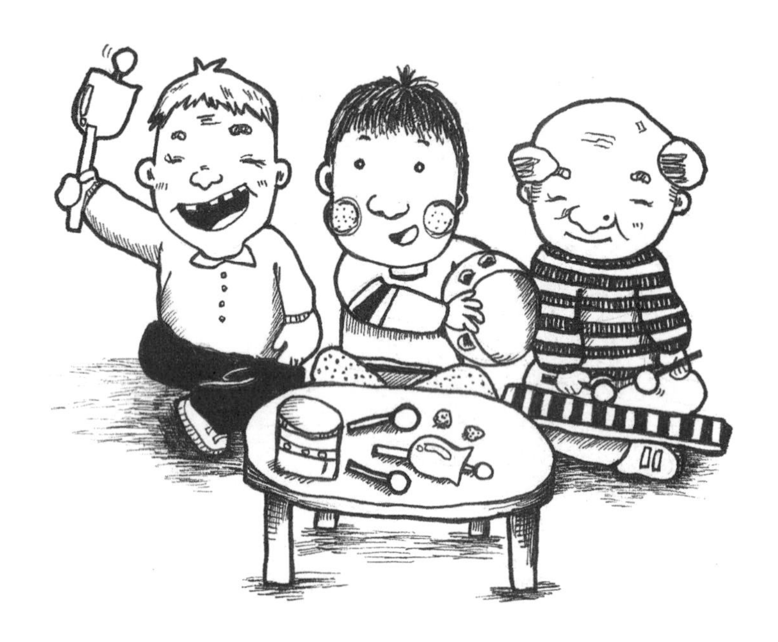

退休後才有機會學習雕刻，他常常說，一天一下子就過去了，生活充實又有成就感；也常把作品送給親友分享，獨樂樂復又眾樂樂，真是不亦快哉。最近更與雕刻班同好一起舉辦聯展，許多作品獲得參觀者的讚賞，他也露出含蓄而滿足的笑容。

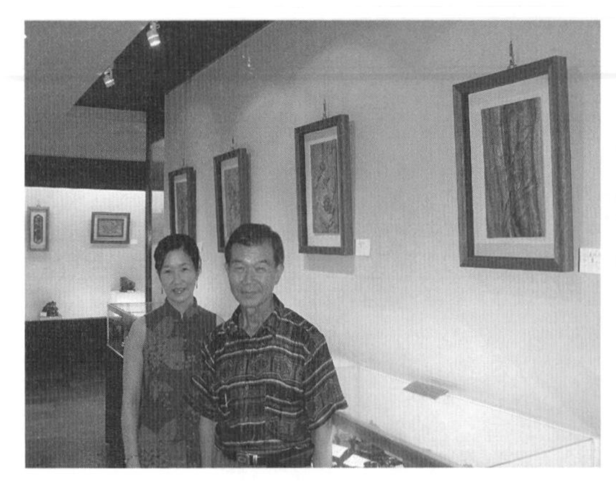

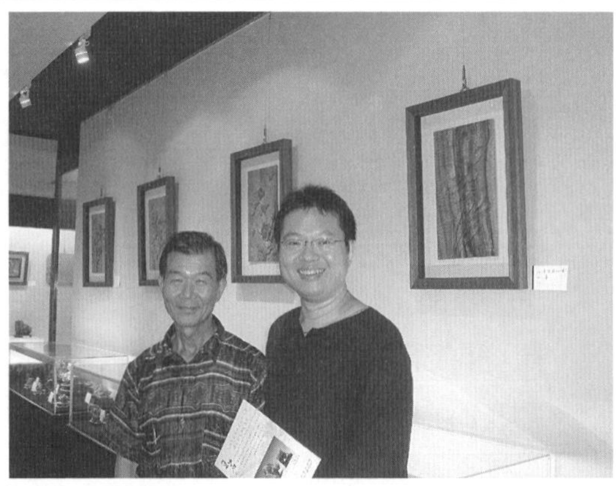

作者（吳）父親之木雕作品展會場

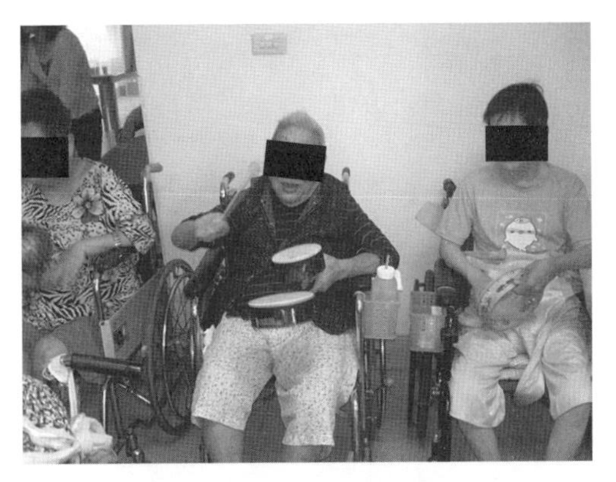

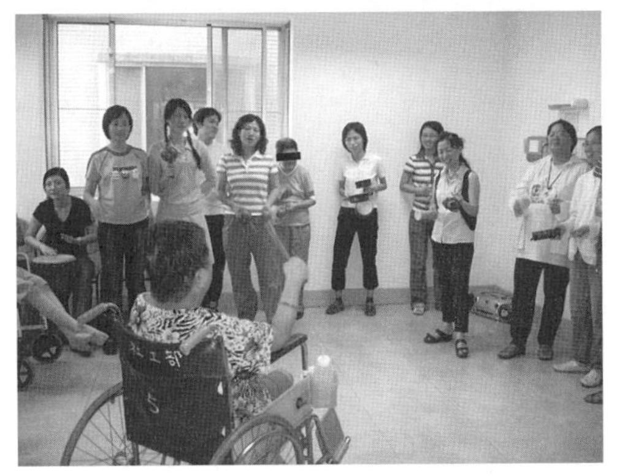

音樂更是在所有藝術活動中最具親和力的一項，非常容易實施，成效卻很宏大。日本曾有一個很有趣的調查，發現音樂有助於養老院的住民之活動參與。剛開始的時候，他們用喊口號的方式招呼老人們做體操，結果只有 30%的人參與；接著他們以簡單的電子琴節奏（伴奏）代替口號讓老人做體操，結果有 50%的人參與；最後當以音樂伴奏做體操，竟有高達 99%老人都參與了做體操的活動（張初穗，2000b），由此可知音樂可以有效的促進老人的活動與活力。

所以 Erikson 等人認為，在充滿藝術刺激與活躍參與的環境中，高齡者沒有時間感到無聊，甚或對病痛自憐或討論。他也建議類似活動不要只限於高齡者參與，若有其他年齡層的人們參與，尤其是小孩子的話，那麼老年人的心情也會跟著改變，這無疑增添了他們生活的活力。

不但對一般老人如此，對於需要長期復健的慢性疾病罹患者，或者行動不便住在護理之家的長者，音樂治療的功效在國外更是早獲肯定。音樂主要是提供感官刺激（sensory stimulation）、提高生活品質，以及防止生理與心理的退化，具有其他醫護措施無法達到的優點（Davis, 1999）。而國內近五年才開始有將音樂治療運用在高齡族群方面的研究，僅有三篇；另有黃淑鶴（2000）一篇研究癌末病患的論文，可以參考並應用在高齡族群安寧療護上；如果加上此篇，則勉強只能算是四篇而已（請參看表 12-2），相較於台灣的高齡化速度，是遠遠不夠的。

表 12-2　國內高齡者音樂治療相關碩士論文

	作者	年代	題目
1	張芳瑜	2005	探討音樂治療對改善機構失智長者問題行為之成效
2	李麗花	2003	音樂治療對老人憂鬱程度成效之探討
3	李玉如	2001	音樂治療對安養機構老人睡眠品質與情緒狀態成效之探討
4	黃淑鶴	2000	音樂治療於改善癌症末期病患疼痛及症狀困擾之成效

這少數的幾篇論文都屬於量化研究，主要採實驗設計或類實驗設計，研究結果都發現音樂對高齡者的心理、行為、睡眠或病痛的改善有顯著效果。張芳瑜（2005）發現，音樂可以顯著改善失智長者的身體攻擊行為和語言攻擊行為；李麗花（2003）發現，接受音樂治療的實驗組老人在整體憂鬱程度及其四個因素（沮喪情感、身心症狀、正向情感和人際問題），均有顯著的改善；李玉如（2001）也發現安養機構實驗組的老人在接受音樂治療後，其睡眠品質、憂鬱及焦慮狀態，皆明顯較控制組改善，且 73%的老人認為音樂治療對其睡眠有幫助，93%的老人認為對其心情有幫助。

黃淑鶴（2000）的研究對象雖非老人，但由於是研究癌症末期的疼痛控制與症狀改善，對高齡族群的重病長者也具有參考價值，所以一併介紹。該研究發現，音樂治療比單純臥床休息更可以減輕癌症末期病患的疼痛自覺嚴重度，而且可以幫助放鬆與舒緩憂鬱。該研究順便調查了病患最喜歡的音樂類型，發現依序是台語老歌

（20%）、輕音樂（20%）、台語流行歌（15%）和國語老歌（15%），可供在類似場域工作者參考。

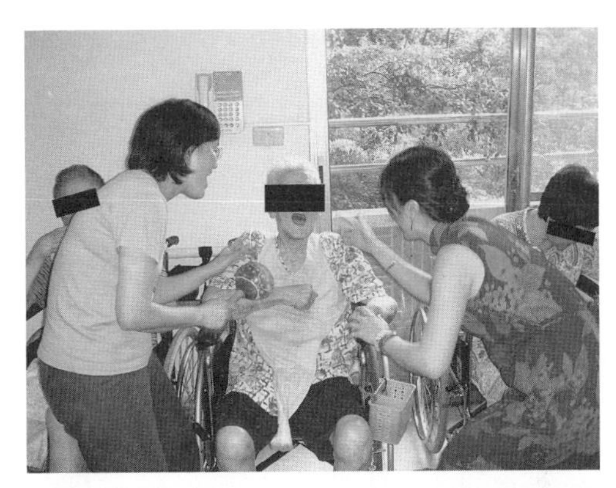

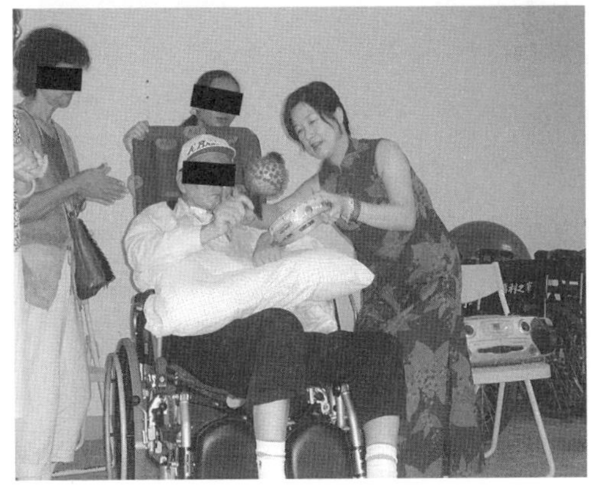

事實上，音樂治療在高齡族群的應用是非常廣泛，不止於前文所述的幾項而已，尤其是護理之家的住院老人，更需要音樂治療的服務與人們的關懷。作者（吳）曾帶領修習音樂治療課程的特教老師與相關人員到類似機構服務，提供排練好的歌曲讓老人們點唱，當唱到他們熟悉的歌曲時，老人們原本平板的面容露出歡欣的神情，甚至有的流下感動的淚水。作者也親見中風後意識不清且長期肢體麻痺的長者，隨著音樂配合著節奏，用手指在鈴鼓上輕敲著鼓面，甚至更把鈴鼓拿在手上輕輕晃動，後來竟拿著樂器敲擊鈴鼓，這是多年來從來沒有發生過的情形，看得旁邊的家屬比長者本人更為激動，作者和學生也深受感動。

Davis（1999, p. 136-137）整理了約三十篇相關研究，列出了音樂治療對高齡者有效的目標，總共有十八項，都是服務高齡族群可以考慮應用的範圍：

1. 增加移動的範圍、動作的流暢與適當的力度（increase upper/lower extremity strength, mobility, and range of motion）

2. 促進社會交流

3. 激化長程記憶（long-term memory）
4. 增進短程記憶（short-term memory）和其他認知能力
5. 增進現實定向感（reality orientation）
6. 提高自尊
7. 促進鬆弛與減輕壓力
8. 增進口語技巧
9. 增進個人衛生（personal hygiene）
10. 強化感官訓練
11. 增進溝通技巧
12. 減少不適切行為
13. 增進生命回顧（enhance reminiscence）
14. 增進 Alzheimer 病患的動作與口語行為
15. 維持 Alzheimer 病患的活動參與
16. 減少遊蕩的情況（wandering）
17. 協助回憶訊息（recalling information）
18. 降低激躁行為（agitation）

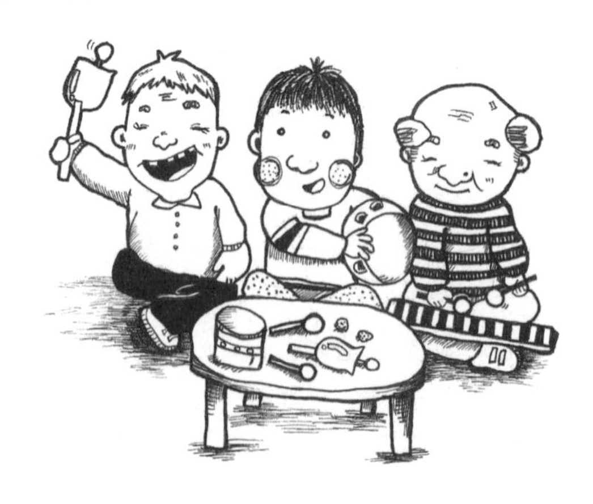

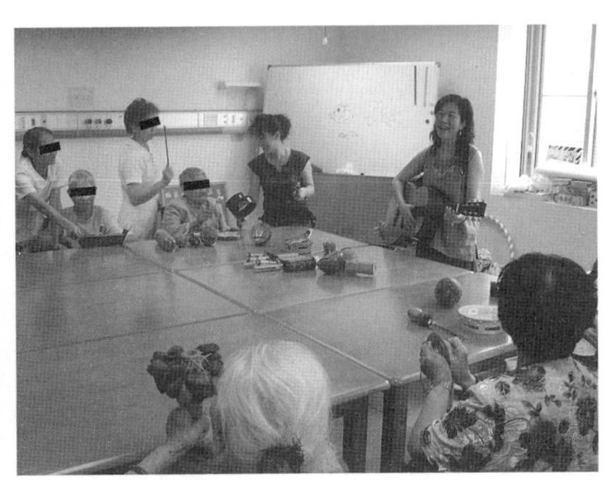

高齡族群音樂活動

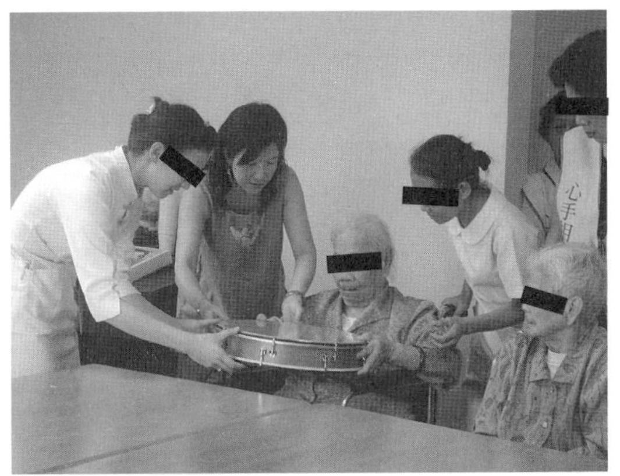

高齡族群音樂活動

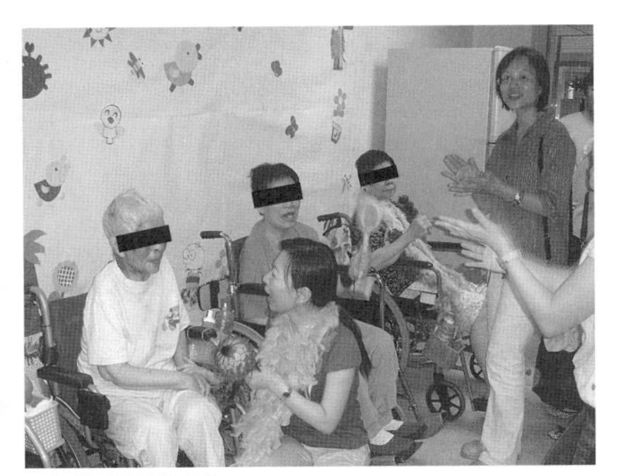

高齡族群音樂活動

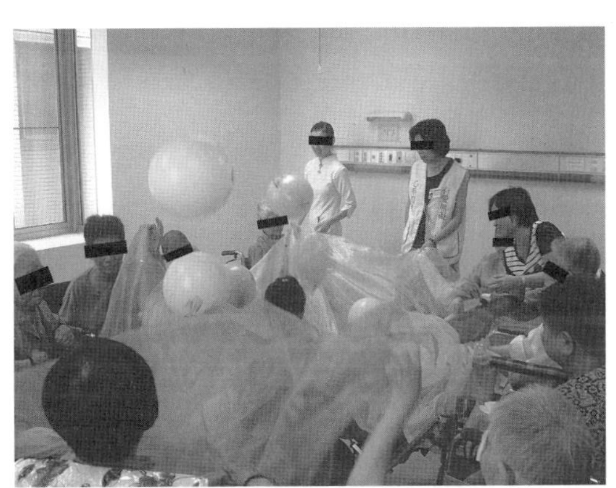

高齡族群音樂活動

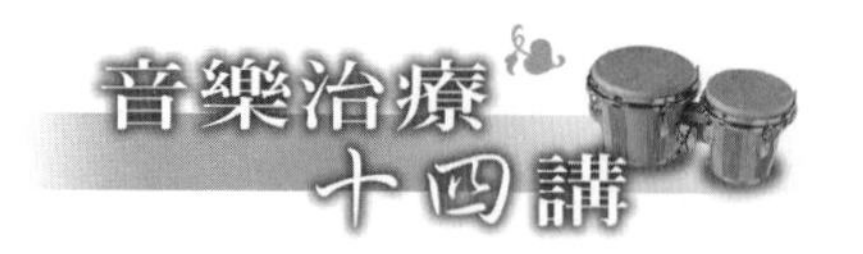

第三節

音樂治療與安寧療護

安寧療護（hospice care）又稱為臨終關懷或是善終服務，hospice原意是接待收容旅人之處，引申為照顧癌症末期病人的地方。它是一種照護方案，提供給臨終病人及其家屬緩和性與支持性的照顧。安寧療護的推廣並因而產生了專門研究及從事臨終關懷的一門新醫學的分科，稱為緩和醫學（palliative medicine）（陳榮基，1998）。其主要精神在於認為臨終並不是「等死」，而是把握人生最後的一段時光，展開對生命的體悟與解脫，並安然、坦然、欣然的走向印度詩哲泰戈爾所說的「死如秋葉之靜美」。

安寧療護服務的對象當然並不都是高齡族群，但就面對人生最後一程這點而言，兩者確有相通之處，因此這裡將合併討論。安寧療護服務人員最需要的不只是技術，更重要的是對人的關心與對生命的體悟。從事與推廣藝術治療的呂素貞（2005）提到一次在演講時，有一位醫學系學生站起來說：「那也叫治療嗎？病人還不是一樣會死！」讓她當場愣住，並非常感嘆：「如果未來的醫師竟也無法瞭解死亡與治療的關係，那可就令人不安了！」（頁 225）。台大醫學院教授、恩主公醫院院長以及佛教蓮花臨終關懷基金會董事長陳榮基醫師（1998，頁13）也談到現代醫者太過執著於對抗「病」，而忽略治療的對象是「人」，往往專心改善「器官」的功能，忽略了人的「整體」，這也是音樂治療在提供安寧療護服務時不可忘記的。

安寧療護是英國人桑德絲（Dame Cicely Saunders）所創，她生於1918 年，1940 年成為護士，後因病去職，但由於熱愛照顧病人，

1947 年轉任社工人員以繼續服務病人，並於該年照顧年輕的癌症病人大衛，建立起深厚友誼，由於當時對癌症病人的疼痛束手無策，所以桑德絲決定為癌症病人建立一個像家而較不像醫院的地方。

1948 年大衛去世，並將遺產五百英磅全留給桑德絲，因此有了建立安寧療護理想的第一筆基金。當時有一位醫師對她說：「如果妳真想幫助癌症病人，就該去當醫生，因為是醫生遺棄了癌症病人」。於是她在 33 歲時進入醫學院，40 歲以前終於成為正式醫師，並在 1967 年創立了聖克里斯多福臨終關懷機構（St. Christopher's Hospice），成為全世界第一所安寧療護機構，Hospice Care 因此成為文明社會與人道醫療的一個指標。

目前英國有一百多家 Hospice，美國也在 1969 年左右由著名的生死學者 Elisabeth Kubler-Ross 將其概念引入美國，1974 年成立第一所居家照顧型態的安寧機構。台灣則是 1980 年代開始由醫學界引入安寧照顧理念，並成為全世界第十八個建立安寧照顧服務的地方。1990 年代開始，開始受到真正的重視與推廣，著名且頗具貢獻的有「財團法人中華民國安寧照顧基金會」、「天主教康泰醫療教育基金會」、「佛教蓮花臨終關懷基金會」、「台灣安寧照顧協會」（取材自安寧照顧基金會，2006；林烝增，2002）。

在安寧療護中，音樂雖不能改變疾病的歷程，但卻是一種可以有效減輕病苦的輔助療法。周勵志（1998）認為音樂治療可以：1.陪伴病人，以尊嚴與滿足的方式面對人生最後歷程；2.減少因疾病或醫療過程帶來的併發症與不適；3.建立新的或重啟舊有的溝通管道。

而在安寧病房中，家屬和醫護人員及其他工作人員，在身心上也都承受很大壓力，也都需要關懷與協助，但常因為把焦點集中在病人身上，而忽略了自己的需求，尤其是親近的家屬和新近的工作人員。因此音樂治療也可以提供家屬或工作人員：1.紓解過度壓力，而能較為平靜和理性的照顧病人，也照顧自己的需求；2.調適生離死別（bereavement）引發的傷慟（grief）反應。

安寧病房的音樂治療可使用的方式相當多元，林芳蘭（2001）整理出八種方式：1.歌唱：可由病人獨唱，或與家人合唱，難以言喻的情緒，有時透過歌曲反而容易傳達彼此的感受；2.曲目選擇：以自選歌曲來分享、討論，讓病人有主控權；3.錄音：讓病人為自己或家人，錄下有特別意義的歌曲或音樂；也可讓病人過世後，做為親友的慰藉與依託；4.放鬆練習：藉音樂節奏配合呼吸練習放鬆，可緩和焦慮，轉移疼痛注意，改善睡眠品質等；5.按摩：配合音樂進行按摩；6.演奏樂器；7.引導想像與音樂；8.生命回顧：與親友共同以音樂回顧生命的重要片段，用音樂串起彼此的回憶，體會生命的甘甜豐美，為自己與家人留下值得回憶的樂章。

安寧療護領域中，除了專業能力之外，更有一些重要態度必須注意，像是：

1. 瞭解病人音樂喜好的個別性：也就是每個人喜歡與熟悉的音樂都不一樣，沒有固定不變的方式與程序，治療師要有高度的敏銳度、直覺力及觀察力來提供適當的曲目，並以病人適切且可接受的方式來進行。

2. 敏銳同理病人的立場：身體健康者有時很難細查病人的處境與心情，所以安寧療護工作人員必須要有深刻的同理心，站在病人的立場，進行病人想要的活動，不能因「治療師」的專業頭銜而獨斷專行，反而造成病人的不快與不適。

3. 尊重病人的私人空間：有時病人只想獨處，或獨自回想某首音樂中屬於自己的個人回憶，治療師都應該予以尊重。

4. 對病人靈性進展的尊重與彈性：這一點在安寧療護中是非常重要的，每個人面對死亡的準備度不同，治療師不應該強加個人的信念予病人，譬如：一定要他「放下」，反而應該積極培養面對生死的素養與智慧，才能有效陪伴病人度過不同的靈性階段。譬如：台大醫院緩和醫療病房經長年臨床經驗與研究建立的「本土化靈性照顧模式」，將靈性境界由低而高分為「病情告知」、「接受死亡」、「感應靈性存在」和「依持佛法（宗教）」四階段，在不同階段病人的心情與需求完全不同，治療師應該體察其需要再配合適當的音樂活動，才能有效協助臨終案主。

第四節

高齡者音樂治療實務與範例

Davis（1999）整理適合高齡者音樂治療的技巧有四大類，依照由輕而重的功能水準，適用的方式包括：1.重啟動機（remotivation）；2.現實定向（reality orientation）；3.回憶法（reminiscence）；4.感官訓練（sensory training），我們認為還應該加上 5.生命回顧（life review），有助於全面整合自己的生命，且不限於是何種功能水準。

「重啟動機」是刺激案主的思考與言語互動，以增進案主的社會技巧；「現實定向」是利用訊息的反覆練習（repetition of information）重新教育已經退化或意識混淆的案主保持和環境的連結，以減少時間、空間、人物等定向感的問題；「回憶法」指的是結構性的回憶過去生活事件或經驗的技巧，它可以做為前兩項技巧的準備；「感官訓練」是對嚴重退化的長者適用的技巧，用簡單、結構性的活動刺激其視覺、聽覺、觸覺……等感官；而「生命回顧」可以幫助長者修通（work through）生命中的未完成事件，以獲得整合與平靜。以下舉一些實際範例，以供參考。

高齡者音樂治療範例一

音樂冥想放鬆技巧

◆ 適用對象

老年族群（或其他適合之團體）

◆ 資源器材

1. 輕柔自然風之樂曲（如：自然的鳥鳴樂、水聲……）
2. CD 音響
3. 地板教室

◆ 治療目標

1. 情緒的紓解
2. 促進身體肌肉之放鬆
3. 提升動作之協調性
4. 增進自信心
5. 加強人際互動與表達能力

◆ 活動指引

1. 治療師帶領團體成員，配合所播放的音樂，利用語言來引導做肢體的放鬆。
2. 請成員依自己最放鬆的姿態席地而坐或躺，依治療師之指示

（依序利用想像，觀想由頭部、頸部、肩、手臂、胸……直至腳底），引導讓肢體放鬆。

3. 治療師帶領成員於活動空間中冥想走動（坐或躺亦可），保持柔緩平和的心境，讓身心在樂曲的情境中，保持優閒、安適、沉靜、愉悅的狀態。
4. 治療師必須評估成員的身心功能，來決定活動帶領的方式。
5. 待音樂停止後，治療師帶領成員呼氣、吐氣三次後，並伸展肢體。
6. 回復原來的姿勢，席地而坐，互相討論及分享彼此的感受。

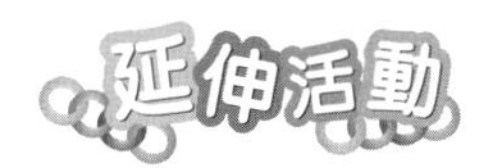

「音樂繪畫」——治療師發給案主圖畫紙與蠟筆，請成員畫下自己對音樂的感受後，分享與討論。

高齡者音樂治療範例二

尋找歌曲及詩篇

◆ 適用對象

老年族群（或其他適合之團體）

◆ 資源器材

圖畫紙、彩色筆、樂器、以月曆上的畫或名信片的風景、事物……裁成的拼圖卡

◆ 治療目標

1. 加強注意力之集中
2. 增進語言表達能力
3. 增進大肌肉動作協調
4. 提升認知能力
5. 回憶過往
6. 情感的抒發
7. 增進團體互動

◆ 活動指引

1. 將成員分組後，發給一信封袋（裡面裝有拼圖紙卡）。
2. 請成員共同合作，將圖卡拼湊完成一張完整的圖像，並以圖卡

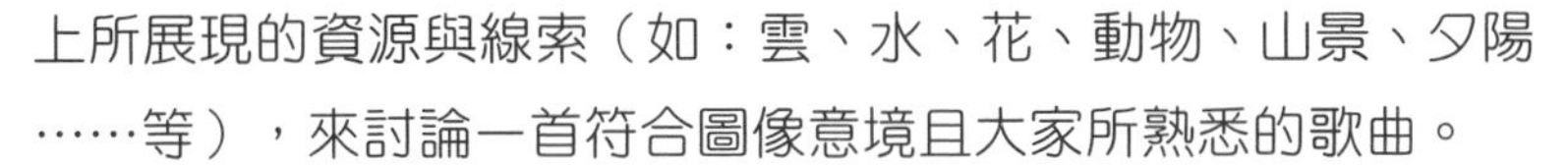

上所展現的資源與線索（如：雲、水、花、動物、山景、夕陽……等），來討論一首符合圖像意境且大家所熟悉的歌曲。

3. 歌曲可由治療師提供，將曲名寫於紙上或白板（如老歌：青春嶺、百牡丹、快樂的出航、一隻小雨傘、港都夜雨……等）。
4. 發給每組成員一張圖畫紙，請其將歌曲的主題寫在圖畫紙上。選擇一種音樂活動（如歌唱、律動……）來表現此首歌曲，並加上團體的構思（或填寫出大家所創作的詞句加以改編，甚至跟著潮流、帶動氛圍，以 Rap 的方式來表現，增添年輕的氣息）。
5. 分組表現創意後，互相討論彼此的感受與心得。

貼心叮嚀

1. 治療師需注意成員的身、心功能，拼圖卡的裁剪可加大或利用容易拼湊的形狀，甚至可尋求協助人員的幫忙。
2. 依年齡層次的需求，可以利用相關性的議題（如月曆、圖畫、漫畫人物……）來製作拼圖。
3. 治療師必須評估成員的身心功能，來決定活動帶領的方式。

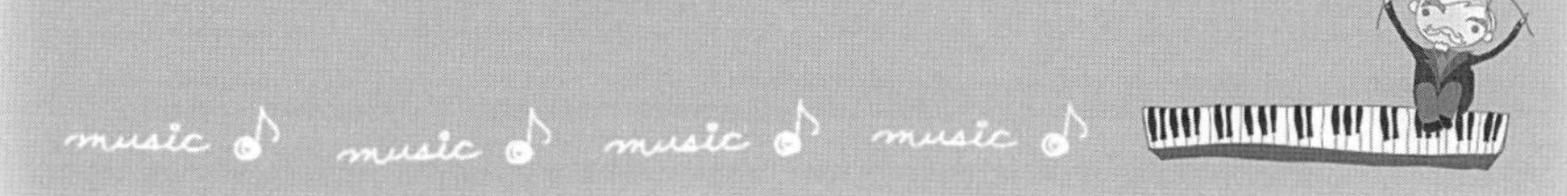

高齡者音樂治療範例三

詞曲創作

◆ 適用對象

老年族群（或其他適合之團體）

◆ 資源器材

麥克風、各類樂器、白板、CD 音響

◆ 治療目標

1. 增進語言表達能力
2. 情感的抒發
3. 加強團體互動
4. 回憶過往

◆ 活動指引

1. 利用成員所熟悉及會唱的老歌、兒歌、情歌、流行曲、日文歌、台語歌（如：妹妹背著洋娃娃、祈禱、蘭花草、相逢夕陽下、晚霞滿漁船、往事只能回味、午夜香吻、補破網、望你早歸、港邊惜別、牽紅線……），寫於白板上。
2. 分組討論，並選擇一首一致認同的歌曲。
3. 請成員們一起討論目前的心境、可以解決的方法、想要表達的心聲……，填詞或改編字詞後（可由治療師幫忙），以不同音樂表達之形式（如合唱、合奏、舞蹈、律動……）來抒發情感，增進人際互動。

4. 活動後請成員分享彼此的體驗與感想。

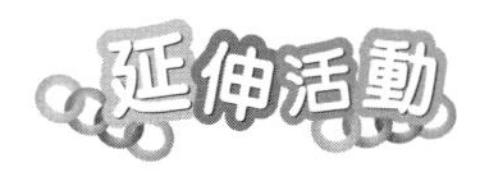

若成員能力許可，治療師亦可將成員分組，發給每組成員一張壁報紙及一盒彩色筆，來進行表達性的音樂繪畫與詩詞創作活動。

筆記欄

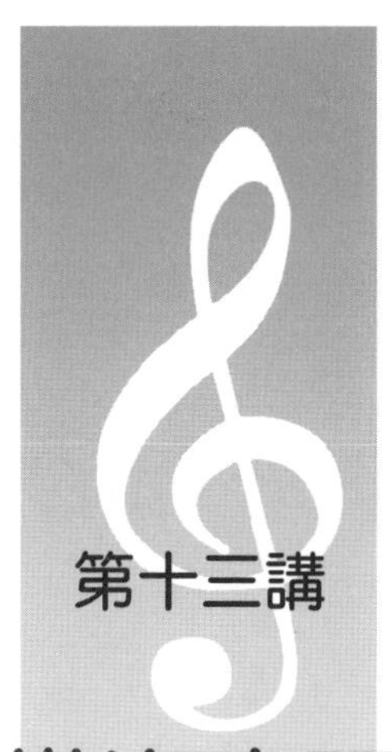

第十三講

音樂治療研究

任何資深稱職的臨床實務工作者（包括音樂治療師），都會在案主的進步中以及自己與案主的真誠交會下，得到深度的滿足，甚至覺得能從事這份工作是上天的恩賜。這份對治療本質的體認與技巧掌握的熟悉，是許多臨床實務工作者必須流下辛勤的汗水，才能慢慢的由經驗中累積起來，是無法經由閱讀或觀察他人的工作就能學到。

然而，換一個角度想，如果所有人都必須從零開始、從頭摸索起，那麼這個專業就永遠無法「踏在巨人的肩膀上往前看」，而必須原地踏步、蹣跚難行了。因此，系統性的整理音樂治療的核心要素，甚至仔細檢驗其中真實有效的部分，才能讓所有相關專業者接受音樂治療是其科學同行的一份子，也讓後進的音樂治療師可以省卻許多摸索的時間，有更多機會讓音樂治療專業邁向更高遠、更廣大的境界，這都需要嚴格的研究設計與大量時間的投入。這一講將說明音樂治療研究工作的重要性，以及音樂治療的研究類型，並簡要的描述目前台灣音樂治療的研究狀況。

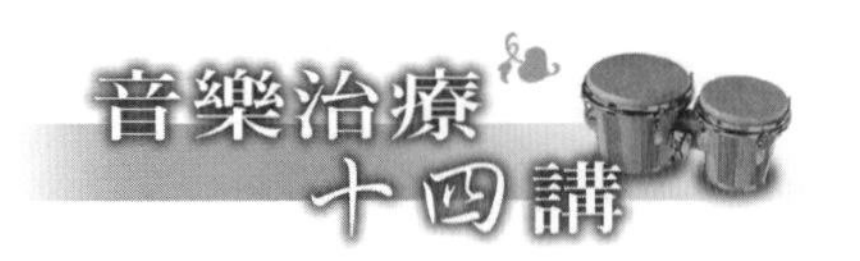

第一節

音樂治療研究的重要性

實務工作與研究工作都需要大量的時間、精力與耐心，台灣的音樂治療尚在起步階段，人力相當有限，該如何兼顧呢？當資源不足時，這個問題的答案只有一個，就是「合作」。作者認為，讓具有嚴格臨床訓練的實務工作者，和具有嚴格系統訓練的研究者，針對共同感興趣的現象進行合作研究，對於一個新進專業而言是非常重要的。當這個專業更加成熟時，實務者可以進行自己臨床場域中的某些研究，專業研究者亦能對音樂治療實務有更深刻的體認與認識，他們可以各自進行研究，也可以共同探討更深入的議題，那將是最理想的狀況。

合作研究是一條可行之路，心理治療的進展史上就曾有過發人深省且非常有趣的一個實例（蔡式淵、王震武，1993）：美國曾有一位非常有名，專門訓練自閉症兒童的專家，名叫西蒙，但人人都只知道她的工作成效卓越，但卻不知其所以然，連她自己也無法清楚系統的完整敘述，所以其做法甚至被稱為是「法術」。不只外人無法瞭解她的「法術」，連同事也深感困惑，他們天天相處、觀摩、討論，但仍學不來她的整套法術，只好眼睜睜的看著這套法術成為「不傳之秘」。

後來是一位專門研究鴿子的實驗心理學家富斯德（C. B. Ferster），他曾經和著名的行為學者史金納（B. F. Skinner）在哈佛大學合作過六年。他找到西蒙，和她一起工作，並用他的專業訓練——實驗研究觀察訓練，才慢慢解開西蒙的法術，而變成可以傳授、解析、改進的科學，也才讓更多人更快的學會西蒙的絕技，不但可以治療其他的自閉症兒童，也可以應用到其他類型的特殊兒童，並具有一定的效果，而廣泛的嘉惠許多需要它的人。

美國音樂治療發展初期的許多先驅者，都很強調理論、實務和研究三者結合的重要性，譬如：E. Thayer Gaston（1968）就表示，沒有實務與研究，理論無法被證實；再者，沒有理論和研究，實務如盲人瞎馬，非常危險；同樣的，沒有理論和實務，研究無從著手。

而現代音樂治療重視研究，至少有三項理由（Gfeller & Davis, 1999）：1.由於音樂是一種治療性媒介，所以實務者必須瞭解音樂刺激所造成的一般性反應為何，才能適當的評估其介入是否得當，以及可以根據案主的年齡、文化、性別、社經狀況……等加以調整；2.音樂治療師有必要針對不同問題的特殊處置效果，加以評估其療效，以取信於人，尤其在現代全民健保或醫療保險的時代，有療效的方法才能取得保險給付；3.足夠的研究證據才能逐步的精鍊音樂治療的理論體系，也能反過來促使治療技術的進展。

因此當代許多音樂治療學者也都非常重視研究（Gfeller & Davis, 1999; Peters, 2000; Wheeler, 1995），整理起來，常見的音樂治療研究類型約有六大類型：1.描述研究（descriptive research）；2.實驗研究（experimental research）；3.單系統研究（single systems research）；4.質化研究（qualitative research）；5.歷史研究（historical research）；6.哲學研究（philosophical research）。

描述研究是為了呈現在特定情況下的資訊，譬如：調查台灣一般老人喜歡的音樂類型。實驗研究是國內大多數學位論文採用的方式，以控制組、實驗組和統計程序來驗證某種音樂治療的介入是有效的。單系統研究又稱為：A（基準線階段）、B（介入階段）、A（回到基準線階段）設計，由觀察欲改變的目標行為是否隨著音樂治療的介入，而隨之改變，以驗證介入的效果。

質化研究則是近代迅速崛起的一個新潮流，它不只關注某些介入的效果，也關心人們的經驗和意義，以及人們的環境和互動，所以研究成果常常更能貼近音樂治療的歷程。它的資料蒐集和上述方法有所不同，主要是直接觀察、書面資料和深度訪談（in-depth interviews）。歷史研究是透過精確且系統（precise and systematic）的方式來瞭解音樂治療活動的過去，以有助於形塑音樂治療專業未來的發展。哲學研究在美國音樂治療發展初期較多，近年發表的較少，它和歷史研究的撰寫格式有些類似，但旨趣不同，歷史研究是呈現發生過的事實，哲學研究則是以反思（reflective）與批判思考（critical thinking）的角度，探問音樂治療「應該」（ought to be）有的方向，譬如：音樂治療模式的分類就是一個哲學研究的題材。

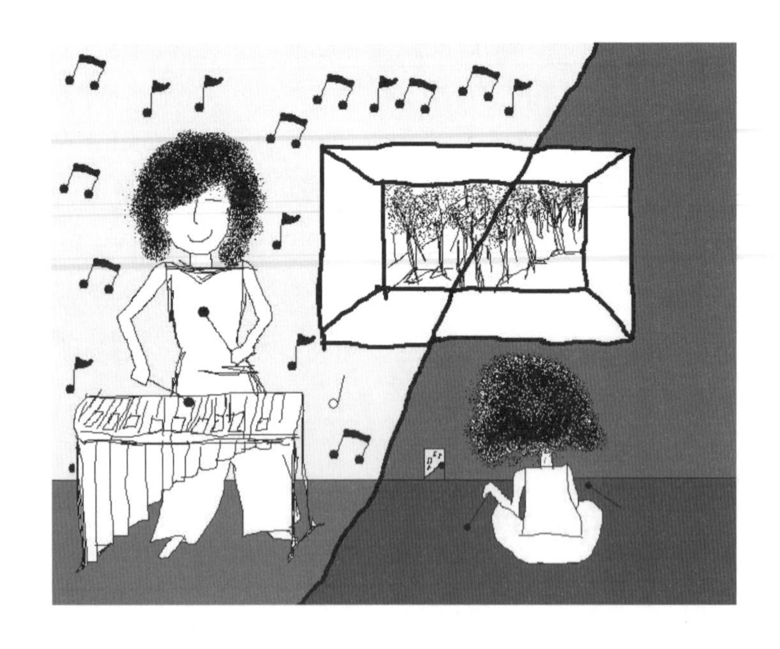

第二節

國內音樂治療研究現狀

國內音樂治療的起步雖晚，但由相關期刊論文和學位論文的數量，可以看出近年來的進展甚速。由於期刊論文與學位論文的性質不盡相同，所以本文分別討論。表 13-1「國內音樂治療期刊論文」是作者蒐集到的相關期刊論文，主要透過國家圖書館期刊論文索引資訊網，以關鍵字「音樂治療」、「音樂療法」或英文 "music therapy" 交叉搜尋，以及在本書撰寫過程陸續蒐集得到的音樂治療期刊論文，共計 83 篇，如果把劉焜輝（1994a，1994b，1994c，1994d，1994e）在《諮商與輔導》連載五期的論文合為 1 篇計算，則應為 79 篇。

表 13-1 國內音樂治療期刊論文

編號	主要作者	發表年代	論文名稱
01	王于欣	2006	特殊兒童之治療與訓練——以音樂為媒介
02	白玉光	2006	國軍實施音樂療育可行性研究——以憲兵部隊為例
03	賴素媛	2006	音樂療法與 SPA 的另類結合
04	陳泰瑞	2005	輔助性音樂治療對女性慢性精神分裂症病患的療效
05	呂以榮	2005	音樂治療初探
06	李玲玉	2005	音樂治療對自閉症幼兒發展之成效探討
07	林威志	2005	聆聽音樂時腦波及心率變異性之變化
08	黃玉珠	2005	鑼聲若響——談音樂與照護的共鳴
09	姚佳君	2005	改善兒童語言障礙之簡易音樂治療活動

表 13-1 國內音樂治療期刊論文（續）

編號	主要作者	發表年代	論文名稱
10	張淑敏	2005	音樂治療與兒童照護
11	陳淑瑜	2005	特殊兒童音樂治療——設定目標與實施計畫
12	黃創華	2004	音樂治療理論模式的比較分析——以奧福音樂治療團體之效果研究為例
13	謝麗鳳	2004	音樂治療於腫瘤病人護理之臨床運用
14	張淑貞	2004	音樂治療於母育護理之應用
15	陳淑瑜	2004	特殊兒童音樂治療的觀察與評量
16	林碧珠	2004	減輕手術病人焦慮之護理處置
17	葉曼青	2004	尋找音樂療法的源頭——自然療法
18	吳幸如	2003	奧福取向音樂治療
19	陳淑瑜	2003	特殊兒童音樂治療——治療概念與基本療程
20	王淑美	2003	慢性精神病患音樂治療成效研究
21	黃玉珠	2003	音樂治療對護理之家住民身心之影響
22	宋美瑩	2003	改善住民活動專案——音樂治療及其他
23	洪進麗	2003	音樂治療在台灣
24	江漢聲	2003	用音樂撫平 SARS 的創傷
25	周莉莉	2003	Effects of music therapy on oxygen saturation in premature infants receiving endotracheal suctioning
26	施以諾	2003	A comparison of the effects of different types of background music on reducing inappropriate behavior by patients receiving psychological occupational therapy
27	施以諾	2003	Music, Nerves, and Occupational Therapy
28	施以諾	2003	運用音樂治療腦傷復健
29	施以諾	2003	舒緩緊繃肌肉群的音樂處方
30	施以諾	2003	音樂治療與健康照護
31	施以諾	2002	莫札特音樂可以讓人變聰明嗎
32	何雅竹	2002	淺論特殊兒童與音樂治療
33	呂家誌	2002	音樂療法簡介
34	陳明宏	2002	音樂對國軍官兵情緒影響之研究

表 13-1 國內音樂治療期刊論文（續）

編號	主要作者	發表年代	論文名稱
35	莊靜如	2002	藝術與心理治療的處方箋——音樂療法
36	賴惠玲	2002	音樂治療概觀
37	蕭佳蓉	2002	淺談精神科之音樂治療
38	黃淑鶴	2001	探討音樂治療於癌末病患疼痛對生活影響程度改善之成效
39	宋鴻燕	2001	自閉症的音樂空間——治療關係的形成
40	姜忠信	2001	從臨床心理學的觀點回應「自閉症的音樂空間——治療關係的形成」
41	莊惠君	2001	淺談音樂治療之應用——由一自閉症個案之治療紀錄談起
42	蕭斐璘	2001	心智障礙者才藝表演的省思從療育音樂會談起
43	周莉莉	2001	音樂治療於兒科護理之應用
44	林秀玲	2001	當音樂白癡遇見音樂大師
45	林芳蘭	2001	音樂治療與安寧照護
46	陳理哲	2001	藝術治療在特殊教育之應用——以音樂治療、舞蹈治療為例
47	張初穗	2000	音樂治療的歷史淵源——遠古與希臘羅馬時代
48	張初穗	2000	老人的音樂治療
49	黃千芸	2000	談音樂治療的語言性——音樂治療中語言活動的重複與變化
50	張初穗	1999	音樂治療之輔助性運用於臨床醫療
51	李惠玲	1999	音樂治療在腫瘤護理之應用
52	李　選	1999	音樂治療在國內護理專業領域之臨床應用
53	胡雅各	1999	音樂治療的理論探討與實施依據
54	洪慧容	1999	最後的旋律——音樂治療於癌症病患之照護
55	蕭振邦	1999	藝術與音樂治療研究
56	蕭佳蓉	1998	音樂治療於臨床精神科護理之應用
57	蕭斐璘	1998	情緒障礙青少年的音樂治療——紐約特殊教育機構工作經驗談

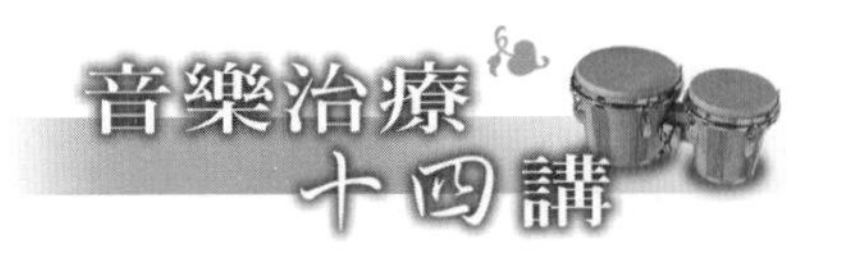

表 13-1 國內音樂治療期刊論文（續）

編號	主要作者	發表年代	論文名稱
58	周勵志	1998	音樂治療與臨終關懷
59	徐麗麗	1998	音樂治療於緩和醫療之應用
60	郭美女	1998	音樂治療與傳達
61	徐麗麗	1997	音樂與治療
62	鍾昌宏	1997	安寧療護之音樂治療
63	李德芬	1997	音樂治療對燒傷病患換藥疼痛反應之探討
64	張　瑛	1996	音樂治療對心臟病人手術前壓力反應之效果
65	黃秀梨	1996	音樂治療對減輕心臟手術後病人加護期間壓力的效果
66	林鎮坤	1996	音樂治療與自閉症兒童
67	溫愛玲	1996	音樂治療在音樂教學上的運用
68	錢麗安	1996	用音符與潛意識密談——音樂治療在臺灣
69	洪振耀	1995	語言治療與音樂治療
70	李麗真	1994	音樂治療在兒童團體輔導上的應用
71	黃榮真	1994	國小啓智班學童音樂治療研究
72	陳惠齡	1994	從音樂治療——談奧福教學法在特殊教育上的應用
73	張初穗	1994	殘障嬰幼兒的音樂治療
74	葛守真	1994	特殊教育之音樂治療
75	傅靜慧	1994	音樂治療的模式——數據
76	劉焜輝	1994	音樂治療理論與實施（一）
77	劉焜輝	1994	音樂治療理論與實施（二）
78	劉焜輝	1994	音樂治療理論與實施（三）
79	劉焜輝	1994	音樂治療理論與實施（四）
80	劉焜輝	1994	音樂治療理論與實施（五）
81	李　選	1993	音樂治療對改善住院精神病患精神症狀與人際互動之成效
82	傅靜慧	1993	音樂治療的理論基礎
83	邵淑雯	1993	音樂對心理效應之探討——由創作與欣賞觀點而論

黃創華、吳幸如製表（2006 年 8 月）

音樂治療跨學門的特性在期刊論文的作者背景與發表刊物上，也明顯的反映出來，相關論文散見在醫療護理、諮商輔導、心理衛生、各級教育、特殊教育、藝術人文等領域，因此想要完整蒐集是非常困難的。表13-1也僅是作者目前所知的，遺珠之憾恐怕所在多有。這些期刊論文偏重概論介紹性質與應用範圍的探討者居多，也有多篇是作者學位論文之改寫或延伸，因此作者不擬對期刊論文做進一步的分析與闡釋，僅整理於此以方便實務者或研究者能夠按圖索驥，容易找到自己需要的資料。

表 13-2「國內音樂治療學位（碩士）論文」則是透過國家圖書館全國博碩士論文資訊網，以關鍵字「音樂治療」、「音樂療法」或英文 "music therapy" 交叉搜尋得到的音樂治療碩士論文，共49篇。學位論文比較可以反應音樂治療的研究現狀，所以作者除了在表13-2列出論文作者、發表年代和論文名稱之外，並將進行簡要的資料整理，以便呈現國內音樂治療的研究現狀。

表 13-2　國內音樂治療學位（碩士）論文

編號	主要作者	發表年代	論文名稱
01	簡子欣	2006	音樂治療活動對聽覺障礙兒童國語聲調清晰度成效之研究——以發聲練習及聲調覺試為主
02	陳鈺玫	2006	音樂活動對國小自閉症兒童語言表達之研究
03	羅佳珣	2006	音樂在失戀復原效果之研究
04	彭佩儀	2005	音樂療法對血液惡性腫瘤病人的焦慮程度及生理反應之成效
05	徐培華	2005	熱影像技術應用於音樂療法下燒燙傷病患疼痛減輕程度之評估研究
06	鄭立群	2005	發展性音樂治療對國小ADHD兒童注意力教學成效之研究

表 13-2 國內音樂治療學位（碩士）論文（續）

編號	主要作者	發表年代	論文名稱
07	郭世和	2005	應用音樂探索活動增進大學生情緒智力之研究——以大葉大學休閒系一年級學生為例
08	張芳瑜	2005	探討音樂治療對改善機構失智長者問題行為之成效
09	楊雪梨	2005	甦醒植物人昏迷經驗與復健、照護歷程之探討——以台澎地區六個案為例
10	林麗晴	2005	音樂治療對慢性精神分裂症病患精神症狀與腦波影響之探討
11	陳柏翎	2004	以熱影像技術量測有無聆聽音樂時人體溫度變化之研究
12	林秀燕	2004	用音樂治療於癌症患童接受化學治療所引起急性噁心、嘔吐影響之初探
13	歐陽淑卿	2004	以音樂欣賞進行音樂治療之行動研究
14	陳永宏	2004	活潑快板與柔和慢板音樂對女大學生壓力反應之影響
15	周美嫻	2004	憂鬱症患者於引導想像音樂治療之改變歷程
16	柴蘭英	2004	音樂治療教學方案對國小啓智班兒童口語表達能力之研究
17	楊甘旭	2004	音樂活動對身心障礙學生適應行為成效之研究
18	邱安煒	2004	音樂對腦波及心率變異性的影響
19	簡珮玲	2004	日本自閉症兒與音樂療法
20	莊皓亙	2004	由音樂分析探討音樂中之治療性要素——以彼德・胡伯納（Peter Hubner）《醫學共振音樂》中的「治療失眠音樂」為例
21	李麗花	2003	音樂治療對老人憂鬱程度成效之探討
22	許維琪	2003	音樂治療對憂鬱症病患憂鬱狀態之成效探討
23	張淑貞	2003	音樂治療改善婦女剖腹產過程之焦慮、壓力和生產經驗滿意度的成效

表 13-2 國內音樂治療學位（碩士）論文（續）

編號	主要作者	發表年代	論文名稱
24	洪慧容	2003	音樂治療對改善癌症病患焦慮、憂鬱及睡眠品質之成效
25	呂佳璇	2003	音樂治療教學對一般國小兒童自我概念與行為困擾之研究
26	林素秋	2003	音樂治療活動對國小四至六年級學童之攻擊與人際關係問題輔導研究
27	陳宣蓉	2003	音樂治療活動應用於智能障礙兒童自我概念及人際關係之研究
28	張心馨	2003	音樂治療的理論及其在國中階段的應用
29	廖淑美	2003	奧福音樂治療法特質之研究——以一位音樂治療師與自閉症兒童之觀察為例
30	陸秀芳	2003	音樂治療對改善酒癮患者焦慮憂慮狀態成效之探討
31	施以諾	2003	音樂的波形與精神分裂患者的不適切行為
32	林莉萱	2003	探討術前音樂對體外震波碎石術病患的影響
33	黃尚本	2003	音樂治療於缺氧性昏迷病患的個案報告與文獻回顧
34	劉玉湘	2002	音樂治療對自然生產初產婦減輕分娩疼痛和焦慮之成效
35	黃金玥	2002	美育取向音樂治療的理論基礎暨國中學生輔導之行動研究
36	蔡榮美	2001	音樂治療對安胎孕婦接受無加壓監測時其焦慮及生理反應成效之探討
37	李玉如	2001	音樂治療對安養機構老人睡眠品質與情緒狀態成效之探討
38	黃淑鶴	2000	音樂治療於改善癌症末期病患疼痛及症狀困擾之成效
39	李詠瑞	2000	音樂療法對癌症疼痛病患的疼痛程度、生理反應與心理感受之成效
40	黃千芸	2000	溝通活動在音樂治療中的重複與變化：初步質性個案研究

表 13-2 國內音樂治療學位（碩士）論文（續）

編號	主要作者	發表年代	論文名稱
41	周莉莉	2000	音樂治療對接受抽痰護理之早產兒其生理指標之影響及成效探討
42	徐珮菡	2000	音樂治療理論基礎及其在台灣的研究與實踐
43	洪瑟勵	2000	音樂治療活動對國中階段中重度智障學生社會技能之影響
44	游金靖	1998	音樂治療對心臟手術病患呼吸器脫離時焦慮成效探討
45	蔡佳芬	1997	音樂團體治療對改善慢性精神分裂病患負性症狀與人際互動之成效
46	展桂馨	1996	諾朵夫──羅賓斯創造性音樂療法之探究
47	李德芬	1995	音樂治療對燒傷病患換藥的疼痛程度、生理反應及心理感受之成效探討
48	張 瑛	1995	音樂治療與認知性壓力處置對病患克服心臟手術壓力之成效探討
49	張玉珍	1987	音樂治療對低自我概念兒童自我知覺之影響

黃創華、吳幸如統計、製表（2006 年 8 月）

表 13-3「音樂治療學位論文之對象、主題、方法和專業統計表」乃針對每篇學位論文的研究對象、研究主題、研究方法和論文作者的專業領域，逐篇整理而成，以方便後續的進一步分析。

表 13-4「音樂治療學位論文所屬專業領域統計表」乃根據表 13-3 的資料化約而成，可以清楚看到，投入音樂治療研究的相關領域非常多元，包括：特殊教育、一般教育、諮商輔導、心理治療、護理、醫學、管理、音樂、工程、語言和生死學等，共十一個專業領域。其中護理學界歷年來共產生 19 篇音樂治療碩士論文，為數最多；一般教育和音樂領域各有 6 篇，並列第二。此外，工程科學領域的 2 篇和生死學領域的 1 篇論文，都是近兩年才出現的，是值得關注的發展，尤

表 13-3 音樂治療學位論文之對象、主題、方法和專業統計表

編號	作者	年代	研究對象	研究主題	研究方法	專業領域
01	簡子欣	2006	兒童	聽覺障礙	量化 質化	特教
02	陳鈺玫	2006	兒童	自閉症	量化 質化	音樂
03	羅佳珣	2006	大學	失戀復原	量化	管理
04	彭佩儀	2005	成年	血液惡性腫瘤、焦慮、生理反應	量化	護理
05	徐培華	2005	成年	熱影像技術、燒燙傷、疼痛	量化	工程
06	鄭立群	2005	兒童	過動症、注意力	量化	特教
07	郭世和	2005	大學	情緒智力	量化	管理
08	張芳瑜	2005	老人	問題行為	量化	護理
09	楊雪梨	2005	成年	甦醒植物人	質化	生死
10	林麗晴	2005	成人	精神分裂症狀、腦波	量化	教育
11	陳柏酠	2004	成年	熱影像技術、體溫變化	量化	工程
12	林秀燕	2004	兒童	癌症化療、急性噁心、急性嘔吐	量化	護理
13	歐陽淑卿	2004	國中	音樂欣賞、行動研究	質化	教育
14	陳永宏	2004	大學	壓力反應	量化	心理
15	周美嫻	2004	成人	憂鬱症、引導想像音樂治療、改變歷程	質化	護理
16	柴蘭英	2004	兒童	啓智、口語表達	量化	特教
17	楊甘旭	2004	高中	身心障礙、適應行為	量化	教育
18	邱安煒	2004	成人	腦波、心率變異性	量化	醫學
19	簡珮玲	2004	日語	自閉症、腦發展	質化	語言
20	莊皓亙	2004	音樂	音樂分析、治療性要素、醫學共振音樂	質化	音樂
21	李麗花	2003	老人	憂鬱	量化	護理
22	許維琪	2003	成人	重鬱症、生理指標	量化	護理
23	張淑貞	2003	成人	剖腹生產、焦慮、滿意度	量化	護理
24	洪慧容	2003	成人	癌症、焦慮、憂鬱、睡眠品質	量化	護理

表13-3 音樂治療學位論文之對象、主題、方法和專業統計表（續）

編號	作者	年代	研究對象	研究主題	研究方法	專業領域
25	呂佳璇	2003	兒童	自我概念、行為困擾	量化	管理
26	林素秋	2003	兒童	攻擊行為、人際關係	量化	輔導
27	陳宣蓉	2003	兒童	智能障礙、自我概念、人際關係	量化	教育
28	張心馨	2003	國中	國中音樂教育	質化	音樂
29	廖淑美	2003	兒童	奧福音樂治療、自閉症	質化	教育
30	陸秀芳	2003	成人	酒癮、焦慮、憂鬱	量化	護理
31	施以諾	2003	成人	不適切行為、精神分裂症、大腦認知功能	量化	醫學
32	林莉萱	2003	成人	體外震波碎石術、術前焦慮、心率變異性	量化	醫學
33	黃尚本	2003	成人	缺氧性腦病變、昏迷、聽覺刺激	質化 量化	醫學
34	劉玉湘	2002	成人	產痛、焦慮	量化	護理
35	黃金玥	2002	國中	美育取向音樂治療、行動研究	質化	教育
36	蔡榮美	2001	成人	安胎孕婦、無加壓監測檢查、焦慮、生理反應	量化	護理
37	李玉如	2001	老人	機構老人、睡眠品質、情緒狀態	量化	護理
38	黃淑鶴	2000	成人	癌症、疼痛、症狀、困擾	量化	護理
39	李詠瑞	2000	成人	疼痛程度、癌症病患、生理反應、心理感受	量化	護理
40	黃千芸	2000	兒童	重複、變化、音樂、語言、溝通、互動	質化	語言
41	周莉莉	2000	兒童	早產兒、抽痰護理、生理指標	量化	護理
42	徐珮菡	2000	文獻	台灣的音樂治療	歷史	音樂
43	洪瑟勵	2000	國中	中重度智障學生、社會技能	量化	音樂
44	游金靖	1998	成人	焦慮程度、呼吸器脫離、心臟手術	量化	護理

表 13-3 音樂治療學位論文之對象、主題、方法和專業統計表（續）

編號	作者	年代	研究對象	研究主題	研究方法	專業領域
45	蔡佳芬	1997	成人	音樂團體治療、精神分裂、負性症狀、人際互動	量化	護理
46	展桂馨	1996	文獻	創造性音樂療法	質化	音樂
47	李德芬	1995	成人	燒燙傷、換藥疼痛反應	量化	護理
48	張 瑛	1995	成人	心臟手術、認知性壓力處置、壓力處置成效	量化	護理
49	張玉珍	1987	兒童	低自我概念、自我知覺	量化	輔導

黃創華、吳幸如統計、製表（2006 年 8 月）

表 13-4 音樂治療學位論文所屬專業領域統計表

專業	特教	教育	輔導	心理	護理	醫學	管理	音樂	工程	語言	生死
篇數	3	6	2	1	19	4	3	6	2	2	1

黃創華、吳幸如統計、製表（2006 年 8 月）

其工程科學領域的 2 篇論文，皆以熱影像技術做為評估音樂治療的工具，對某些音樂治療效果的測量會有所助益。

圖 13-1「歷年音樂治療學位論文數量統計」可以清楚看到，國內第一篇音樂治療學位論文是在 1987 年由諮商輔導領域開始，但隨即沈寂了八年之久，直到 1995 年才有護理學界的兩篇論文同時產生，但是隨後除了 1999 年之外，每年都有音樂治療相關學位論文的產出。近三、四年數量上更是大幅提高，2003 年更多達 13 篇，但隨後兩年又有略微下降趨勢，不過還是不少，今年（2006 年 8 月之前）只有 3 篇的原因，應該是還有許多論文尚不及登錄在國家圖書館博碩士論文資訊網的緣故，並非今年學位論文數字的正確數字。

圖 13-2「音樂治療學位論文研究對象數量統計」可以明顯發現音樂治療學位論文的研究對象，以成年族群的 22 篇居冠，其次是兒童族群

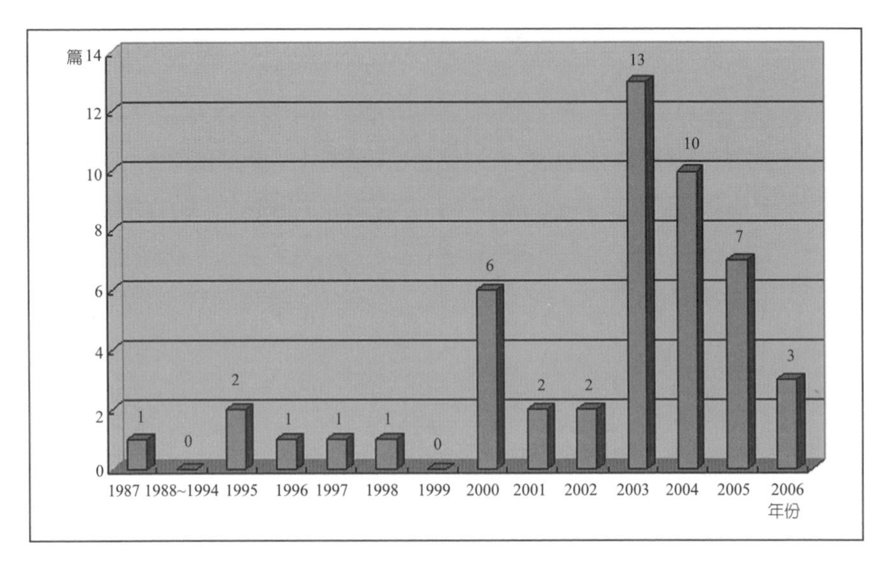

圖 13-1 歷年音樂治療學位論文數量統計

黃創華、吳幸如統計、製圖（2006 年 8 月）

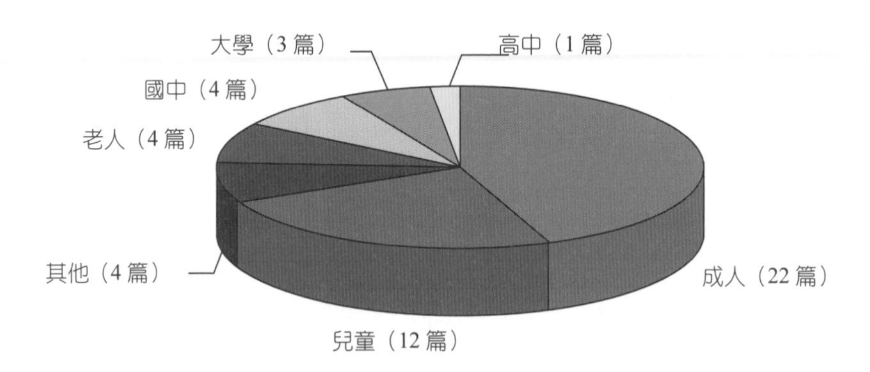

圖 13-2 音樂治療學位論文研究對象數量統計

黃創華、吳幸如統計、製圖（2006 年 8 月）

的 12 篇，其他國中、高中、大學和老年族群的研究仍屬有限，也就是說這些族群的研究空間仍然很大。比較有趣的是，其他類別也有 4 篇，包括文獻分析 2 篇，以及以日語的特性和以音樂的特性為對象，來研究其和音樂治療關係的論文各有一篇。

至於這些學位論文進行研究所採用的研究方法，則可參見圖 13-3「音樂治療學位論文研究方法數量統計」的圖示，非常清楚量化研究還是國內音樂治療研究最常採用的方法，共計 35 篇，占所有學位論文的七成以上（71%），質化研究也有 10 篇，也占總篇數的兩成（20%），另有 3 篇則是兼用量化研究與質化研究，只有 1 篇屬於歷史研究。這一講就以這些圖、表來呈現台灣的音樂治療研究現狀，至於這些數據的解釋、推論與可能意義，則留待第十四講音樂治療展望時，一併討論。

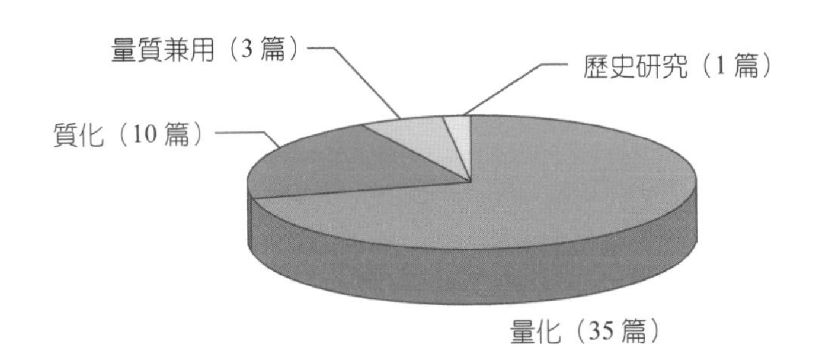

圖 13-3　音樂治療學位論文研究方法數量統計

黃創華、吳幸如統計、製圖（2006 年 8 月）

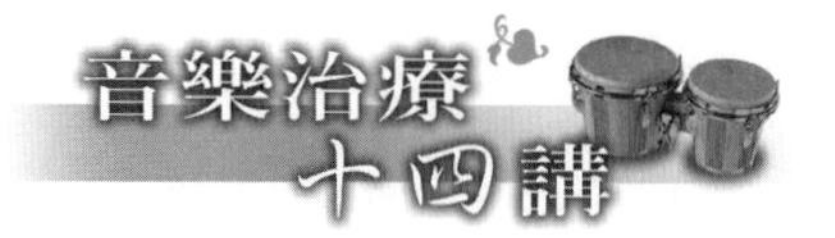
音樂治療
十四講

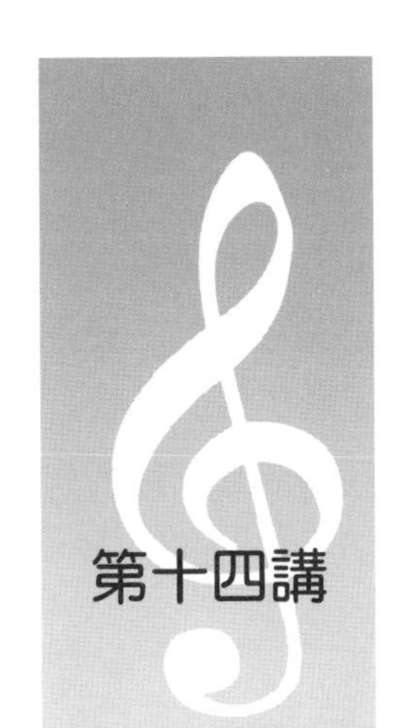

第十四講

音樂治療展望

雖然無法以精確的統計數字說明，但是就大眾傳媒與消費市場上的初步觀察顯示，近年來「音樂治療」這個詞彙，無庸置疑的已經進入台灣民眾的生活與內心，並且廣被認知與接納了——報章上有特別介紹音樂治療的專欄；音樂公司不斷推出消除疲勞、減輕焦慮、幫助睡眠……等不一而足的「處方性音樂治療 CD」產品；還有許多機構也都開始舉辦推廣性或專業性的音樂治療講座、研習，以及出版相關書籍……等，看來是一片「熱鬧繁榮」的樣貌。

然而這一片欣欣向榮的景象，對於嚴謹的專業人員來說，卻是一則以喜、一則以憂。喜的是社會大眾的普遍認知，的確有助於這一個新興領域的推動和發展；憂的卻是傳播媒體與商業行銷在某些方面的過度誇大，反而會把科學的音樂治療降格成為神奇的靈丹偏方，造成其他專業人員的誤解、不信任，甚至加以排斥，損害了好不容易才辛苦建立起來的公信力與專業形象，也影響了不明就裡之社會大眾的正確判斷。這些部分則是需要予以澄清，甚至是需要加以辯駁的。

因此在本書的最後，我們將就台灣音樂治療的過去、現在和未來，進行概括性的描述，並對過份渲染（例如：「莫札特效應」）的偏向發展，予以澄清、矯正。這一講分為兩節，第一節針對台灣音樂治療的發展和現狀，不管是通俗層面，還是專業層面，做一個簡單的回顧整理，以便鑑往知來。第二節則針對台灣音樂治療未來發展的可能性及可行性，依據現狀加以推測與討論，並嘗試提出一些想法，以便群策群力，共創美好的將來。

第一節

國內音樂治療發展現狀

音樂療效的過度渲染，可用所謂的「莫札特效應」（Mozart effect）當作範例來說明，這個事件要從 1993 年的美國加州說起。開始時只是正常的科學活動，加州大學（University of California）爾灣（Irvine）分校的心理學教授 F. H. Rauscher 和同事進行了一項研究（Rauscher, Shaw, & Ky, 1993），他們讓 36 位自願參與研究的大學生分成三組。實驗組聆聽 10 分鐘的莫札特 D 大調雙鋼琴奏鳴曲 K448（Mozart's sonata in D major for two pianos, K448），另有兩組為控制組，其中一組聆聽設計用來降低血壓的放鬆音樂，還有一組只是單純維持靜默。隨後則以智力測驗中的「空間推理」（spatial reasoning）項目來測試他們，結果發現實驗組的空間推理能力平均增加了 9 分，但效果只維持約 10 分鐘左右，後來研究結果發表在著名的科學刊物《自然》（*Nature*）期刊上。

研究刊出後也受到媒體的注意，被當作驚人的發現大肆報導，同時登上了《紐約時報》的頭版，消息傳出後，莫札特的 CD 被搶購一空，甚至有父母 24 小時在小寶寶的床頭不斷的播放，被渲染為可以立刻提高智商的「莫札特效應」風潮就此傳布開來。緊接著政治人物也插上一腳，喬治亞州州長米勒成立一個專案，把納稅人的錢拿來買莫札特 CD 送給州內每位年輕媽媽，希望提升寶寶的空間能力，其他州也開始跟進，佛羅里達州的公立托育中心要求每天播放莫札特音樂。小朋友吃飯時也是莫札特，遊戲時也是莫札特，無時無刻都是莫札特、莫札特、莫札特……，幾乎到了走火入魔的地步（洪蘭，2001；蕭斐璘，2002）。

任何從事教育的人都知道，智力是一個複雜的現象，智力的提升更不可能一蹴可幾，然而，又有哪一對父母不希望自己的小孩聰明、聰明、更聰明。如果只是聽音樂，而且是美好的莫札特音樂，只要簡單的聆聽就可以提高智商，那麼何樂而不為呢？而且又是頂尖的科學刊物上的研究報告。可惜沒有這麼簡單的事，其他研究者複製同樣的程序卻沒有得到同樣的效果，Rauscher 等人也從來沒有宣稱過莫札特音樂可以提高智商，研究中只說過可以短暫的提高空間推理的分數，這和智商的改變不能劃上等號。

而且空間推理分數提高的原因，還有許多不同可能的解釋，譬如：有學者指出空間能力的暫時提升，可能是因為受試者處於較愉快的情境，心情愉快造成測驗表現較佳罷了。所以所謂的「莫札特效應」並不存在，Rauscher 等人後來也出面澄清，他們的研究受到誤解與誤導，任何音樂與智力改變的推論都還有待繼續探討，目前並沒有任何科學證據顯示聆聽音樂可以更聰明（蕭斐璘，2002）；反而是相較於單純的聆聽，從小長期的音樂訓練可能對大腦的發展幫助較大（Jensen, 2001）。

二十世紀末在美國被證實無效且備受爭議的「莫札特效應」，沒想到卻在二十一世紀初期的台灣又延燒開來，知名心理學者洪蘭教授（2001）說她在街頭巧遇久未見面的大學同學，就是因為怕孩子輸在起跑點上，所以利用暑假一週三次送小孩來聽莫札特的音樂，開學後改成一週一次，洪蘭聽了之後，一時之間不知道該說些什麼才好。作者在上課或研習會上，也多次碰過孕婦媽媽詢問聽莫札特音樂是不是有助於「胎教」，一時之間我們也是不知道說什麼才好。於是我們反問她自己喜歡聽莫札特嗎？她說不喜歡，她比較喜歡民歌和流行歌曲，我們又問她聽自己喜歡的音樂對身心比較有幫助？還是聽自己不喜歡的音樂有幫助？她想了想就說應該是自己喜歡的音樂吧！透過討論我們共同找到答案，孕婦自己喜歡的音樂才能讓她心情愉快與穩定，心情愉快也會讓身體釋放好的激素，間接有助於肚子裡的寶寶。作者更認為如果媽媽可以自己哼唱喜歡的歌曲給肚子裡的寶寶聽，將會是對母親與胎兒都最好的「音樂治療」。

正規的科學研究總是需要反覆驗證才能獲得堅實的結論，然而唯利是圖的商人總是喜歡捕風捉影，趁機製造聳動的口號以創商機，社會大眾不可不察，否則強逼幼兒聆聽莫札特音樂，有時反而適得其反，恐怕有些小孩長大之後，會發誓絕不再聽莫札特音樂或任何古典音樂呢！

美國的「莫札特效應」風潮，政治人物的推波助瀾可能也難辭其咎，歐洲就有學者撰文指出，由於美國對正規教育的無力感長久無從改善，政界與教育界發現如果送一片 CD 就可以提高學童的智商，那或許是解決長久教育難題的「靈丹妙藥」啊！也許並不是蓄意為之，但有意無意間，的確轉移了社會大眾對教育無能的責難，而重新燃起了一股蓬勃熱切的希望感。這種心情，台灣的父母們大概也有部分雷同吧！然而，急功近利絕對不是長久之計，對音樂治療的正常發展來說，更是傷害多於建樹。

不論國內國外，音樂治療的發展都是篳路藍縷，一步一腳印的。台灣的音樂治療發展不滿二十年，誠如張乃文（2005）所言，相較於美國近六十年的音樂治療歷史，台灣的發展成熟度，好像小學生對比於中年人士。台灣的音樂治療萌芽初期，不管是臨床服務還是學術研究，都是相當零散的，是各個不同領域的專業人員各自摸索而分頭努力的情況。

在十多年前，國內音樂治療是由醫療單位、諮商輔導、特教復健……等領域的專業人員，將音樂治療的技巧嘗試應用在精神科、療養院、特殊教育、諮商機構及醫療單位的開刀病房、燒燙傷病房、婦產科……之中，1990 年代前後開始音樂治療的介紹文章陸續出現在上述不同領域的專業期刊上，也開始有音樂治療的碩士論文出現（參見本書第十三講）。

台灣音樂治療有計畫的持續積極推展，卻是自 1989 年於美國獲得音樂治療證照的張初穗治療師返台，任職於心愛兒童發展中心後開始；她並於 1991 年在輔仁大學音樂系開設台灣第一個音樂治療選修課程。陸續又有一些原來在台灣音樂科系的畢業生，在留學歐美時因為好奇而轉讀原本陌生的音樂治療，其中數人學成後回國，分別任職於精神科、復健科、輔導機構、兒童發展中心、特殊機構與學校，也在大專院校開設音樂治療選修課程，並受邀演講與帶領工作坊。

1993 年開始在張初穗的號召下，發起「音樂治療研究會」，二至三個月舉辦一次演講。1994 年至 1995 年間，國際特殊才藝協會中華民國總會增設「音樂治療推廣小組」，也是二至三個月舉辦演講。1995 年 8 月邀請 Robbins 夫婦來台舉辦大型的音樂治療研習，也開啟了一系列國際著名師資來台講習活動（參看表 14-1）的先河。1996 年成立「中華民國應用音樂推廣協會」，1996 年 12 月 1 日《悅音》季刊創刊（張乃文，2005；蕭斐璘，2000），2007 年以醫療相關專業人員為主的音樂輔助治療學會成立。

表 14-1 乃參考洪進麗（2003）、張乃文（2005）、蕭斐璘（2000）和《悅音》21 期〈六年回顧〉一文整理而成，便於讀者清楚的看出音樂治療在台灣走過的足跡。由表 14-1 可以發現「中華民國應用音樂推廣協會」連續密集舉辦國際研討會的時間，集中在 1997 年到 2001 年之間，吸引了許多不同領域的專業人員參與。再對照本書十三講的

表 14-1 台灣音樂治療重要記事

年代	主要人物	事件或內容
1989	張初穗	第一位具美國音樂治療證照者回台任職
1991	張初穗	輔仁大學音樂系開設台灣第一個音樂治療選修課程
1993	張初穗	音樂治療研究會
1994	張初穗	音樂治療推廣小組
1995	Dr. Clives Robbins & Carol Robbins	諾多夫－羅賓斯即興式音樂治療法
1996	欒珊瑚	中華民國應用音樂推廣協會成立
1996	欒珊瑚	《悅音》季刊創刊
1997	Lisa Summer	音樂引導想像治療法
1998	Dr. McClain	特殊兒童音樂治療法
1999	Dr. Jean A. Gelino	音樂治療與生理回饋／壓力管理
2000	Takehiko Akaboshi	赤星式音樂療育法
2000	Dr. Hans-Helmut Decker-Voigt	臨床心理學角度談音樂治療（分析式音樂治療學派）
2001	Dr. Clives Robbins	諾多夫－羅賓斯即興式音樂治療法
2004	Joseph J. Moreno	音樂心理劇研討會
2007	Dr. Deforia Lane, MT-BC	音樂治療與醫療照護

圖 13-1「歷年音樂治療學位論文數量統計」，可以發現國內音樂治療學位論文數量，自 2000 年開始有較大幅度的增加。這兩者之間是否有所關聯，需要進一步的探討才能得知，然而作者相信大型研討會的舉辦，對吸引專業人員的興趣與投入是有貢獻的。因為一篇學位論文

的完成需要一到兩年，甚至三到四年的時間，所以國際研討會的舉辦和學位論文的增多，中間會有三到四年的延宕時間是非常合理的現象。

然而整體說來，音樂治療在台灣的根基還不能算是非常穩固，對音樂治療推展最具使命感的，當屬留學歐美具音樂治療學位或證照的音樂治療師們，但人數相當有限。洪進麗（2003）的統計，曾從事音樂治療工作者有 18 位，但仍繼續從事音樂治療工作者則只有 11 位。最近的資料顯示目前仍從事者約 15 位，而且只有約 10 位是專職工作（張乃文，2005），由此可見這些開路先鋒的工作備極艱辛，他們對理想的堅持也讓人深感敬佩。

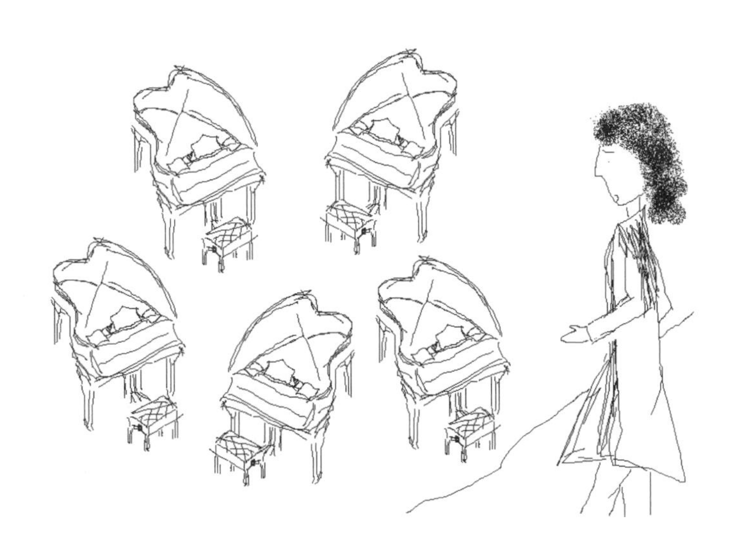

第二節

國內音樂治療未來展望

音樂治療在台灣雖然還不是走在康莊坦途中，但是根苗已經種下；細心的澆灌施肥，還是會有花繁葉茂的一天。但是可以預見的是，在很多方面，必要的汗水與心血仍然是不可或缺的，我們將就其臨床服務、專業培訓、學術研究和理論建構四方面，分別論述之。

臨床服務

目前國內音樂治療臨床服務的施行人員有兩大類：1.具國外音樂治療學士或碩士學位者，並有國外專業協會鑑定合格認證之音樂治療師；2.具音樂能力之其他專業人員，例如：護理師、心理師、音樂老師、復健師、特教老師、神職人員……等（陳美如譯，2004；張乃文，2005）。

如前所述，第一類人員在國內為數甚少，所以能夠提供此類服務的音樂治療處所也極為有限。洪進麗在 2003 年時統計音樂治療師的服務處所，包括：醫療院所 11 所（1 所暫停）、機構性質 33 所（22 所暫停）、教育性質 11 所（6 所暫停），總數 55 所中有 29 所暫停，占全部的五成左右，尚提供音樂治療服務者共 26 所。張乃文（2004，頁 312-313）在《兒童音樂治療》一版一刷時的統計（2003 年 7 月製表）共有 16 所，但其中 2 所是暫停服務的。時隔一年，該書 2005 年再印時修訂後的統計，服務處所略有增加（21 所），但又有 1 處原來提供音樂治療的機構也暫停了。

所以欲推廣音樂治療服務，第一類人員依目前的人力狀況是不敷需求的，第二類人員大概人數較多，但是並不以音樂治療為其唯一的服務項目，而且人數與臨床服務量也難以統計。因此上述兩類人員的分工合作是目前的可行之路，張初穗（2000b）認為由音樂治療師來執行音樂治療是最理想的做法，但在人力不足時，也建議任何具有基本音樂技能與知識、有能力設計音樂活動者，皆可嘗試提供不同程度的音樂治療，當然有專業音樂治療師當顧問，則更理想（張初穗原文討論的是老人音樂治療，本文乃依之延伸其理念）。反之，專業音樂治療師（第一類人員）在不熟悉的臨床場域工作時，也應該諮詢或請求該領域的專業人員（第二類人員）當顧問，以確保可以提供給案主最好的服務。

專業培訓

目前國內並沒有像歐美一樣的音樂治療系、所，僅有大專院校部分系所開設音樂治療課程，張乃文（2005）統計的最新資料有 22 個系所，大部分為選修課程，僅台南藝術學院音樂系音樂治療組有必修課程，此外台北醫學院醫學研究所醫學人文組是唯一的研究所開課（但目前已暫停），其餘皆屬大學部課程，但目前有 7 個系所暫停開課，因此開課狀況可說是「不穩定的開開停停」（頁 309）。上述資料雖然不是完全反映實際狀況，例如據作者所知，南部尚有一些學校開設的音樂治療課程亦未被列入，但作者相信國內音樂治療課程概況大致上不會相去太遠。系統培訓課程則尚付闕如，僅有中華民國應用推廣協會舉辦之零星演講、工作坊和講習（洪進麗，2003），因此音樂治療的專業培訓活動雖較十幾年前進展不少，但仍不盡理想。

音樂治療近來日受重視，社會大眾的期盼越來越高，臨床需求也愈來愈急切的情況之下，專業人員對於音樂治療之理論知識和實務技巧的學習需求，也日漸增加。因此黃創華、吳幸如（2004）曾針對國內的現狀，提出兩點建議可供思考，本書延續其想法並論述之：

1. 音樂治療具備跨學門的多元特性，其理論模式眾多，很少有人具備足夠的時間、精力與能力，瞭解並專精所有的音樂治療理論模式與相關技巧。因此建議有興趣學習音樂治療的專業人員，可依照本書整理（參見第四講至第七講）出來的分類架構，尋找符合自己專業背景與臨床需求的模式，做為學習起點，以免大海撈針，無從下手。反過來說，專業培訓課程也可以依照此架構，針對學員特性提供相對應的知識與技巧，教學成果應可事半功倍。

2. 國內近來許多學者倡議音樂治療系（組）、所的設立，或建立音樂治療師的系統培訓課程，本書建議的分類架構有助於不同系、所或培訓課程，選擇符合個別領域的專長做為系所或培訓課程的發展重點。例如：心理與諮商系所發展「心理治療取向音樂治療」、醫學與護理系所發展「醫療取向音樂治療」、音樂和教育系所發展「音樂取向音樂治療」和「教育取向音樂治療」。這有助於音樂治療的多元發展，也可以形成不同系所的特色，促成音樂治療的全面開展，相信這是最有利於台灣音樂治療發展的可能方向。

學術研究

學術研究可以提供臨床實務堅實的基礎，也有助於被其他專業團體所認同與接納，甚至有利於醫療保險給付的爭取，對一個新興領域的專業來說，是應該列為積極推動的重點工作。如同本書第十三講中整理之資料所顯示的，國內音樂治療學術研究近年來頗有進展，若以 2000 年為界，2000 年之後七年間發表的期刊論文數量約有近 50 篇，1999 年之前也是七年間的期刊論文數量約 30 多篇，可見近年各學術領域對音樂治療的介紹與研究，有漸漸增多的趨勢。

1999年之前的十二年間音樂治療學位論文只有6篇，2000年之後七年間的學位論文數量則多達 43 篇，成長不可不謂快速，這是頗為可喜的現象。同時可觀察到的是，這些論文來自多個不同專業領域，許多領域更是這幾年才和音樂治療建立起關聯，例如：工程科學和生死學，顯示學術研究漸漸能反映出音樂治療的不同面向。可惜的是多達 49 篇學位論文，全部都是碩士學位論文，國內至今尚未有音樂治療的博士學位論文出現，這是一個值得期待的目標。

針對國內音樂治療學術研究的可能發展與方向，作者提出幾點建議：

1. **建立音樂治療文獻資料庫**：由於音樂治療跨領域的特性，相關論文發表常常散見在許多不同領域的期刊上，因此文獻的搜尋與整理耗時費力，若能系統的蒐集相關文獻，建立起音樂治療的專屬文獻資料庫，將會對未來的學術研究工作提供良好的基礎。

2. **重要音樂治療著作的翻譯**：國外累積近六十年的音樂治療文獻，其中不乏優秀且重要的作品，若能系統的翻譯，將能加速國內的音樂治療發展腳步。

3. **音樂相關領域研究之多元化**：雖然國內研究有日漸多元的趨勢，但是有許多值得探究的題材仍少人研究，譬如：音樂與社會學、音樂與人類學……等（劉沛、任愷譯，2006）。

4. **鼓勵留學歐美之音樂治療師改寫其學位論文出版**：由於音樂治療師在留學期間，所學習與所研究的都是當代音樂治療的重要題材，若能改寫出版，將能嘉惠台灣音樂治療領域的視野，增進對世界音樂治療脈動的掌握。

5. **鼓勵博士層級的音樂治療研究**：若能提升音樂治療的研究層級，將能夠對音樂治療的深入瞭解和應用推廣，尤其是專業地位的提升，產生良好的影響。

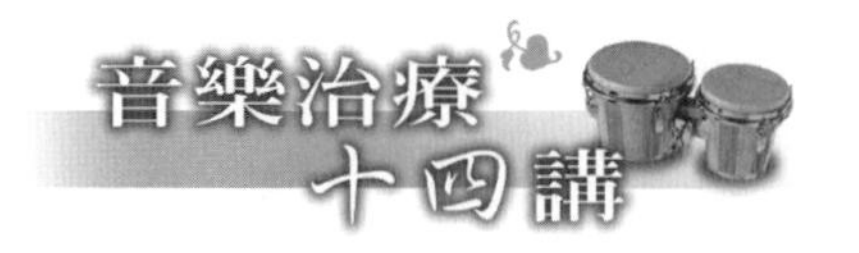

理論建構

音樂治療的理論建構是一件重要但艱難的工作，截至目前為止尚無法有一個統整的音樂治療理論，然而並不能因為如此就裹足不前。即使這不是短期內可以看到顯著成績的工作，至少我們也應該整理、翻譯和介紹現有的研究成果，一點一滴的為後人打下基礎，因緣成熟時自然會有較好的成績出現。

理論建構的艱難是音樂治療特有的挑戰，Charles T. Eagle, Jr 認為在觀察和瞭解音樂的影響，和對音樂反應的探索過程中，音樂心理學家本身必須是跨學科（interdisciplinary）或說是多學科（multidisciplinary）的。因為音樂的內涵，遠大於我們傳統對音樂的認識，它不僅是實驗室中音樂變量的操弄、不僅是音樂表演、不僅是音樂的理論分析、不僅是音樂歷史的學習、不僅是作曲，也不僅是運用音樂來從事教育與治療而已（劉沛、任愷譯，2006）。

缺乏統整理論造成不同領域的音樂治療專業人員在溝通上的障礙，也使得不同的音樂治療研究無法放在一起對比分析。針對此點，作者做了一點初步的嘗試，也就是本書第四講至第七講所建議的，目前雖然無法建構大型的理論，但可以讓相近專業背景的音樂治療理論模式，匯歸到同一取向系統中。如此一來，至少相同取向的音樂治療具有完整一致（最少是相近的）的概念系統和介入技巧，而依循同一取向音樂治療模式，所進行的研究則可以拿來互相比較分析，這樣有助於促進加深對音樂治療本質的瞭解，也才有可能累積研究成果，而達到建構統整理論的長遠目標。

綜觀而論，相對於歐美等音樂治療發展先進國家，台灣不論在臨床服務、專業培訓、學術研究和理論建構各方面，都還有很大的努力空間。尤其在臨床服務和專業培訓方面，近年來似乎稍為沉寂，據作者私下瞭解，這並非代表音樂治療推展緩慢下來，而是許多專職音樂治療師出國進修博士學位，或有人轉任學校專任教職……等人事變動的暫時現象，是沉潛而非沉寂，且待這些朋友蓄勢再起的時候，也是音樂治療再現高峰的時候。

學術研究方面則呈現多元化且持續穩定發展的態勢，顯示本土各專業領域的音樂治療實務與研究，都具有相當可期待的潛力，理論建構方面則尚待發展。總結來說，對於台灣音樂治療的前景，作者認為應該重視本土的需求與特色，借鏡國際的經驗與資源，促進多元共榮的發展，並鼓勵不同領域間的對話與融合。這樣，也許可以建構出台灣特色的音樂治療，而非完全由國外直接移植，因為同樣的根苗種植在不同的地方，也會長出不同的結果。

近日剛好有位朋友透過電子郵件寄來一個小故事：「我的朋友買了棟有花園的房子，他一入住就將花園全面整頓，雜草花樹一律清除，改種自己新買的花卉。某日原屋主造訪，進門大吃一驚：『那最名貴的牡丹哪裡去了？』這位朋友才發現，他竟然把牡丹當雜草給剷了。後來他又買了一棟房子，雖然院子更是雜亂，他卻是按兵不動，果然冬天以為是雜樹的植物，春天裡開了繁花；春天以為是野草的，夏天裡成了錦簇；半年都沒有動靜的小樹，秋天居然紅了葉。直到暮秋，它才真正認清哪些是無用的植物而大力剷除，並使所有珍貴的草木得以保存。」

這只是一個小故事而已，但是同樣的道理，音樂治療跨專業的多元本質，勢必使得音樂治療這個大花園中，不可能只長一種花草，應該讓不同的花草都占有一定的位置，在不同的季節開放不同的花朵，讓每個需要的人都可以欣賞受用，這樣，才能讓台灣音樂治療的發展綿長而豐厚。而且，音樂治療並不等同於物理或自然科學，它必定會受到當地社會脈絡與文化背景的深遠影響，所以，唯有重視本土條件的發展，才有機會建構出具有台灣主體特色的音樂治療論述。

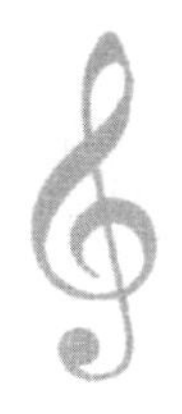

參考文獻

中文部分

王于欣、林巾凱（2006）。特殊兒童之治療與訓練——以音樂為媒介。**屏師特殊教育，12**，7-16。

王文科（主編）（2002）。**特殊教育導論**（三版四刷）。台北：心理。

王仁潔、李湘雄（譯）（2000）。**健康心理學**。台北：弘智。

王沛綸（1990）。**音樂字典**。台北：全音樂譜。

王淑美、葉美玉、張麗雲（2003）。慢性精神病患音樂治療成效研究。**長庚護理，14（4）**，342-352。

王進祥（1983）。**中國美學史資料選編**。台北：漢京文化。

王慶其（1999）。**中國傳統文化的璀璨明珠——黃帝內經**。上海：上海中醫藥大學。

內政部戶政司（2006）。**臺閩地區歷年年底人口數三階段年齡結構、依賴比、老化指數及扶養比**。2006 年 8 月 21 日，取自 http://www.ris.gov.tw/ch4/static/st20-3.xls

白玉光（2006）。國軍實施音樂療育可行性研究——以憲兵部隊為例。**憲兵半年刊，62**，132-145。

安寧照顧基金會（2006）。**安寧療護的起源**。2006年8月21日，取自 http://www.hospice.org.tw/hospice/history.htm

池田大作（1998）。**生命凱歌——我的人生思考**。台北：張老師。

江漢聲（2003）。用音樂撫平 SARS 的創傷。**歷史月刊，186**，66-70。

村井靖兒（2004）。音樂治療理論。載於陳美如（譯），**標準音樂治療入門**（頁 39-54）。台北：五南。

何華國（2001）。**特殊兒童心理與教育**（三版七刷）。台北：五南。

何雅竹、江惠瑩（2002）。淺論特殊兒童與音樂治療。**花蓮師院特教通訊，28**，4-7。

呂以榮（2005）。音樂治療初探。**台灣老人保健學刊，1（2）**，15-30。

呂佳璇（2003）。**音樂治療教學對一般國小兒童自我概念與行為困擾之研究**。私立南華大學美學與藝術管理研究所碩士論文，未出版，嘉義。

呂素貞（2005）。**超越語言的力量——藝術治療在安寧病房的故事**。台北：張老師。

呂家誌（2002）。音樂療法簡介。**基醫醫訊，43**，147-148。

李玉如（2001）。**音樂治療對安養機構老人睡眠品質與情緒狀態成效之探討**。國立台北護理學院護理研究所碩士論文，未出版，台北。

李明濱（1997）。**情緒與疾病**。台北：台大醫學院。

李玲玉、詹乃穎、何函儒、鄭如晶、蘇秀娟（2005）。音樂治療對自閉症幼兒發展之成效探討。**特殊教育學報，21**，1-21。

李詠瑞（2000）。**音樂療法對癌症疼痛病患的疼痛程度、生理反應與心理感受之成效**。私立長庚大學護理學研究所碩士論文，未出版，桃園。

李惠玲、顧乃平（1999）。音樂治療在腫瘤護理之應用。**榮總護理，16（1）**，51-56。

李新鏘、林宜美、陳美君、陳碧玉（譯）（1999）。**健康心理學**。台

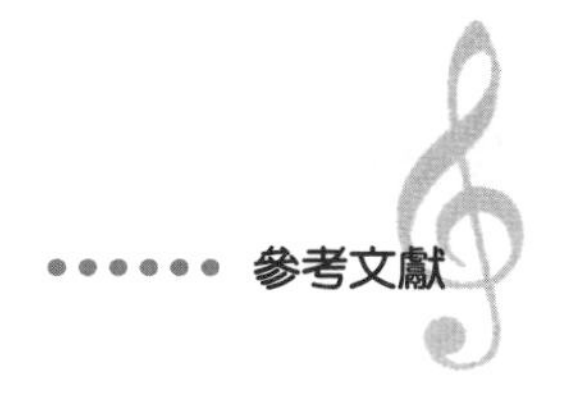

北：心理。

李德芬（1995）。**音樂治療對燒傷病患換藥的疼痛程度、生理反應及心理感受之成效探討**。國立台灣大學護理學研究所碩士論文，未出版。

李德芬、黃秀梨（1997）。音樂治療對燒傷病患換藥疼痛反應之探討。**台灣精神醫學，11（1）**，28-39。

李麗花（2003）。**音樂治療對老人憂鬱程度成效之探討**。私立慈濟大學護理學研究所碩士論文，未出版。

李麗真（1994）。音樂治療在兒童團體輔導上的應用。**學生輔導通訊，35**，118-123。

李選、葉美玉、劉燦榮（1993）。音樂治療對改善住院精神病患精神症狀與人際互動之成效。**護理研究，1（2）**，145-157。

李選、劉麗芳、陳淑齡（1999）。音樂治療在國內護理專業領域之臨床應用。**護理雜誌，46（1）**，25-30。

宋美瑩（2003）。改善住民活動專案——音樂治療及其他。**長期照護雜誌，7（3）**，205-216。

宋瑛堂（譯）（2005）。**搶占二億人市場——新老年・新商機・新力量**。台北：藍鯨。

宋鴻燕（2001）。自閉症的音樂空間——治療關係的形成。**中華心理衛生學刊，14（3）**，107-124。

余開亮、李滿意（2006）。**國學大師的養生智慧**。北京：東方。

杜仲傑、沈永正、楊大和、饒怡君、吳幸宜（2004）。**變態心理學**。台北：桂冠。

吳光顯、何志仁（校閱）（2002）。**精神醫學**。台北：藝軒圖書。

吳幸如（2003）。奧福取向音樂治療。**台南女子技術學院學報，22**，149-166。

吳慎（1998）。龍音——東方福音音樂氣功入門。張贇昆（編），**創**

世說。美國加州：東方文庫。
吳鏘煌（譯）（2002）。**音樂療法的基礎**。台北：稻田。
周伶利（2000）。**Erikson 老年研究報告——人生八大階段**。台北：張老師。
周美嫻（2004）。**憂鬱症患者於引導想像音樂治療之改變歷程**。國立成功大學護理學系碩士論文，未出版，台南。
周莉莉（2000）。**音樂治療對接受抽痰護理之早產兒其生理指標之影響及成效探討**。國防醫學院護理研究所碩士論文，未出版。
周莉莉、王如華（2001）。音樂治療於兒科護理之應用。**護理雜誌，48（5）**，51-56。
周春才、韓亞洲（1999）。**黃帝內經養生圖典**。北京：中國文聯。
周學勝（2001）。**中醫基礎理論圖表解**。北京：人民衛生。
周勵志（1998）。音樂治療與臨終關懷。**應用倫理研究通訊，8**，43-46。
邵淑雯（1993）。音樂對心理效應之探討——由創作與欣賞觀點而論。**復興崗學報，49**，415-445。
邱安煒（2004）。**音樂對腦波及心率變異性的影響**。私立台北醫學大學醫學研究所碩士論文，未出版。
林正弘（審訂）（2002）。**劍橋哲學辭典**。台北：貓頭鷹。
林秀玲（2001）。當音樂白癡遇見音樂大師。**花蓮師院特教通訊，26**，23-25。
林秀燕（2004）。**用音樂治療於癌症患童接受化學治療所引起急性噁心、嘔吐影響之初探**。國防醫學院護理研究所碩士論文，未出版。
林芳蘭（2001）。音樂治療與安寧照護。**悅音，17**，3。
林珍如、夏荷立（譯）（1999）。**莫札特效應**。台北：先覺。
林威志、邱安煒、徐建業、邱泓文（2005）。聆聽音樂時腦波及心率變異性之變化。**醫療資訊雜誌，14（2）**，27-36。

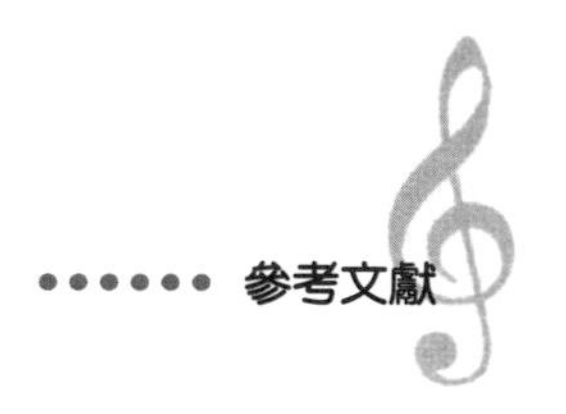

林烝增（2002）。臨終關懷。載於郭靜晃（主編），**生命教育**（頁361-384）。台北：揚智。

林素秋（2003）。**音樂治療活動對國小四至六年級學童之攻擊與人際關係問題輔導研究**。國立屏東師範學院心理輔導教育研究所碩士論文，未出版。

林莉萱（2003）。**探討術前音樂對體外震波碎石術病患的影響**。私立台北醫學大學醫學研究所碩士論文，未出版。

林碧珠、戈依莉（2004）。減輕手術病人焦慮之護理處置。**長庚護理，15**（**3**），312-319。

林德惠（2003，10 月 25 日）。**神經學之音樂治療導論**。音樂治療專題研討會。雲林：若瑟醫院。

林麗晴（2005）。**音樂治療對慢性精神分裂症病患精神症狀與腦波影響之探討**。國立台南大學資訊教育研究所碩士論文，未出版。

林鎮坤（1996）。音樂治療與自閉症兒童。**高市文教，58**，62-65。

施以諾（2002）。莫札特音樂可以讓人變聰明嗎？**健康世界，320**，66-68。

施以諾（2003a）。**音樂的波形與精神分裂患者的不適切行為**。私立台北醫學大學醫學研究所碩士論文，未出版。

施以諾（2003b）。舒緩緊繃肌肉群的音樂處方。**健康世界，333**，70-71。

施以諾（2003c）。音樂治療與健康照護。**長庚護理，14**（**1**），73-80。

施以諾、江漢聲（2003）。運用音樂治療腦傷復健。**慈濟護理雜誌，2**（**2**），9-15。

姜忠信（2001）。從臨床心理學的觀點回應「自閉症的音樂空間——治療關係的形成」。**中華心理衛生學刊，14**（**3**），125-132。

姚佳君（2005）。改善兒童語言障礙之簡易音樂治療活動。**國教輔**

導，**44**（**6**），47-51。

洪金珠（2006）。**深刻的音樂治療經驗**。2006 年 5 月 21 日，取自 http://210.200.239.3:81/gate/gb/www.readingtimes.com.tw/authors/MURAKAMI/biog005.htm

洪瑟勵（2000）。**音樂治療活動對國中階段中重度智障學生社會技能之影響**。國立台灣師範大學音樂研究所碩士論文，未出版，台北。

洪振耀（1995）。語言治療與音樂治療。**聽語會刊，11**，1-18。

洪慧容（2003）。**音樂治療對改善癌症病患焦慮、憂鬱及睡眠品質之成效**。私立高雄醫學大學護理學研究所碩士論文，未出版。

洪慧容、王璟璇（1999）。最後的旋律——音樂治療於癌症病患之照護。**護理雜誌，46**（**5**），81-85。

洪敦耕（2000）。**醫易入門**。香港：天地。

洪進麗（2003）。音樂治療在台灣。**悅音，25**，3。

洪蘭（2001）。**講理就好**。台北：遠流。

胡雅各（1999）。音樂治療的理論探討與實施依據。**國教輔導，38**（**3**），27-32。

柏特・溫葛、安・溫德活（1998）。你的寶寶——零到三歲。載於理查・史密斯（主編），**新聞週刊，九八年春特刊**，12-15。

高淑貞（譯）（1994）。**遊戲治療——建立關係的藝術**。台北：桂冠。

徐享良（2002）。緒論。王文科（主編），**特殊教育導論**（三版四刷）（頁 1-46）。台北：心理。

徐珮菡（2000）。**音樂治療理論基礎及其在台灣的研究與實踐**。國立藝術學院音樂學系音樂碩士論文，未出版。

徐培華（2005）。**熱影像技術應用於音樂療法下燒燙傷病患疼痛減輕程度之評估研究**。國立成功大學工程科學系所碩士論文，未出版。

徐新建（1999）。由死而歌——哭喪禮儀與身心治療。葉舒憲（主

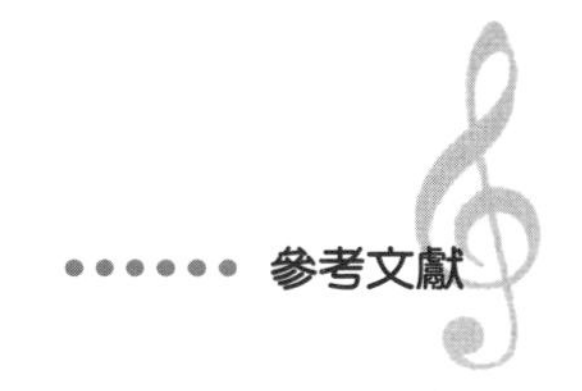

編），**文學與治療**，72-80。北京：社會科學文獻。

徐麗麗（1997）。音樂與治療。**安寧療護，4**，29-31。

徐麗麗、胡文郁、邱泰源、陳慶餘（1998）。音樂治療於緩和醫療之應用。**基層醫學，13（2）**，32-33。

柴蘭英（2004）。**音樂治療教學方案對國小啟智班兒童口語表達能力之研究**。國立台中師範學院特殊教育與輔助科技研究所碩士論文，未出版。

章正儒（1993）。**情趣療法**。台北：桂冠。

章華（2002）。音樂治療與心理治療。汪彥青等（編），**音樂治療——治療心靈的樂音**（頁 130-145）。台北：先知文化。

國立台灣藝術教育館（1999）。**藝術教育教師手冊——國小音樂篇**。台北：國立台灣藝術教育館。

國立台灣藝術教育館（2000）。**藝術教育教師手冊——幼兒音樂篇**。台北：國立台灣藝術教育館。

許維琪（2003）。**音樂治療對憂鬱症病患憂鬱狀態之成效探討**。私立慈濟大學護理學研究所碩士論文，未出版。

康淑華、邱妙儒（2001）。**老人心理治療**。台北：心理。

黃千芸（2000）。**溝通活動在音樂治療中的重複與變化——初步質性個案研究**。私立輔仁大學語言學研究所碩士論文，未出版。

黃千芸、林芳蘭、洪進麗、洪振耀（2000）。談音樂治療的語言性——音樂治療中語言活動的重複與變化。**中華民國聽力語言學會雜誌，15**，73-84。

黃文玲（2002）。生命與學問溶冶於一爐——佛學學者吳汝均（下）。**人生，226**，104-109。

黃玉珠（2003）。音樂治療對護理之家住民身心之影響。**輔仁醫學期刊，1（1）**，47-57。

黃玉珠（2005）。鑼聲若響——談音樂與照護的共鳴。**護理雜誌，52**

（4），16-22。

黃尚本（2003）。**音樂治療於缺氧性昏迷病患的個案報告與文獻回顧**。私立台北醫學大學醫學研究所碩士論文，未出版。

黃金玥（2002）。**美育取向音樂治療的理論基礎暨國中學生輔導之行動研究**。國立東華大學教育研究所碩士論文，未出版。

黃秀梨、張瑛、李明濱、柯文哲、朱樹勳（1996）。音樂治療對減輕心臟手術後病人加護期間壓力的效果。**慈濟醫學，8（1）**，47-54。

黃淑鶴（2000）。**音樂治療於改善癌症末期病患疼痛及症狀困擾之成效**。私立台北醫學院護理學研究所碩士論文，未出版。

黃淑鶴、林佳靜、陳明麗、賴允亮（2001）。探討音樂治療於癌末病患疼痛對生活影響程度改善之成效。**榮總護理，18（4）**，358-368。

黃榮真（1994）。國小啟智班學童音樂治療研究。**國教園地，50**，66-72。

黃創華（2005）。**心理劇導劇歷程之詮釋研究**。國立高雄師範大學輔導與諮商研究所博士論文，未出版。

黃創華、吳幸如（2004）。音樂治療理論模式的比較分析——以奧福音樂治療團體之效果研究為例。**諮商輔導學報，10**，1-30。

彭一昌（2000）。**走過人生低潮的七十個故事**。台北：宇河。

彭佩儀（2005）。**音樂療法對血液惡性腫瘤病人的焦慮程度及生理反應之成效**。私立長庚大學護理學研究所碩士論文，未出版。

陸秀芳（2003）。**音樂治療對改善酒癮患者焦慮憂慮狀態成效之探討**。國立台灣大學護理學研究所碩士論文，未出版。

郭世和（2005）。**應用音樂探索活動增進大學生情緒智力之研究——以大葉大學休閒系一年級學生為例**。私立大葉大學休閒事業管理學系碩士班碩士論文，未出版。

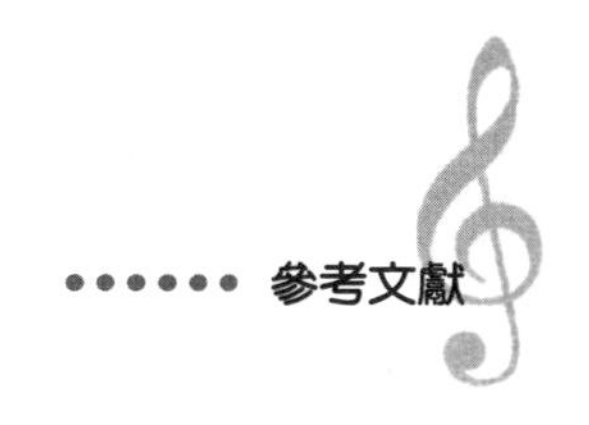

郭美女（1998）。音樂治療與傳達。**國教之聲，31（4）**，26-31。

郭美女（2000）。**聲音與音樂教育**。台北：五南。

莊惠君（2001）。淺談音樂治療之應用——由一自閉症個案之治療紀錄談起。**美育，122**，20-26。

莊皓亙（2004）。**由音樂分析探討音樂中之治療性要素——以彼德·胡伯納（Peter Hubner）《醫學共振音樂》中的「治療失眠音樂」為例**。國立台灣大學音樂學研究所碩士論文，未出版。

莊靜如（2002）。藝術與心理治療的處方箋——以音樂療法。**健康世界，316**，55-58。

陳永宏（2004）。**活潑快板與柔和慢板音樂對女大學生壓力反應之影響**。國立成功大學為醫學研究所碩士論文，未出版。

陳明宏（2002）。音樂對國軍官兵情緒影響之研究。**復興崗學報，76**，211-242。

陳美如（譯）（2004）。**標準音樂治療入門**。台北：五南。

陳柏翰（2004）。**以熱影像技術量測有無聆聽音樂時人體溫度變化之研究**。國立成功大學工程科學系所碩士論文，未出版。

陳宣蓉（2003）。**音樂治療活動應用於智能障礙兒童自我概念及人際關係之研究**。國立屏東師範學院音樂教育學系碩士論文，未出版。

陳建華（主編）（2001）。**音樂由來事典**。北京：人民音樂。

陳盈如（譯）（2003）。**健康心理學**。台北：洪葉。

陳泰瑞 、林麗晴、孫光天、鄭宿雯、蘇淑芳、許維琪、余伍洋、陳明招、楊志偉（2005）。輔助性音樂治療對女性慢性精神分裂症病患的療效。**台灣精神醫學，19（4）**，303-313。

陳淑瑜（2003）。特殊兒童音樂治療——治療概念與基本療程。**國小特殊教育，35**，34-39。

陳淑瑜（2004）。特殊兒童音樂治療的觀察與評量。**國小特殊教育，37**，12-22。

陳淑瑜（2005）。特殊兒童音樂治療——設定目標與實施計畫。**國小特殊教育**，**40**，44-50。

陳理哲（2001）。藝術治療在特殊教育之應用——以音樂治療、舞蹈治療為例。**國立台灣體育學院學報**，**9**，115-129。

陳鈺玫（2006）。**音樂活動對國小自閉症兒童語言表達之研究**。台北市立教育大學音樂藝術研究所碩士論文，未出版。

陳惠齡（1994）。從音樂治療——談奧福教學法在特殊教育上的應用。**奧福教育年刊**，**1**，64-78。

陳榮基（1998）。臨終關懷與安寧療護。**應用倫理研究通訊**，**8**，13-16。

陳韻如（2004）。**你不可不知道的 100 首名曲其及故事**。台北：高談文化。

陳藍谷（1997）。**和孩子共圓音樂夢**。台北：藝神文化。

張乃文（2004）。**兒童音樂治療**（初版一刷）。台北：心理。

張乃文（2005）。**兒童音樂治療**（初版二刷）。台北：心理。

張心馨（2003）。**音樂治療的理論及其在國中階段的應用**。國立台灣師範大學音樂研究所碩士論文，未出版。

張玉珍（1987）。**音樂治療對低自我概念兒童自我知覺之影響**。國立台灣師範大學教育心理與輔導研究所碩士論文，未出版。

張初穗（1994）。殘障嬰幼兒的音樂治療。**音樂治療研究會訊**，**2**，3-8。

張初穗（1999）。音樂治療之輔助性運用於臨床醫療，**長庚護理**，**10**（**3**），53-54。

張初穗（2000a）。音樂治療的歷史淵源——遠古與希臘羅馬時代。**悅音**，**16**，2。

張初穗（2000b）。老人的音樂治療。**悅音**，**14**，3。

張芳瑜（2005）。**探討音樂治療對改善機構失智長者問題行為之成**

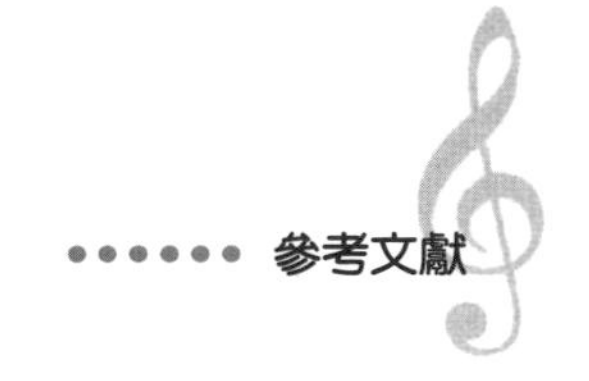

效。國立台北護理學院護理研究所碩士論文，未出版。

張淑敏、宋惠娟（2005）。音樂治療與兒童照護。**護理雜誌，52（6）**，71-75。

張淑貞（2003）。**音樂治療改善婦女剖腹產過程之焦慮、壓力和生產經驗滿意度的成效**。私立高雄醫學大學護理學研究所碩士論文，未出版。

張淑貞、陳彰惠（2004）。音樂治療於母育護理之應用。**護理雜誌，51（5）**，61-66。

張瑛（1995）。**音樂治療與認知性壓力處置對病患克服心臟手術壓力之成效探討**。國立台灣大學護理研究所碩士論文，未出版。

張瑛、黃秀梨、李明濱、許心恬、廖玟君（1996）。音樂治療對心臟病人手術前壓力反應之效果。**中華精神醫學，10（2）**，128-137。

張援（2001）。**中國古代的樂舞**。台北：文津。

張蕙慧（1994）。從教育觀點探討奧福的教學理念。**奧福教育年刊，1**，29-33。

張嚶嚶（譯）（1999）。**音樂與心靈**。台北：知英。

楊甘旭（2004）。**音樂活動對身心障礙學生適應行為成效之研究**。國立台東大學教育研究所碩士論文，未出版。

楊雪梨（2005）。**甦醒植物人昏迷經驗與復健、照護歷程之探討——以台澎地區六個案為例**。私立南華大學生死學研究所碩士論文，未出版。

葛守真（1994）。特殊教育之音樂治療。**社會科教育學報（花師），2**，173-209。

溫愛玲（1996）。音樂治療在音樂教學上的運用。**屏中學報，6**，165-169。

傅秀媚（譯）（1998）。**嬰幼兒特殊教育——出生到五歲**。台北：五南。

傅佩榮（1999）。**論語**。台北：立緒。

傅靜慧（1993）。音樂治療的理論基礎。**當代醫學，20**（**1**），93-95。

傅靜慧（1994）。音樂治療的模式——數據。**當代醫學，21**（**1**），79-84。

游金靖（1998）。**音樂治療對心臟手術病患呼吸器脫離時焦慮成效探討**。國防醫學院護理學研究所碩士論文，未出版。

葉曼青（2004）。尋找音樂療法的源頭——以自然療法。**自然醫學研究，1**，70-74。

董湘玉、李琳（主編）（2003）。**中醫心理學基礎**。北京：北京科學技術。

福原信夫等（1970）。**名曲與巨匠**。台北：志文。

潘愃（2002）。**印順導師傳**。台北：天下。

潛明茲（1997）。**中國古代神話與傳說**。台北：台灣商務。

釋永芸（2003）。**靈山月色**。台北：智庫。

教育部（1999）。身心障礙及資賦優異學生鑑定原則鑑定基準。載於何華國（2001），**特殊兒童心理與教育**（三版七刷）（附錄五）。台北：五南。

展桂馨（1995）。**諾朵夫一羅賓斯創造性音樂療法之探究**。國立台灣師範大學音樂學系碩士論文，未出版。

曾焜宗（1997）。**音樂的教育功能**。高雄：復文。

曾慧敏、劉約蘭、盧麗鈴（譯）（2001）。**西爾格德心理學**。台北：桂冠。

歐陽淑卿（2004）。**以音樂欣賞進行音樂治療之行動研究**。國立東華大學教育研究所碩士論文，未出版。

鍾昌宏（1997）。安寧療護之音樂治療。**安寧療護，4**，33-35。

劉玉湘（2002）。**音樂治療對自然生產初產婦減輕分娩疼痛和焦慮之**

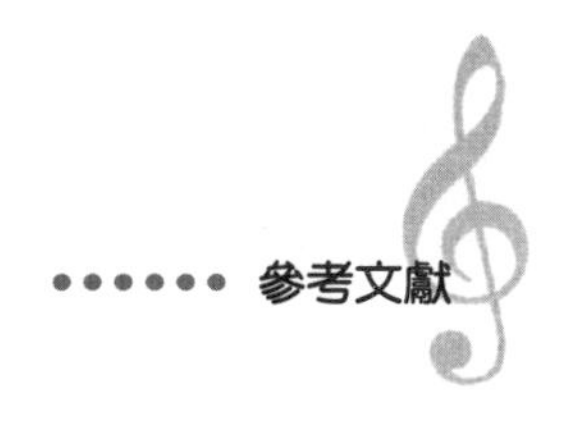

成效。私立高雄醫學大學護理學研究所碩士論文，未出版。

劉沛、任愷（譯）（2006）。**音樂心理學手冊**。長沙：湖南文藝。

劉焜輝（1994a）。音樂治療理論與實施（一）。**諮商與輔導，104**，21-25。

劉焜輝（1994b）。音樂治療理論與實施（二）。**諮商與輔導，105**，23-30。

劉焜輝（1994c）。音樂治療理論與實施（三）。**諮商與輔導，106**，27-33。

劉焜輝（1994d）。音樂治療理論與實施（四）。**諮商與輔導，107**，24-27。

劉焜輝（1994e）。音樂治療理論與實施（五）。**諮商與輔導，108**，33-36。

賴素媛（2006）。音樂療法與 SPA 的另類結合。**美容科技學刊，3**（1），149-179。

廖淑美（2003）。**奧福音樂治療法特質之研究——以一位音樂治療師與自閉症兒童之觀察為例**。國立台北師範學院國民教育研究所碩士論文，未出版。

廖哲夫（譯）（2002）。**來自水的信息**。台南：統一夢公園。

鄭立群（2005）。**發展性音樂治療對國小 ADHD 兒童注意力教學成效之研究**。台北市立師範學院身心障礙教育研究所碩士論文，未出版。

蔡式淵、王震武（1993）。西蒙的法術——細說兒童行為治療。載於余德慧（編），**心靈魔法師——心理治療案例解析**（頁 2-33）。台北：張老師。

蔡安悌（2002）。音樂治療在國內外發展狀況。汪彥青等人（編著），**音樂治療——治療心靈的樂音**（頁 62-78）。台北：先知。

蔡佳芬（1997）。**音樂團體治療對改善慢性精神分裂病患負性症狀與**

人際互動之成效。私立長庚大學護理學研究所碩士論文，未出版。

蔡榮美（2001）。**音樂治療對安胎孕婦接受無加壓監測時其焦慮及生理反應成效之探討**。國防醫學院護理研究所碩士論文，未出版。

貓頭鷹編譯小組（譯）（2001）。**音樂辭典**。台北：貓頭鷹。

賴惠玲、Good, M.（2002）。音樂治療概觀。**護理雜誌，49（2）**，80-84。

錢麗安（1996）。用音符與潛意識密談——音樂治療在台灣。**表演藝術，40**，66-69。

謝冰瑩、林明波、秋變友、左松超（註譯）（1980）。**新譯古文觀止**。台北：三民。

謝麗鳳（2004）。音樂治療於腫瘤病人護理之臨床運用。**榮總護理，21（3）**，320-321。

簡子欣（2006）。**音樂治療活動對聽覺障礙兒童國語聲調清晰度成效之研究——以發聲練習及聲調覺試為主**。台北市立教育大學身心障礙教育研究所碩士論文，未出版。

簡珮玲（2004）。**日本自閉症兒與音樂療法**。私立淡江大學日本研究所碩士論文，未出版。

蕭佳蓉（2002）。淺談精神科之音樂治療。**松德醫訊，48**，8-10。

蕭佳蓉、蕭淑貞（1998）。音樂治療於臨床精神科護理之應用。**護理雜誌，45（6）**，64-70。

蕭振邦（1999）。藝術與音樂治療研究。**應用倫理研究通訊，11**，40-43。

蕭淑芬（譯）（2000）。**學音樂，孩子更聰明**。台北：智庫文化。

蕭斐璘（1998）。情緒障礙青少年的音樂治療——紐約特殊教育機構工作經驗談。**特教園丁，14（1）**，25-29。

蕭斐璘（2000）。音樂治療在台灣的發展與現況。**第一簡訊，40**，2。

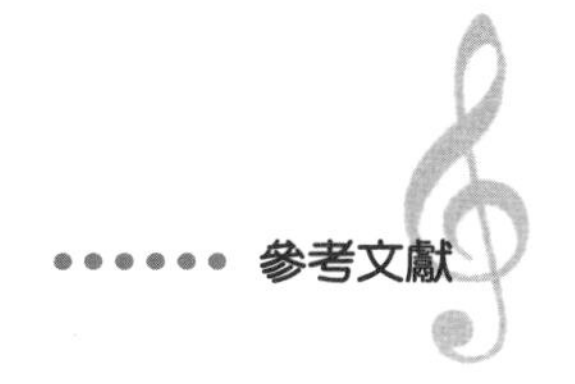

蕭斐璘（2001）。心智障礙者才藝表演的省思從療育音樂會談起。**特殊教育，80**，35-36。

蕭斐璘（2002）。解讀莫札特效應——聆聽古典音樂真的會使你的孩子更聰明嗎？**悅音，23**，4。

羅佳珣（2006）。**音樂在失戀復原效果之研究**。私立大葉大學休閒事業管理學系碩士班碩士論文，未出版。

英文部分

American Psychiatric Association (1994). *Diagnostic and statistical manual of mental disorders* (4th ed.) (DSM-IV). Arlington, VA: American Psychiatric Association.

AMTA (1998). *AMTA member sourcebook*. Silver Spring, Maryland: American Music Therapy Association.

AMTA (2002). *AMTA member sourcebook*. Silver Spring, Maryland: American Music Therapy Association.

AMTA (2003). *AMTA member sourcebook*. Silver Spring, Maryland: American Music Therapy Association.

AMTA (2005). *AMTA member sourcebook*. Silver Spring, Maryland: American Music Therapy Association.

APMT (1990). *Leaflet.* UK: Association of Professional Music Therapists.

Alvin, J. (1975). *Music therapy*. London: Hutchinson.

Benenzon, R. O. (1981). *Music therapy theory and manual*. Springfield, Illinois: Charles C. Thomas.

Benenzon, R. O. (1997). *Music therapy theory and manual* (2nd ed.). Springfield, Illinois: Charles C. Thomas.

Birkenshaw-Fleming, L. (1996). *An Orff mosaic form Canada*. New York: Schott Music Corporation.

Bonny, H. (1978). *Facilitating GIM sessions*. Salina, KS: Bonny Foundation.

Boxberger, R. (1962). Historical bases for the use of music in therapy. In E. H. Schneider (Ed.), *Music therapy* (pp. 125-166). Lawrence, KS: National Association for Music Therapy.

Boxill, E. H. (1989). *Music therapy for living*. St. Louis: MMB Music.

Bruscia, K. E. (1987). *Improvisational model of music therapy*. Springfield, IL: Charles C. Thomas.

Bruscia, K. E. (1991). The fundamentals of music therapy practice. In K. E. Bruscia (Ed.), *Case studies in music therapy* (pp. 3-13). NH: Barcelona.

Bunt, L. (1994). *Music therapy: An art beyond words*. NY: Routledge.

Burns, D. S. (2001). The effect of Bonny method of guided imagery and music on the mood and life quality of cancer patients. *Journal of Music Therapy, XXXVIII*(1), 51-56.

Campbell, D. (2001). *The Mozart effect: Tapping the power of music to heal the body, strengthen the mind, and unlock the creative spirit*. NY: Harper-Collins.

Chou, L., Wang, R., Chen, S., & Pai, L. (2003). Effects of music therapy on oxygen saturation in premature infants receiving endotracheal suctioning. *The Journal of Nursing Research, 11*(3), 209-216.

Colwell, C. M. (1994). Therapeutic application of music in the whole language kindergarten. *Journal of Music Therapy,* 31, 238-247.

Corsini, R. (2002). Dictionary of psychology. Brunner-Routledge

Davis, W. B. (1985). *An analysis of selected nineteenth-century music therapy literature*. Ph. D. diss., University of Kansas, Lawerence, KS.

Davis, W. B. (1999). Music therapy and elderly populations. In W. B. Davis, K. E. Gfeller & M. H. Thaut (Eds.), *An introduction to music therapy: Theory and practice* (2nd ed.) (pp. 118-147). NY: McGraw-Hill.

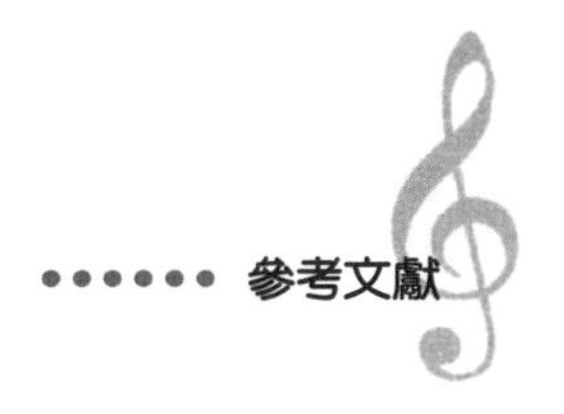

Davis, W. B., Gfeller, K. E., & Thaut, M. H. (Eds.) (1999). *An introduction to music therapy: Theory and practice* (2nd ed.). NY: McGraw-Hill.

Feder, E., & Feder, B. (1981). *The expressive arts therapies*. NJ: Prentice-Hall.

Findlay, E. (1971). *Rhythm and movement*. Miami, Florida: Summy-Birchard. Inc.

Frazee, J. (1987). *Discovering Orff*. New York: Schott Music Corporation.

Froehlich, M. A. R. (Ed.) (1996). *Music therapy with hospitalized children: A creative arts child life approach*. Cherry Hill, NJ: Jeffrey Books.

Gaston, E. T. (Ed.) (1968). *Music in therapy*. NY: Macmillan.

Gauthier, P. A., & Dallaire, C. (1993). Music therapy. *Canadian Nurse, 89*(2), 46-48.

Gfeller, K. E., & Davis, W. B. (1999). The role of research in music therapy. In W. B. Davis, K. E. Gfeller & M. H. Thaut (Eds.), *An introduction to music therapy: Theory and practice* (2nd ed.) (pp. 290-338). NY: McGraw-Hill.

Grout, D. J. (1973). *A history of western music* (2nd ed.). NY: W. W. Norton.

Hanser, S. B. (1999). *The new music therapist's handbook* (2nd ed.). Boston, MA: Berklee Press.

Hargreaves, D. J. (1986). *The developmental psychology of music*. New York: Cambridge University Press.

Harvey, A. W. (2000). Music in attitudinal medicine. In D. Campbell (Ed.), *Music: Physician for times to come* (pp. 186-196). Wheaton, Illinois: Quest Books.

Jensen, E. (2001). *Arts with the brain in mind*. Alexandria, VA: Association for Supervision and Curriculum Development.

Kornfield, J. (2001). *After the ecstasy, the laundry*. NY: Bantam Books.

Legge, M. F. (1999). Music for health: The five elements tonal system: Treating specific ailments with a musical "prescription" base on traditional Chinese medicine. *IEEE Engineering in Medicine and Biology, 18*(2), 80-88.

Maack, C., & Nolan, P. (1999). The effects of guided imagery and music therapy on reported change in normal adults. *Journal of Music Therapy, XXXVI*(1), 39-55.

Maslow, A. (1968). *Toward a psychology of being*. NY: Van Nostrand Reinhold Company.

Maslow, A. (1976). *The farther reaches of human nature*. NY: Penguin Books.

Merriam, A. P. (1964). *The anthropology of music*. IL: Northwestern University Press.

Moreno, J. J. (1999). *Acting your inner music: Music therapy and psychodrama*. St Louis: MMb Music ,Inc.

Moreno, Z. T. (1996). *Why did J. L. Moreno develop psychodrama?*（馬任諾為何發展心理劇？）1996 年 8 月 6 日於圓山飯店敦睦廳演講的書面資料。

NAMT (1983). *Standards of clinical practice*. Silver Spring, MD: National Association for Music Therapy.

New York University (2001). The Nordoff-Robbins Center for Music Therapy. Retrieved December 6, 2001, from http://www.nyu.edu/education/music/nrobbins

Nordoff, P., & Robbins, C. (1992). *Therapy in music for handicapped children* (3rd impression). London: Victor Gollancz .

Orff, G. W. (1989). *Key concepts in the Orff music therapy*. London: Schott & Co.

Pachuta, D. M. (1989). Chinese medicine: The law of five elements. In A. A.

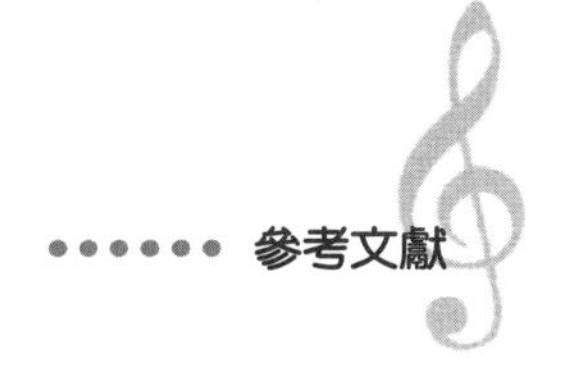

Sheikh & K. S. Sheikh (Eds.), *Eastern and western approaches to healing: Ancient wisdom and modern knowledge* (pp. 64-90). NY: John Wiley & Sons.

Pavlicevic, M. (1997). *Music therapy in context: Music, meaning and relationship*. London: Jessica Kingsley.

Peters, J. S. (1987). *Music therapy: An introduction*. Springfield, IL: Charles C. Thomas.

Peters, J. S. (2000). *Music therapy: An introduction* (2nd ed.). Springfield, IL: Charles C. Thomas.

Prinsley, D. M. (1986). Music therapy in geriatric care. *Australian Nurse's Journal, 15*(9), 48-49.

Rauscher, F. H., Shaw, G. L., & Ky, K. N.(1993). Music and spatial task performance. *Nature, 365*, 611.

Robarts, J. (1988). Music therapy for children with autism. In C. Trevarthen, K. Aitken, D. Papoudi & J. Robarts (Eds.), *Children with autism* (2nd ed.) (pp. 172-202). London: Jessica Kingsley.

Robbins, C. (2001a, May 27-29). *Reaching the music child within the deaf child*. 載於「身心障礙兒童音樂治療研習會」手冊（頁 14-15），台北婦聯聽障文教基金會孺慕堂。

Robbins, C. (2001b, May, 27-29). *Group music therapy*. 載於「身心障礙兒童音樂治療研習會」手冊（頁 12-13），台北婦聯聽障文教基金會孺慕堂。

Robbins, C., & Robbins, C. (1980). *Music for the hearing impaired and other special groups*. St Louis: MMb Music.

Ruud, E. (1980). *Music therapy and its relationship to current treatment theories*. St. Louis, MO : Magnamusic-Baton.

Schalkwijk, F. W. (1994). *Music and people with developmental disabilities*. UK: Jessica Kingsley.

Schlaug, G., Jancke, L., & Pratt, H.(1995). In vivo evidence of structural brain asymmetry in musician. *Science, 267*, 699-701.

Schlaug, G., Jancke, L., Huang, Y., Staiger, J. F., & Steinmetz, H. (1995). Increased corpus callosum size in musicians. *Neurophysiology, 33*, 1047-1055.

Schulberg, C. H. (1986). *The music therapy sourcebook: A collection of activities categorized and analyzed*. NY: Human Sciences Press

Scovel, M. A. (1990). Music therapy within the context of psychotherapeutic models. In R. F. Unkefer (Ed.), *Music therapy in the treatment of adults with mental disorders* (pp. 96-108). New York: Schirmer.

Selye, H. (1979). *The stress of life*. New York: Van Nostrand Reingold.

Shih, Y., Chiang, H., Hwang, M., & Wu, K. (2003). Music, nerves, and occupational therapy. *Fu-Jen Journal of Medicine, 1*(1), 13-20.

Shih, Y., Hwang, M., & Chiang, H. (2003). A comparison of the effects of different types of background music on reducing inappropriate behavior by patients receiving psychological occupational therapy. *New Taipei Journal of Medicine, 5*(1), 39-47.

Sidorenko, V. N. (2000). Clinical application of medical resonance therapy in high-risk pregnancies. *Integrative Physiological & Behavioral Science, 35* (3), 199-207.

Sigerist, H. E. (1970). *Civilization and disease* (3rd ed.). Chicago: University of Chicago Press.

Soloman, A. L. (1980). Music in special education. *Journal of Research in Music Education, 28*(4), 236-242.

Steen, A. (1992). *Exploring Orff*. New York: Schott Music Corporation.

Storr, A. (1992). *Music and the mind*. NY: The Free Press.

Summer, L. (1997). *Guided imagery and music: In the institutional setting.*

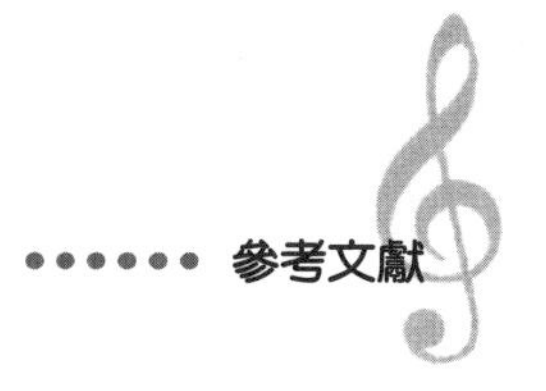

Saint Louis, MO: MMB Music.

Summer, L. (2002). *Music consciousness: The evolution of guided imagery and music*. NH: Barcelona.

Taylor, D. B. (1981). Music in general hospital treatment form 1900 to 1950. *Journal of Music Therapy, 18*(2), 62-73.

Taylor, D. B. (1997). *Biomedical foundations of music as therapy*. Saint Louis, MO: MMB Music.

Temelie, B. (2002). *The five-elements wellness plan: A Chinese system for perfect health*. NY: Sterling.

Thaut, M. H. (1999). Group music psychotherapy in correctional psychiatry. In W. B. Davis, K. E. Gfeller & M. H. Thaut (Eds.), *An introduction to music therapy: Theory and practice* (2nd ed.) (pp. 248-258). NY: McGraw-Hill.

Unkefer, R. F. (Ed.) (1990). *Music therapy in the treatment of adults with mental disorders*. New York: Schirmer Books.

Unkefer, R. F., & Thaut, M. H. (Eds.) (2002). *Music therapy in the treatment of adults with mental disorders* (2nd ed.). Saint Louis, MO: MMB Music.

Veith, I. (1972). *Huang Ti Nei Chign Su Wen: The yellow emperor's classic of internal medicine*. Berkeley & Los Angeles: University of California Press.

Weiner, I. B. (1998). *Principles of psychotherapy* (2nd ed.). New York: John Wiley & Sons.

Wesley, S. B. (2002). Guided imagery and music with children and adolescents. In K. E. Bruscia & D. E. Grocke (Eds.), *Guided imagery and music: The Bonny method and beyond* (pp. 137-149). NH: Barcelona.

Wheeler, B. L. (Ed.) (1995). *Music therapy research*. NH: Barcelona.

Wigram,T., Saperston, B., & West, R. (1995). *The art and science of music therapy: A handbook*. Chur, Switzerland: Harwood Academic Publishers.

Wilson, F. (1999). *Hand: How its use shapes the brain, language, and human culture*. New York: Vintage Books.

Wolberg, L. R. (1988). *The technique of psychotherapy* (4th ed.). Philadelphia: Grune & Stratton.

World Health Organization (1946). *Constitution*. New York: WHO.

Wu, S. (2001). *Musical Qigong*. NJ: Homa & Sekdy Books.

Xie, Z., & Huang, X. (1998). *Dictionary of traditional Chinese medicine*. Hong Kong: The Commercial Press.

Yalom, I. D., & Molyn, L. (2005). *The theory and practice of group psychotherapy* (5th ed.). New York: Basic Books.

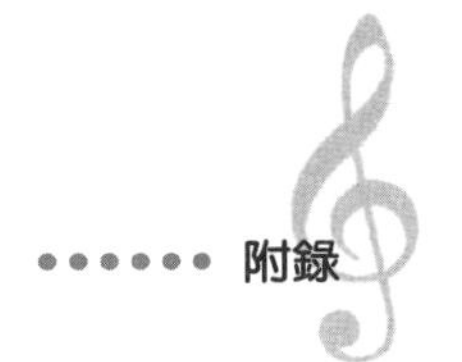

哈囉歌

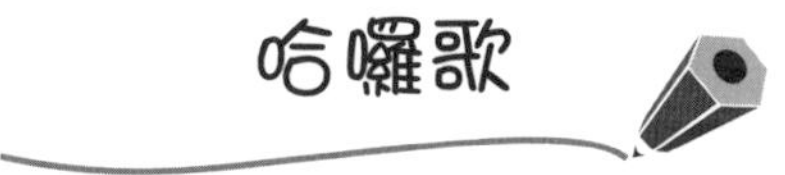

原曲作者：Clairc Clark
詞曲改編：吳幸如

★哈 囉！歡 迎 你 到 來，★哈 囉！
歡 迎 你 到 來，★哈 囉！歡
迎 你 到 來 ★我 們 歡 迎
你

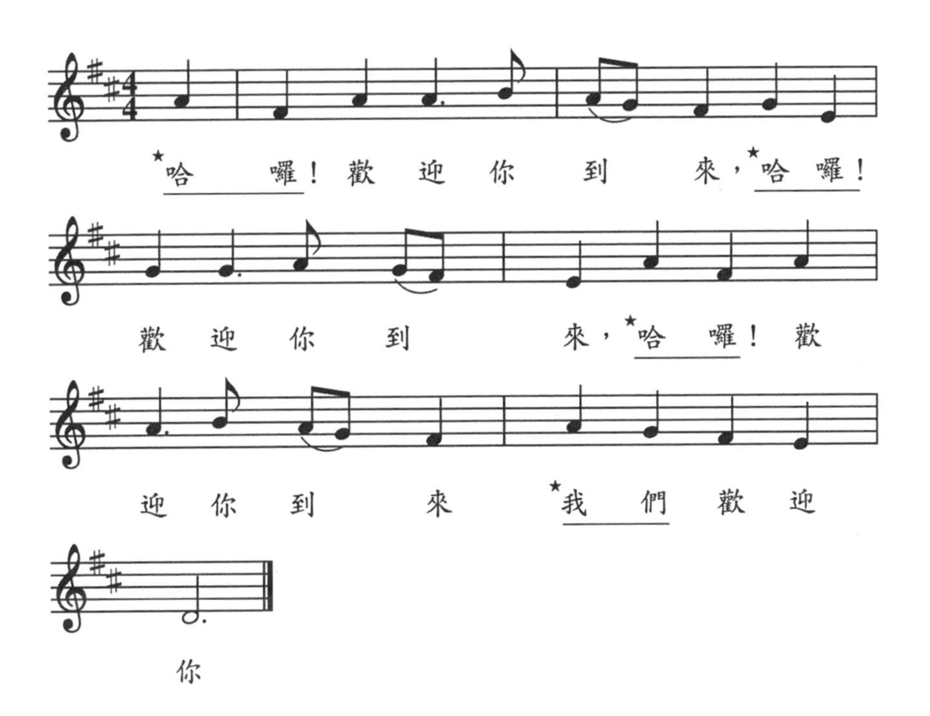

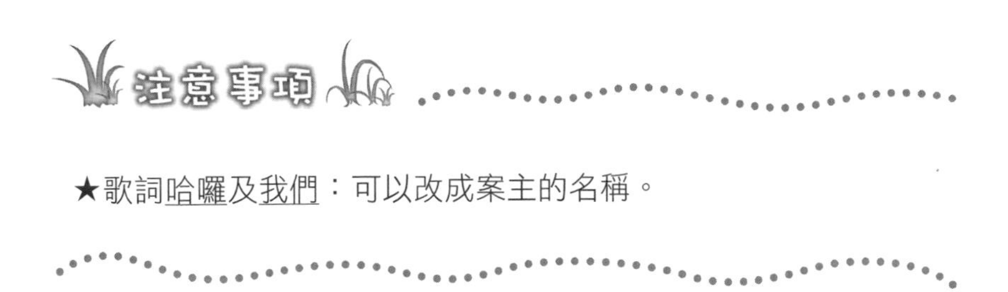

注意事項

★歌詞<u>哈囉</u>及<u>我們</u>：可以改成案主的名稱。

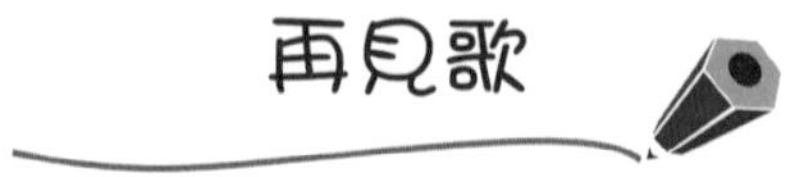

原曲作者：Claire Clark
詞曲改編：吳幸如

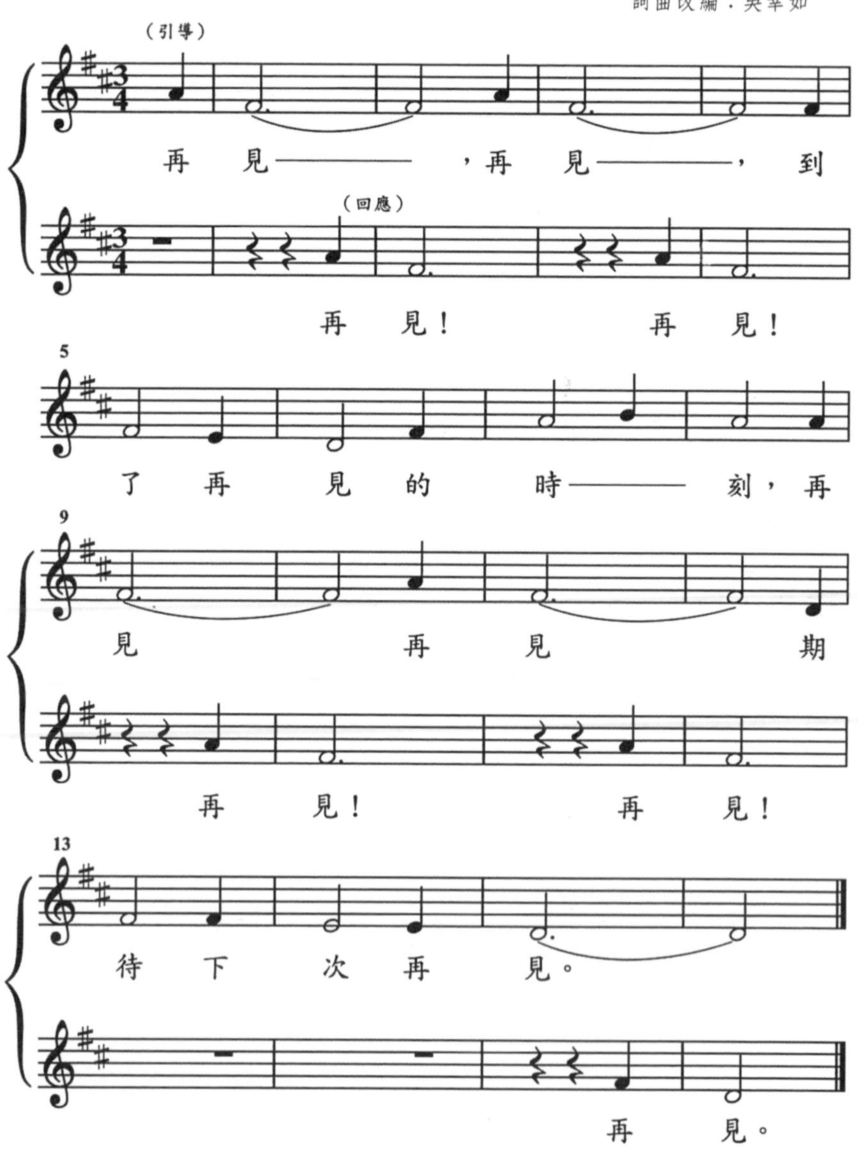

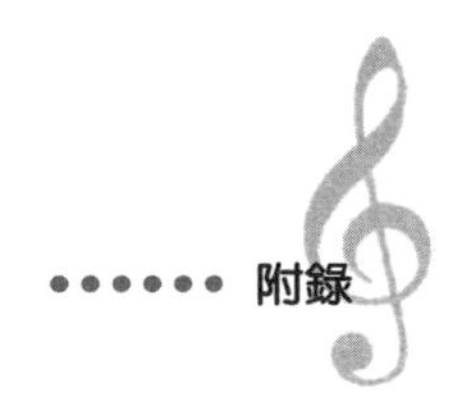

主題：小小鳥兒

適用對象

特殊兒童案主

資源器材

樂器：鋼琴

治療目標

1. 增進大小動作協調
2. 加強人際互動
3. 注意力集中

活動指引

1. 治療師利用容易理解的詞句及動作，引導案主來參與活動。
2. 歌曲「小小鳥兒」第一及第二樂句：引導案主學著飛舞雙手及跳躍的動作；
   第三樂句：案主跟隨著歌詞，拍手、踏腳、轉圈及跳；
   第四樂句：治療師拉著案主的手左、右搖動。
3. 治療師利用字詞內涵及音樂速度，幫助案主增加肢體的流暢性及動作的能力。藉由活動提升肢體穩定度，增加人際的互動。
4. 歌詞「小小鳥兒」可改為案主的名字「小小 XX」（案主名字），最後一句「鳥兒、蟋蟀」可改為「XX（治療師名字）、XX（案主名字）」，利用歌詞增強案主注意力、參與度。
5. 治療師可依案主的能力，配合適當歌詞，調整歌唱速度、音調，改變活動之難易度，增加案主的信心，提升互動效果。

貼心叮嚀

從歌唱的活動中，治療師盡量引導案主來提升肢體動作的流暢性，並加強雙方互動，治療師亦可改編節奏、歌曲內容與歌曲速度，來增加活動的趣味性，提升案主的專注力。

筆記欄

小小鳥兒

詞：吳幸如
曲：美國兒歌

F 大調
小小鳥兒 飛 呀 ，飛 呀 ，飛 呀 ，
小小蟋蟀 跳 呀 ，跳 呀 ，跳 ！
拍拍手呀 踏踏 腳 ，轉個 圈呀 ，跳一 跳 ，
鳥兒、蟋蟀 成 為 好 朋 友 。

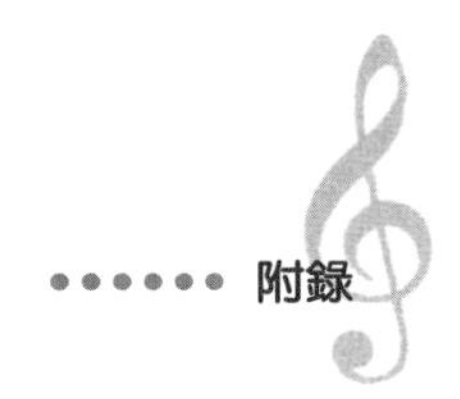

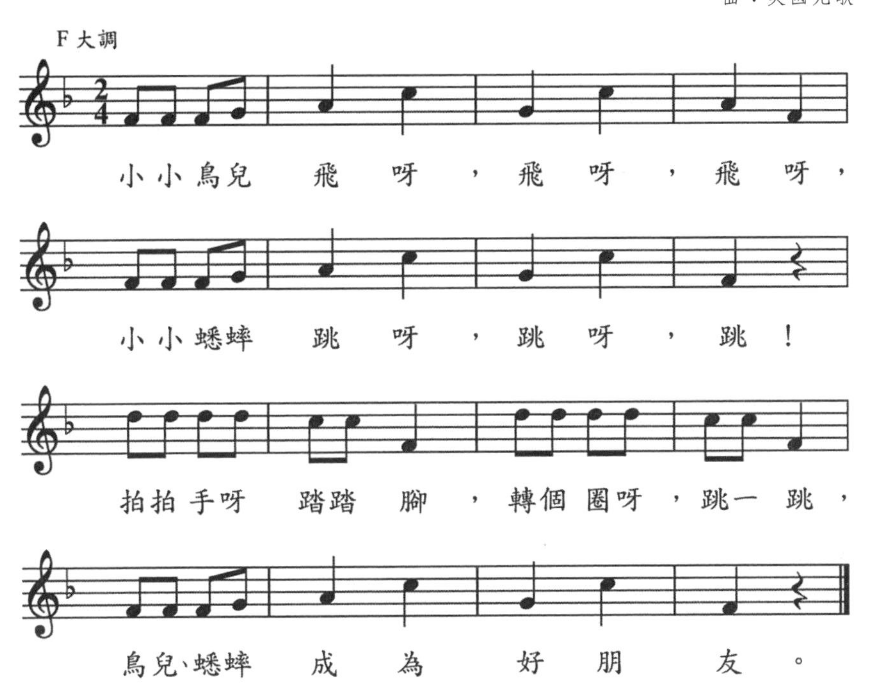

主題：拍拍小手

◆ 適用對象

特殊兒童案主

◆ 資源器材

樂器：1. 鋼琴、鐵琴
　　　2. 鼓、沙鈴、響板……等簡易之敲打樂器

◆ 治療目標

1. 培養口語能力
2. 增進人際互動
3. 提升認知能力
4. 增進注意廣度

◆ 活動指引

1. 治療師選擇旋律簡單的曲子（或由案主熟悉的歌曲改編），來引起助案主的注意與回應。
2. 治療師唱曲子，利用重複的旋律及歌詞，結合物體與字義，增加案主認知能力。
3. 治療師經由觀察可適時的加入其它的字彙或肢體部位名稱，利用節奏引導案主作出動作。甚至可利用詞彙，加強案主的口語發音。
4. 可經由歌詞的變更，要求案主找出歌詞中所指定的樂器，引發案主的注意力，利用樂器的敲奏增進肢體的方向性與協調能力。
5. 治療師可依案主的情況，配合或調整歌曲進行的速度，若必要時可以暫時停止歌唱，引導、等待案主的回應。

6. 歌曲範例：

讓我們拍拍小手
傳統兒歌
讓 我們來 拍拍小 手， × × 讓
（拍手）
我們來 踏踏小 腳， × × 讓
（踏腳）
我們來 搖搖屁 股， × × 讓
（搖屁股）
我們來 哈哈大 笑， × × 。
（發出二聲笑聲）

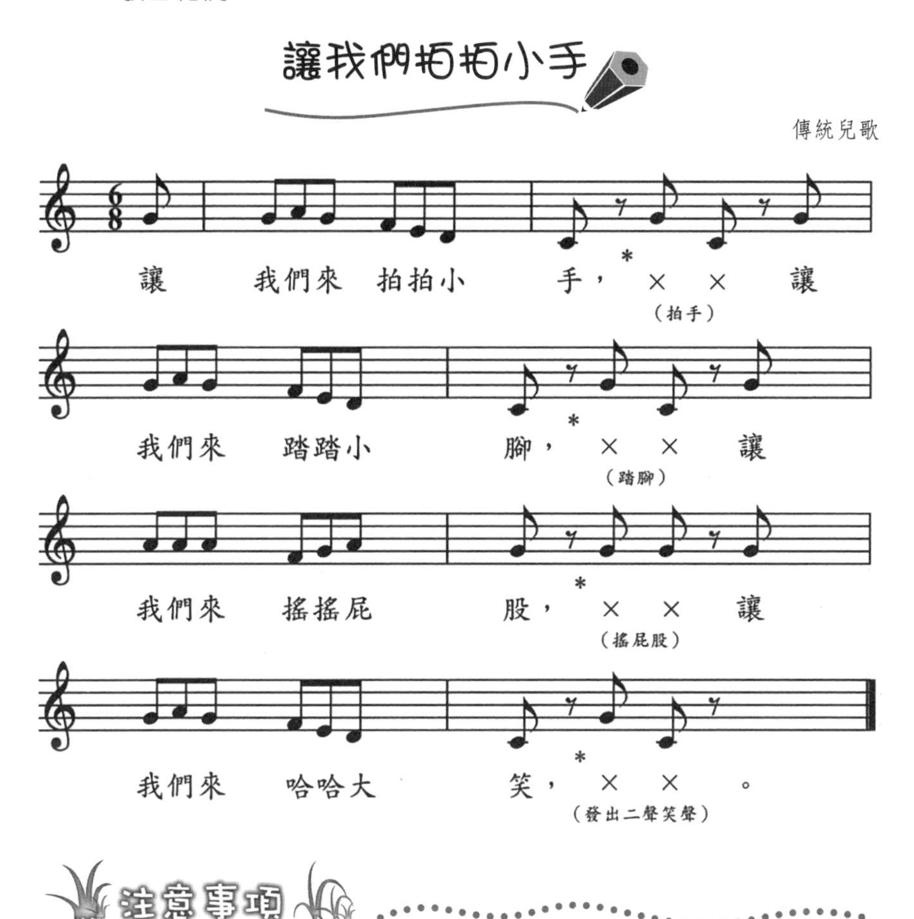

注意事項

*❶××：做出歌詞的動作。

❷歌詞改編範例：

〔讓我們來拍拍鈴鼓，××（拍鈴鼓一聲或二聲）

讓我們來踏踏大鼓，××（踢大鼓一聲或二聲）……等等。〕

❸治療師可依案主的情況來設計動作，增進肢體廣度與認知能力。

主題：樂器與我

◆ 適用對象

青少年、成人、老年人或適合之團體

◆ 資源器材

1. 日常生活用具（能敲出或發出聲音的物品）
2. 輕快曲風之樂曲 CD，音響器材
3. 樂器：各種打擊樂器、鍵盤、吉他……

◆ 治療目標

1. 人際的互動
2. 增進大肢體動作協調與平衡
3. 情感抒解與表達
4. 提升自信與參與感
5. 增進語言表達能力

◆ 活動流程

1. 成員圍圈坐後，治療師將各式樂器放於教室中間，引起成員的興趣及注意。
2. 請成員自由選擇一樣樂器來敲奏或彈奏。
3. 此時治療師可配合播放樂曲（或由治療師依當時的情境，親自彈奏樂曲），讓成員試試每一種樂器的音色與特性，自由更換放在教室中的樂器，與之建立關係，並請成員選擇一樣自己最喜歡的樂器。

4. 待選擇一樣樂器後，起身敲奏或走動，自然的與他人交換樂器，並持續活動的進行（治療師可播放樂曲或彈奏樂器）。
5. 治療師可觀察成員間的互動，活動結束後大家分享討論。

若治療師能彈奏樂器並運用即興能力（能夠轉調、加入快慢與強弱……），配合案主狀況（心情），則更能貼近團體當下的情境，而達到同質原理。

筆記欄

主題：肢體開發

適用對象

特殊兒童、青少年或適合之團體

資源器材

1. 顏色大小不拘的圓型彩色貼紙
2. 輕快活潑的樂曲 CD、音響器材
3. 樂器：鋼琴或非洲鼓、各類打擊樂器

治療目標

1. 熟悉環境
2. 注意力的集中
3. 提升肢體覺察力與認知能力
4. 加強人際的互動

活動流程

1. 治療師以不同的速度敲奏非洲鼓（可利用鋼琴彈奏樂曲或播放音樂），請參與之成員隨著節奏速度，四處走動，熟悉周遭環境，治療師可以提醒案主，記下活動空間裡的擺設有哪些。
2. 音樂暫停播放，治療師此時敲奏三角鐵指示案主，請成員以手碰觸治療師指定的肢體部位（如成員的頭、肩膀、腳指頭等），來增進成員的肢體的認知與動作的穩定協調（重複數次）。
3. 治療師將貼紙貼於成員自己所碰觸的肢體部位後（或發給貼紙，請其貼在指定部位），然後持續敲奏非洲鼓。成員身上貼

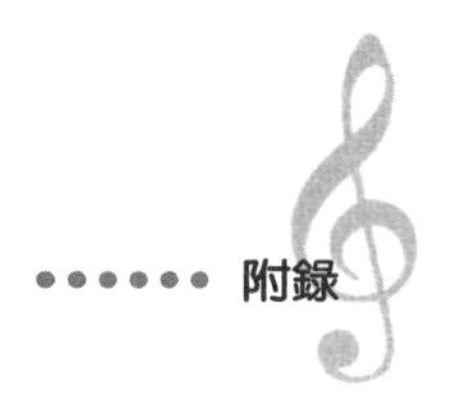

著貼紙，四處走動，待鼓聲中斷時，依治療師指示，成員兩人將貼上貼紙的肢體部位相互碰觸，形成一個肢體造型。以此活動來增進人際性的互動與身體的平衡感。

4. 治療師可觀察成員間的互動，活動結束後大家分享討論。

在活動 3 的部分，治療師指示成員兩人於肢體碰觸時，可請他們告知彼此的姓名，活動結束後，試試成員是否能記住其他人的名字，增加團體的熟悉度。

筆記欄

…………………………………………………………

…………………………………………

………………………………………

……………………………………

…………………………………

…………………………………

主題：音樂肢體遊戲—藏鏡人

◆ 適用對象

特殊兒童、青少年、成人或適合之團體

◆ 資源器材

1. 大布巾或床單
2. 樂器：康加鼓、牛鈴組、三角鐵、鈴鼓、沙鈴（或另五組音色不同的樂器）

◆ 治療目標

1. 加強肢體動作協調能力
2. 情緒的抒發
3. 增進聆聽技巧
4. 提升注意廣度

◆ 活動指引

1. 治療師利用準備的樂器進行即興敲奏。成員或站或躺，以身體動作來配合樂器敲奏的強、弱、快、慢或高、低做伸展。
2. 拿出大布巾（或床單），由另四位成員（或協助人員）拉住布巾四周，請一位成員（案主）躺在布巾裡面後，將布的四角按壓在地板上，確定其緊度，但必須保留空間，讓布巾裡面的成員（案主）能自發性的做伸展肢體的動作。
3. 另徵求四位成員（或四位以上，依人數而定）來選擇敲奏的樂器，由治療師指揮演奏者即興敲奏。

4. 躺在布巾裡面的成員（案主）則感受樂器敲奏的強、弱、快、慢與音色，自發性的伸展、擺動其肢體。藉此活動提升敲奏樂器成員的注意廣度，亦幫助其主要成員（案主）情緒的抒發與自發性的改善。
5. 活動後互相分享彼此的體驗與感受。

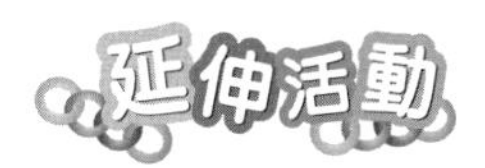

治療師可以考量成員能力，可讓擔任敲奏樂器的成員有單獨即興創造表現的機會，以提高參與度及自我表達能力，增加其自信。

筆記欄

主題：視障個案的音樂活動

◆ 適用對象

視障兒童案主（或適合之案主）

◆ 資源器材

1. 童軍繩、音樂（輕柔曲風）
2. 樂器：三角鐵、木魚、手鼓

◆ 治療目標

1. 聽力訓練與開發
2. 增進注意力集中
3. 提升大肢體動作協調性

◆ 活動指引

1. 讓案主以手觸摸童軍繩，在熟悉其材質後，請案主抓住繩另一端，治療師抓另一端，配合音樂擺動身體。
2. 童軍繩拉成直線放於地上，引導案主赤腳去感受地上的線。
3. 治療師加入樂器配合歌曲旋律，聽辨不同的樂器音色，引導案主肢體動作的變化：往前、退後、蹲走、跳……（如鼓聲：往後退；三角鐵：往前走……）。
4. 以此活動訓練聽力及動作協調能力，並提升觸覺與方向反應力。

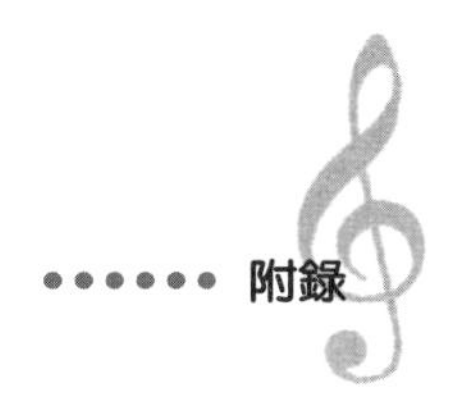

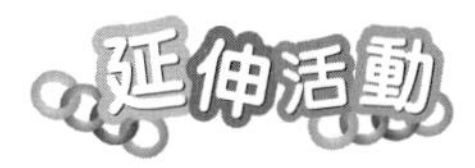

可將童軍繩線條改變成 S 型或其它圖形，讓案主嘗試走出不同的路線，提升活動的趣味性，或依案主的認知情況，試著與其討論走出的路線是什麼形狀。

筆記欄

....

....

....

....

....

....

....

....

....

....

....

....

主題：泡泡音樂會

◆ 適用對象

特殊兒童（或適合之團體）

◆ 資源器材

1. 吹泡泡手槍或泡泡罐（依人數而定，10 人大約需要 4 瓶）
2. 柔和曲風之樂曲 CD、音響器材
3. 樂器：鋼琴或吉他……等旋律性的樂器

◆ 治療目標

1. 注意力的集中
2. 增進肢體協調能力
3. 感覺統合訓練
4. 提升肢體覺察與認知

◆ 活動流程

1. 治療師彈奏樂器（若對樂器不熟悉，亦可播放輕柔的音樂）。請協助人員吹泡泡，成員以手指指著其中一個泡泡，不將泡泡弄破，跟著泡泡走，直到其自然破掉後，再尋找下一個目標。
2. 變化活動方式，同上述的活動進行，請成員雙手成捧物狀，讓泡泡自動掉下在掌中破掉後，再尋找下一個目標。
3. 依治療師指示，以肢體各部位（例：頭、手肘、膝蓋……等）來碰觸泡泡，或待泡泡自動掉下，用指定的肢體部位去接觸。讓成員以沒有衣物覆蓋之處去碰觸，體驗泡泡與皮膚接觸之感覺。

4. 允許成員用手指將泡泡戳破（左、右手亦可），藉以訓練成員注意力的集中、手眼協調能力與肢體動作流暢度。

貼心叮嚀

1. 當成員以指定肢體部位，或蹲或躺去碰觸泡泡時，對其肢體的協調度與平衡感有莫大的幫助，而背景音樂則可增加肢體的流暢感與情感的交流。
2. 治療師可以準備溼紙巾，幫忙成員擦拭與泡泡接觸的手及肢體部位。

筆記欄

主題：聲光遊戲

◆ 適用對象

特殊兒童（或適合之團體）

◆ 資源器材

1. 小手電筒、各種顏色玻璃紙張、橡皮圈
2. 輕快活潑之樂曲 CD、音響器材
3. 節奏樂器（鈴鼓或鐘琴）

◆ 治療目標

1. 加強大肌肉動作訓練
2. 注意力的集中
3. 增進情感的表達與紓解
4. 提升人際的互動

◆ 活動流程

1. 發給每位成員小手電筒，燈罩以彩色玻璃紙張蓋住，用橡皮圈固定。
2. 將電燈熄滅，請成員躺在地板上，手拿手電筒往天花板或牆壁照射，並配合歌曲的節奏、速度來揮動手臂，開發大肢體動作並給予視覺上的刺激。
3. 治療師可利用樂器敲奏的速度，引導成員揮動手臂的方向與動作快慢。
4. 以此活動增進情感的表達與紓解。

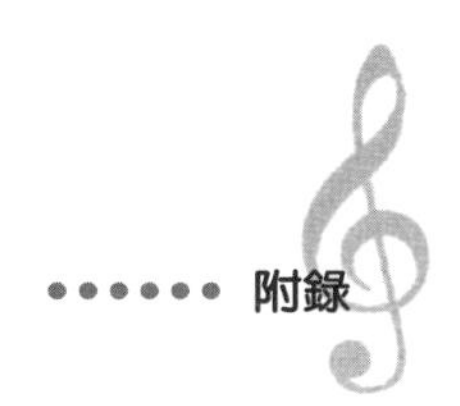

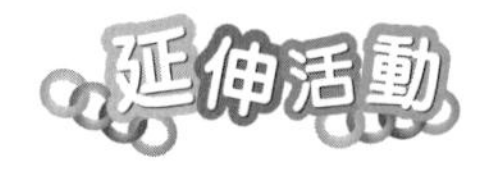

1. 準備大布巾當成螢幕，由兩位成員（或協助人員）分別拉住左右方，形成帳幕。
2. 熄燈後，請幾位成員到後方以手電筒射在布上，配合音樂的節奏與速度以遠近的距離來顯示燈光焦距大小，其他成員於幕前觀賞，一同參與互動，提升人際關係。

筆記欄

主題：樂器即興合奏

◆ 適用對象

特殊兒童、青少年、成人或適合之團體

◆ 資源器材

1. 球（排球或網球）
2. 樂器：各類打擊樂器
3. 依團體性向來選擇歌曲 CD

◆ 治療目標

1. 注意力的集中
2. 提升動作協調性與流暢度
3. 增進人際的互動

◆ 活動流程

1. 讓成員自主來選擇樂器，讓其配合治療師的樂曲彈奏，自由敲奏樂器，熟悉樂器的音色並與樂器建立互動關係。
2. 治療師拿球往地上丟，讓球彈跳後，再以手接住，引導成員配合著球的速度，敲奏自己手中的樂器。
3. 治療師可利用一首音樂曲式的結構，帶領成員即興敲奏樂器，增加注意力與反應。例如：三段式曲子，A 段：團體依治療師丟球的速度一邊唱歌一邊敲奏，B段：每個人即興敲奏樂器，A 段：（同上）。或 A 段：全體即興敲奏樂器，B 段：指定一成員配合治療師球速敲奏樂器，A 段：全體即興敲奏樂器。

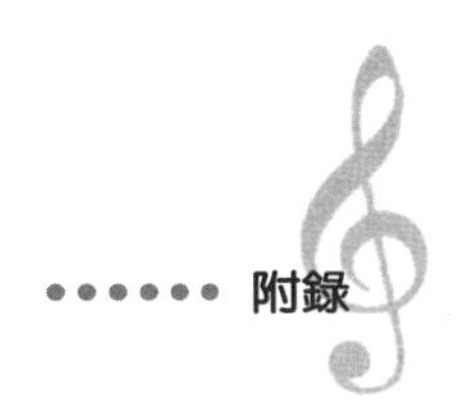

4. 活動後互相分享彼此的體驗與感受。

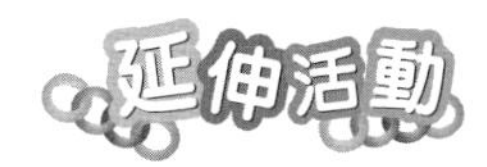

當進行即興敲奏的樂段時，可引導成員配合自己敲奏樂器的速度，自由的舞動與伸展肢體，並與他人互動，以達到運動的功能及團體的互動。

筆記欄

主題：聆聽遊戲

◆ 適用對象

特殊兒童、青少年或適合之團體

◆ 資源器材

1. 由成員或治療師提供之物品（如杯子、絲巾、玩偶……）
2. 樂器：各類打擊樂器

◆ 治療目標

1. 聆聽技巧的提升
2. 注意力的集中
3. 增進人際的互動
4. 增進大小肢體動作協調性

◆ 活動指引

1. 請一成員提供物品後，由協同人員陪同到活動室外等待。
2. 治療師將此物品藏在活動室一角落。
3. 發給活動室內的成員每人一樣樂器，一起唱歌（選擇成員們熟悉的曲子）並敲打手中樂器（或配合治療師的指揮）。
4. 請協同人員將室外的成員帶回，尋找藏在活動室的物品。
5. 利用大家的歌唱及敲奏樂器聲音的漸強來顯示藏物點的遠近。如聲音越來越大聲，則表示案主離物品愈來愈近；若聲音變弱，則反之。直到該成員找出失物所藏的地方。

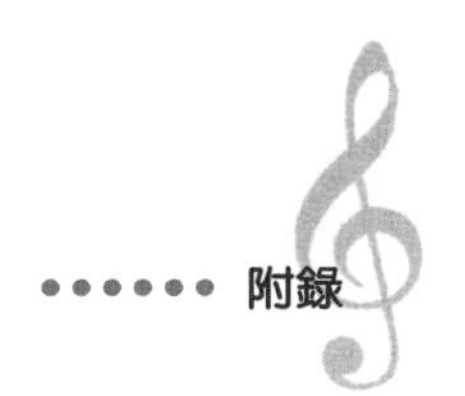

6. 除了活動趣味性外，利用此活動來幫助成員們的活動參與度及聆聽技巧，亦增加其注意的廣度與肢體動作協調性。

筆記欄

主題：創造性肢體活動

◆ 適用對象

特殊兒童、青少年、成人或適合之團體

◆ 資源器材

1. 輕快活潑的樂曲 CD、音響器材
2. 樂器：各類打擊樂器

◆ 治療目標

1. 提升觀察力與肢體覺察與認知能力
2. 增進大小肌肉的協調性與平衡
3. 培養想像力與創造力
4. 加強團體的參與感與自信

◆ 活動流程

1. 配合播放的音樂，治療師帶領成員跟隨其後，模仿自己各種走路的姿勢，如仰頭或蹲走、小跳步……做肢體的即興動作，藉以加強成員的觀察力與動作模仿能力。
2. 二人一組（成員），一人當前導，另一人為其影子，以各種不同的動作，讓影子跟隨。
3. 治療師配合當時的情境可加入鋼琴即興的彈奏（或播放音樂），配合成員的動作及速度來進行活動，增加團體動力，以達到人際的互動，提升團體的參與感。

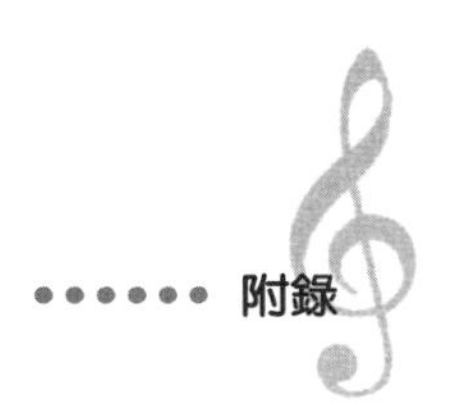

4. 亦可視其情況，讓部分成員選取不同的敲奏樂器，主導敲奏樂器的節奏與快慢，讓其他人跟隨即興舞動肢體，增加成員的自主權與自信心。
5. 待活動結束後，分享彼此的感受與心得。

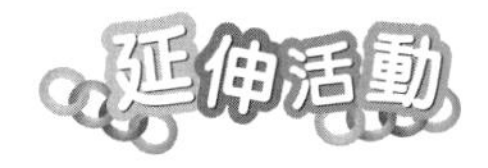

治療師可利用活動加入歌曲合奏，組成即興的節奏樂團，增進團隊的凝聚力與向心力，提升彼此的自信。

筆記欄

....

....

....

....

....

....

....

....

....

主題：彩虹之舞

◆ 適用對象

特殊兒童、青少年、成人、老年人或適合之團體

◆ 資源器材

絲襪花之材料（多種顏色）、歌曲選集（或即興演奏歌曲）

◆ 治療目標

1. 增進大小動作之協調性
2. 提升肢體方向感
3. 加強聆聽技巧
4. 增進專注力

◆ 活動指引

1. 治療師在帶領暖身動作後，發給成員每人一條有彈性之絲襪花之材料（材質類似長絲襪）。
2. 利用團體所選出來或討論出的曲子來唱歌，拿著絲襪花材料，左、右手各擲一方，放於胸前，隨著樂句配合雙手慢慢向外拉開。唱第二句時，雙手慢慢往內縮，直到回復到胸前的位子，以此類推。
3. 亦可以利用此素材，一邊唱歌，讓成員模仿治療師的動作。治療師可以配合肢體的動作來增強成員的特殊需求（如：拉著絲襪花素材做肢體延伸，轉動、上下拉、左右拉，或停住一個方向隨著歌唱節奏反覆幾次相同的動作……）。

4. 從活動中可增進肢體伸展與功能性的復健。
5. 活動後互相分享彼此的體驗與感受。

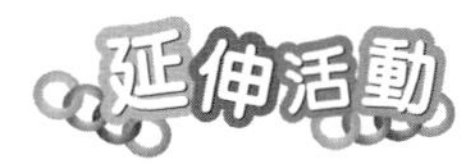

每人唱一句樂句，以素材配合肢體即興創作一個動作，另一人接唱配合之前歌唱的人，並與之搭配動作，直到整首曲子唱完，則形成一個創造性的肢體造型，增進肢體的方位感、協調性與人際的互動。

筆記欄

主題：詩詞創作

◆ 適用對象

青少年、成人或適合之團體

◆ 資源器材

1. 柔和曲風之樂曲 CD、音響器材
2. 圖畫紙、彩色筆
3. 樂器：鋼琴或非洲鼓、各類打擊樂器

◆ 治療目標

1. 提升肢體動作的延展性
2. 加強注意力廣度
3. 增進人際的互動
4. 加強語言的表達與思考能力
5. 培養創造能力

◆ 活動流程

1. 治療師敲奏非洲鼓（以鋼琴彈奏或播放樂曲），以不同的速度、節奏引導成員做肢體的延展與放鬆，增進自我身體部位的存在感與定向感。
2. 治療師給予一個主題（如：水果、喜歡的動物、最愛的明星、喜愛的節日……），治療師開始敲奏樂器，成員則依鼓聲自由的在活動空間走動，直到鼓聲停止。
3. 依治療師指示，兩人一組，互相討論出自己最喜愛的事物，並

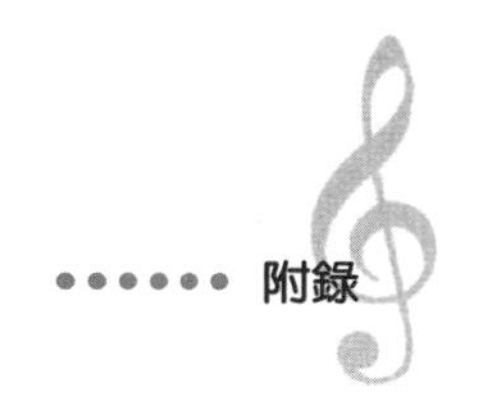

請兩人各自記下。治療師再開始敲奏樂器，直到下次鼓聲中斷，再找另一人討論彼此最喜愛的事物。

4. 發給每位成員一張紙，盡量寫下（或畫出）曾與自己討論的成員所講述的事物。
5. 請同質性的成員組成一組，討論出主題，或創作一首詩詞（或編成故事），選一些樂器來伴奏，歌頌出來。
6. 待各組完成後，分享彼此的成果與心得。

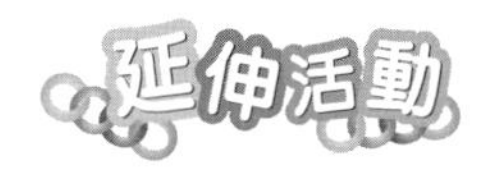

可將不同的主題搭配，共同創作一齣戲劇，利用不同的道具、背景來演出社會劇。結束後一起討論、分享成果。

筆記欄

主題：以樂會友

◆ 適用對象

青少年、成人或適合之團體

◆ 資源器材

1. 音響器材（音響 4 台，依人數而定）
2. CD 樂曲選集〔選曲 4 首：民歌、民謠、台語（客語）、流行曲……等，依案主族群而定〕
3. 各類打擊樂器
4. 壁報紙、色筆

◆ 治療目標

1. 情感的抒發
2. 團隊人際的互動
3. 增進語言表達能力
4. 肢體動作開發
5. 提升問題解決能力

◆ 活動流程

1. 每位成員拿出自己最喜歡聽的歌曲 CD，分別介紹樂曲的內涵及自己喜愛的原因，增加案主的語言表達能力。
2. 治療師將同質性的歌曲分成一組（如：選擇國語流行曲的案主同一組），請其討論各自喜好的歌曲型態，討論目前的心境、生活現況、未來的憧憬……等，選擇一首全組認同的曲子。

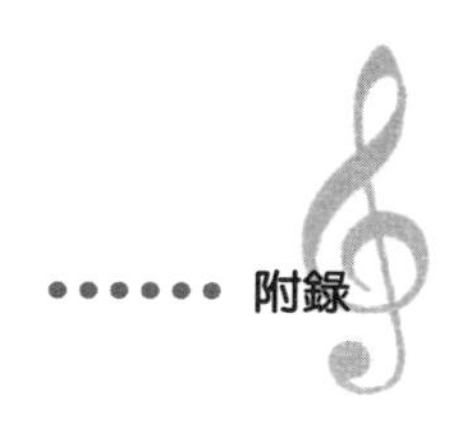

3. 準備圖畫紙及彩色筆，將整組的共識與心情，寫或畫於壁報紙上。
4. 讓每組成員討論如何利用表達性藝術的活動（如：樂器敲奏、肢體律動、歌唱、戲劇、詞曲創作……等），來表現與分享自己組別的特色與內涵。
5. 活動結束後，欣賞與分享彼此的感受與心得，達到團體的互動與情感的交流。

筆記欄

主題：創造性戲劇

◆ 適用對象

青少年、成人或適合之團體

◆ 資源器材

口技（speech）、肢體動作（body language）

◆ 治療目標

1. 聲音的開發
2. 情緒的紓解
3. 提升肢體的動作協調與表達
4. 加強人際的互動
5. 增進問題解決的能力

◆ 活動流程

1. 治療師請成員圍圈坐後，利用嘴巴發出一段聲音（如自然界的蟲鳴、鳥叫、流水……或日常生活所聽到的任何聲音都可以），成員必須記住自己的音色與所代表的內涵。
2. 成員配合自己的聲音加入即興的動作，其他成員注意觀察他人的表現。
3. 尋找較類似的動作或聲音，將成員分組（4 人一組），討論這些動作與聲音後，聯想出可能在日常生活中發生的事件。
4. 經由討論後，結合聲音與動作，每組分別表現出全體的動作劇（嘴巴可以發出音效，不可以有任何字句或對話），其他組成

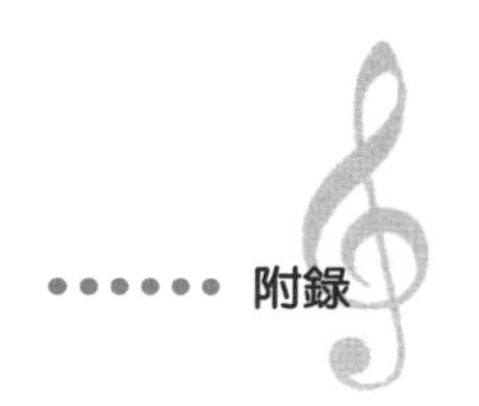

員來猜測所表演的內容及情境，從活動中達到肢體與聲音的開發，增進團體互動與問題解決能力。

5. 活動結束後，大家分享討論自己的心得、經驗與情緒。

筆記欄

戲劇猜謎遊戲

◆ 適用對象

青少年、成人、老年人或適合之團體

◆ 資源器材

耳熟能詳的唐詩寫於卡片上（約 7-8 張，每張卡片弄一首）、白板

◆ 治療目標

1. 開發思考能力
2. 提升大肢體動作協調
3. 增進認知能力與記憶力
4. 加強語言表達的能力
5. 提升人際的互動

◆ 活動指引

1. 將成員分組後，給予一張唐詩卡，不讓其它組知道其內容。
2. 經由每組成員討論後，以戲劇或啞劇的形態來展現詩詞之意，並讓其它組案主來討論，猜出所表演的是哪一首唐詩。
3. 若成員功能性較弱，可將準備的詩寫於白板上，分配給各組後進行活動，以減少困難度。
4. 活動後討論彼此的心得並分享成果。

延伸活動

治療師可以準備一些敲擊樂器，加入主題性或標題性的內容（如：看電影、棒球賽、考試、上課、結婚典禮、趕公車……），來引導增加成員肢體與聲音表現，利用多元的活動讓成員們來體驗不同的互動型態。

筆記欄

....

....

....

....

....

....

....

....

....

....

....

主題：音樂故事接龍

◆ 適用對象

青少年、成人或適合之團體

◆ 資源器材

樂器：各類打擊樂器

◆ 治療目標

1. 增進語言表達能力
2. 提升團體的參與感
3. 促進動作的協調性
4. 加強聆聽的技巧
5. 提升解決問題的能力

◆ 活動指引

1. 將樂器分散於活動室中央，請成員選擇一樣喜歡的樂器。
2. 成員圍圈坐好後，請每位成員依序敲奏手中樂器，並說明其音色與其在日常生活中的關連性（可能在生活周遭出現的類似音響）。
3. 將成員分組（約 4 至 5 人一組），以故事即興接龍的方式，利用手中的樂器，配合其自己口述內容的情境來展現音效，增加成員語彙能力與問題解決能力。
4. 治療師可藉此觀察成員們的互動，並利用此活動達到團體的參與及人際互動。
5. 彼此分享、討論其經驗與心境。

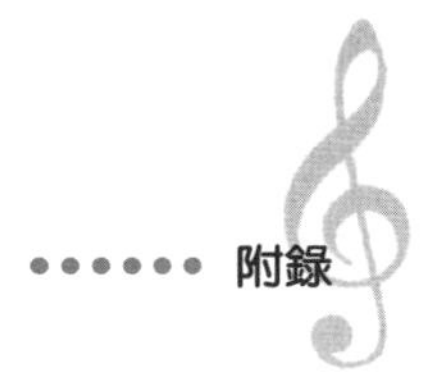

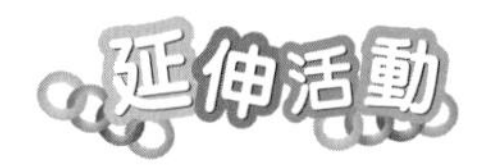

將故事情境以戲劇方式表演出來，互相分享結果與心得。

筆記欄

....

....

....

....

....

....

....

....

....

....

....

....

....

主題：圖型故事創作

◆ 適用對象

青少年、成人與適合之團體

◆ 資源器材

1. 石頭、樹枝、布偶數種、繩子、鈕扣、杯子……等雜項物品
2. 樂器：木製類、金屬類、鼓類、旋律類之敲擊樂器數樣

◆ 治療目標

1. 促進聆聽的能力
2. 增進團體人際互動
3. 提升想像力與創作力
4. 加強語言表達能力

◆ 活動指引

1. 將成員分成小組，約 5 至 6 人一組（若人數較少則 4 人一組）。
2. 治療師將準備好的器材（石頭、樹枝、布偶數種、繩子、鈕扣、杯子……等雜項物品），分類放於活動室中央。
3. 每位成員到活動室中央選擇一或兩樣器材（如：石頭 3 顆、繩子一條……），自行設計或排列出一個意像或圖形。
4. 選擇樂器敲出音響，來表現圖形可能產生的音效。
5. 每組成員（案主）輪流說出一段話，並敲奏手中樂器（配合自行設計或排列出的圖形），依順序接龍，成為一個組合故事，從活動中鼓勵案主發揮想像力、創作力及語言表達能力。
6. 活動後互相分享彼此的體驗與感受。

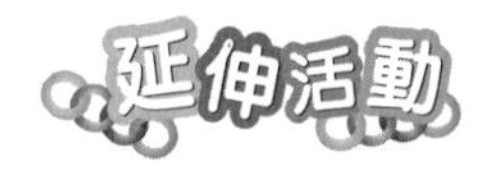

將其所講述的故事配合音樂、戲劇來與他人互動。

筆記欄

主題：創意音樂活動

◆ 適用對象

青少年、成人或適合之團體

◆ 資源器材

1. 大布巾或氣球傘、音響器材、CD選曲（輕快活潑之樂曲或由治療師即興彈奏樂曲）
2. 顏色相同的配對卡片（畫出一幅圖畫，如動物、植物、海洋等）將之裁成四塊（類似拼圖卡，如三角型或長方形等）
3. 樂器：各類打擊樂器

◆ 治療目標

1. 加強肢體動作協調性
2. 增進團體人際互動
3. 提升語言表達能力
4. 情感的抒發
5. 提升認知技巧

◆ 活動指引

1. 將成員分成 4 至 5 組（每組約 4 至 5 人），選出代表一人。
2. 其他成員將大布巾（或氣球傘）打開，手執大布巾周圍，形成一個大圓圈，配合治療師的動作與音樂，將大布巾拉起、放下、抖動、繞圈轉……。
3. 待音樂暫停時，團體成員將大布巾往上揚起，使之形成一傘蓋

狀。被選出的成員代表跑入裡面，在傘蓋未掉下來前，尋找出相同顏色的卡片。

4. 待活動停止後，聚集各成員核對配對卡片上的圖案，討論與圖案符合的曲子，然後以不同的音樂表達形式來展現（歌唱、即興創作、填詞、舞蹈等）出圖片上的意境與內涵。
5. 活動後互相分享彼此的體驗與感受。

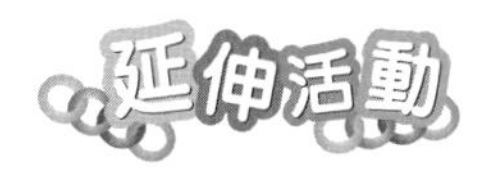

將所有組別的卡片聚集後，大家共同選些圖案，利用其意涵來討論出一些字詞、文藻，共同創作出詞句，配合歌曲來演唱或合奏。

筆記欄

....

....

....

....

....

....

主題：音樂繪畫

◆ 適用對象

青少年、成人或適合之團體

◆ 資源器材

1. 全開之宣紙（國畫棉紙）、水彩8至10盒（依人數而定）、衛生筷、綿花、綿線、泡泡槍、杯子、報紙
2. 樂器：各類打擊樂器、木笛或鍵盤樂器
3. CD：準備 3 至 4 首樂曲（治療師自定選項，或依團體質性而定）

◆ 治療目標

1. 增進語言表達能力
2. 情感的表達
3. 提升團體人際互動
4. 增進大小動作技巧
5. 加強認知能力

◆ 活動指引

1. 治療師先帶領成員於教室中放鬆肢體（配合輕柔音樂或隨著治療師的指導語做肢體放鬆）。
2. 將成員分成 3 或 4 組，每組 5 人（依人數而定），發給團體紙張工具。當音樂播放時，成員可隨著自己的情感釋放，選擇顏色材料及工具，畫出自己意像中的圖案。

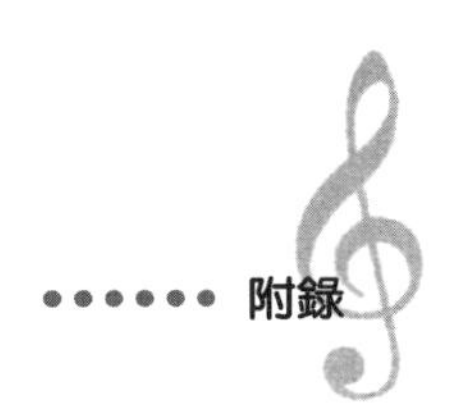

3. 在作畫當時，試著讓成員利用工具建立圖像，在音樂交流中以畫會友，互相交流（音樂有高、有低、有輕鬆、有活潑，治療師可依團體需要而選擇），感覺樂曲帶來的能量、動力與情感，讓音樂帶動成員的感受，選擇自己喜歡的圖案與顏色，並與之建立關係，並注意周遭的其他案主與圖案，從音樂與繪畫中與他人互動、交流。
4. 結束後，治療師與每組成員分享、討論，在不同的交流下各抒己見，說明過程中的經驗與感受。

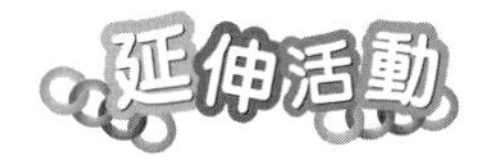

組員利用自己所繪製之圖畫，分別即興創作詩詞或樂曲。

筆記欄

主題：節奏森林

◆ 適用對象

青少年、成人或適合之團體

◆ 資源器材

1. 口白（speech）
2. 肢體樂器（body percussion）

◆ 治療目標

1. 增進團體人際互動
2. 提升模仿及表達能力
3. 加強身體動作協調性（大小肌肉）
4. 情感的抒發

◆ 活動指引

1. 治療師與成員討論大自然或周遭生活所出現的聲音，可利用手、腳、肢體或以嘴模仿出聲音。
2. 成員輪流表現出動作或聲音（口技），順時鐘方向，其它成員亦模仿一次。
3. 請一個成員做出肢體音效或以嘴巴發出聲音節奏，並持續不斷，其它人依治療師的指示（或由案主主動）一個個加入自己創作的音效來配合，形成一個天然的樂團，提升團體人際互動與自我表達能力。
4. 活動後互相分享彼此的體驗與感受。

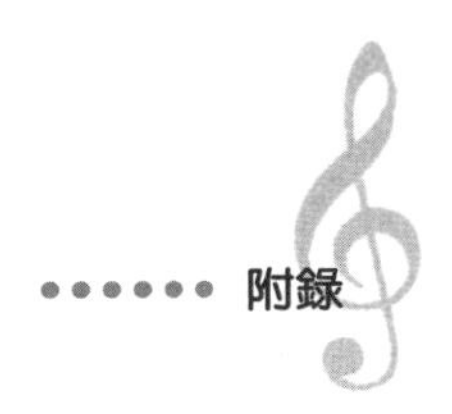

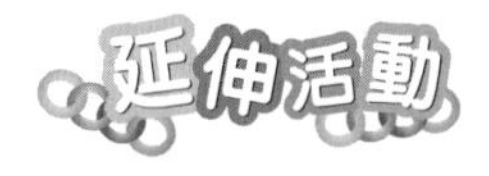

1. 若成員功能性較高或帶領成長團體，可由他們自發性的開始，一個個慢慢加入聲音即興，直到每個人都輪流後，由其自發性的慢慢停止，如同心理動力活動之帶領。
2. 可改由每位成員選擇一樣自己喜好的樂器，如 1.所述的流程進行活動。結束後，分享彼此的經驗與心得。

筆記欄

主題：音樂與詩詞創作

◆ 適用對象

青少年、成人、老年人或適合之團體

◆ 資源器材

1. 現代詩或諺語（選擇 1 至 2 首以上）、一篇短文、壁報紙、彩色筆
2. 樂器：各類打擊樂器

◆ 治療目標

1. 增進語言表達技巧
2. 增進人際的互動
3. 提升大肢體動作技巧
4. 加強認知能力

◆ 活動指引

1. 治療師配合成員的特性，將所選擇的現代詩、台灣諺語、通俗俚語（選擇 1 至 2 首以上）或一篇短文寫於壁報紙並貼於白板上。
2. 將成員分組，由各組選擇一首喜愛的歌曲後，將詩詞、俚語、台灣諺語的語句重新重組，互相討論其含意，將創作後的句子填寫成歌詞，配上原來的曲子。
3. 利用樂器或歌或舞，即興創作，表現出符合詩詞意境的音樂作品。
4. 彼此分享、討論其經驗與心境。

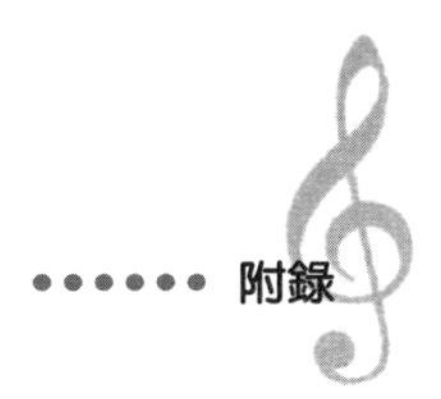

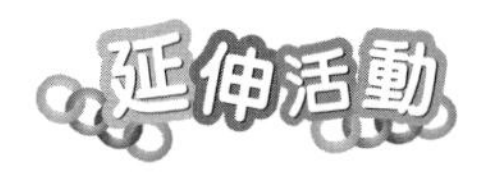

治療師可以引導成戲劇互動的表現。

筆記欄

主題：表達性藝術創作

◆ 適用對象

青少年、成人或適合之團體

◆ 資源器材

壁報紙數張（依組別而定）、彩色筆、各類樂器、沒有文字性的連環圖畫數張（類似幾米之畫作）

◆ 治療目標

1. 增進大動作協調
2. 情感的抒發
3. 加強人際的互動
4. 自我滿足感
5. 提升創造力及想像力
6. 增進語言表達能力
7. 提升認知能力

◆ 活動指引

1. 將成員分組（約 3 至 4 人），並給與一張壁報紙及一盒彩色筆及一張相同漫畫。
2. 每組依漫畫的內容進行討論，若有必要可將所討論的內容或文字寫於壁報紙上，針對討論的主題以各種音樂的表達方式來呈現（如：歌唱、舞蹈、戲劇、啞劇、詩詞吟詠……）。可與其它組別進行比對或互動。
3. 分組表現創意後，互相討論彼此的感受與心得。

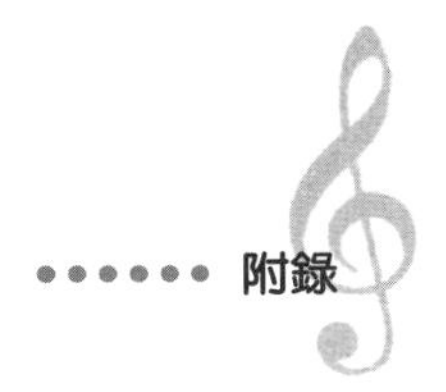

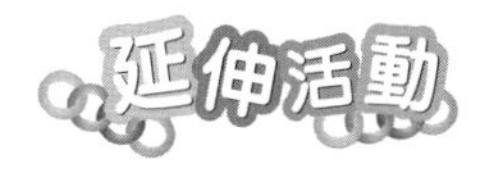

治療師可發給每組不同的連環圖案或是一張漫畫，讓每組進行討論後，集結不同的素材及資訊，將之組合成有系統的、有結構的故事，並共同討論表演方式，分配角色共同呈現戲劇活動或音樂創作。

筆記欄

主題：詩詞欣賞

◆ 適用對象

成人、老年人或適合之團體

◆ 資源器材

1. 大小絲巾、唐詩、宋詞選集或台語古詩、俚語、台灣諺語、民俗諺語、打油詩……
2. 樂器：各類打擊樂器

◆ 治療目標

1. 增進語言表達能力
2. 提升團體參與與人際互動
3. 情感的表達
4. 情緒的抒發

◆ 活動指引

1. 治療師選 4 至 5 首（依成員特性而定，或由成員們提供）的唐詩、宋詞、台灣諺語、俚語，與成員分享詩詞意涵。
2. 將成員分組，發給一首詩或諺語，請成員討論團體將所拿到的詩、詞內涵。
3. 每組推派其中一人吟誦詩詞，其他成員利用樂器，配合吟誦者的音調之抑揚頓挫，敲奏音效，藉此活動達到情感表達、團體的參與及人際互動。
4. 活動後互相分享彼此的體驗與感受。

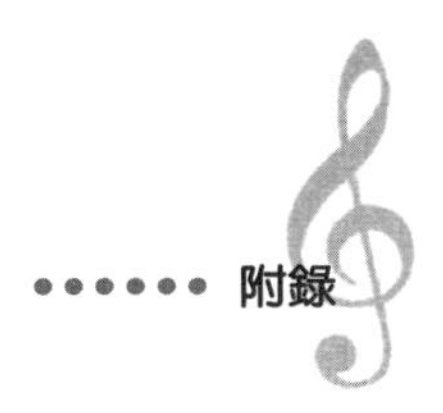

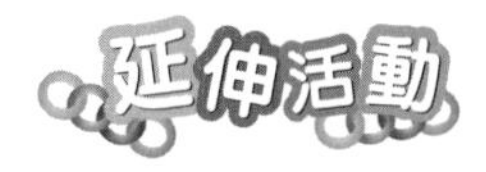

猜謎遊戲──

1. 治療師可以發給每組一張寫好的詩或詞（以一般較熟悉為原則，如王之渙「登鸛雀樓」、李白「靜夜思」……等，或台灣諺語，如「一人一家代，公媽隨人拜」、「一個某，卡好三仙天公祖」、「人生親像大舞台，苦齣笑科攏公開」……）。
2. 經由討論後，每組以簡易的戲劇效果（肢體動作）表現出詩、詞的意境，並且配上樂器作為音效。
3. 由其他未表演的成員，猜出其詩、詞的內容，並朗誦。
4. 由於諺語有其時代背景，並來自過往社會的生活習俗或傳統觀念下的經驗，更能貼近高齡成員的心境，活動後經由彼此分享、討論，更能達到彼此情感與情緒的抒發。

筆記欄

國家圖書館出版品預行編目資料

音樂治療十四講／吳幸如, 黃創華著.
-- 初版. -- 臺北市：心理, 2006（民 95）
面； 公分. -- （心理治療系列；22075）
參考書目：面
ISBN 978-957-702-962-1（平裝）

1. 音樂療法

418.986　　95021123

心理治療系列 22075

音樂治療十四講

作　　者：吳幸如、黃創華
責任編輯：郭佳玲
總 編 輯：林敬堯
發 行 人：洪有義
出 版 者：心理出版社股份有限公司
地　　址：231 新北市新店區光明街 288 號 7 樓
電　　話：(02) 29150566
傳　　真：(02) 29152928
郵撥帳號：19293172 心理出版社股份有限公司
網　　址：http://www.psy.com.tw
電子信箱：psychoco@ms15.hinet.net
排 版 者：辰皓國際出版製作有限公司
印 刷 者：辰皓國際出版製作有限公司
初版一刷：2006 年 11 月
初版七刷：2021 年 1 月
I S B N：978-957-702-962-1
定　　價：新台幣 400 元

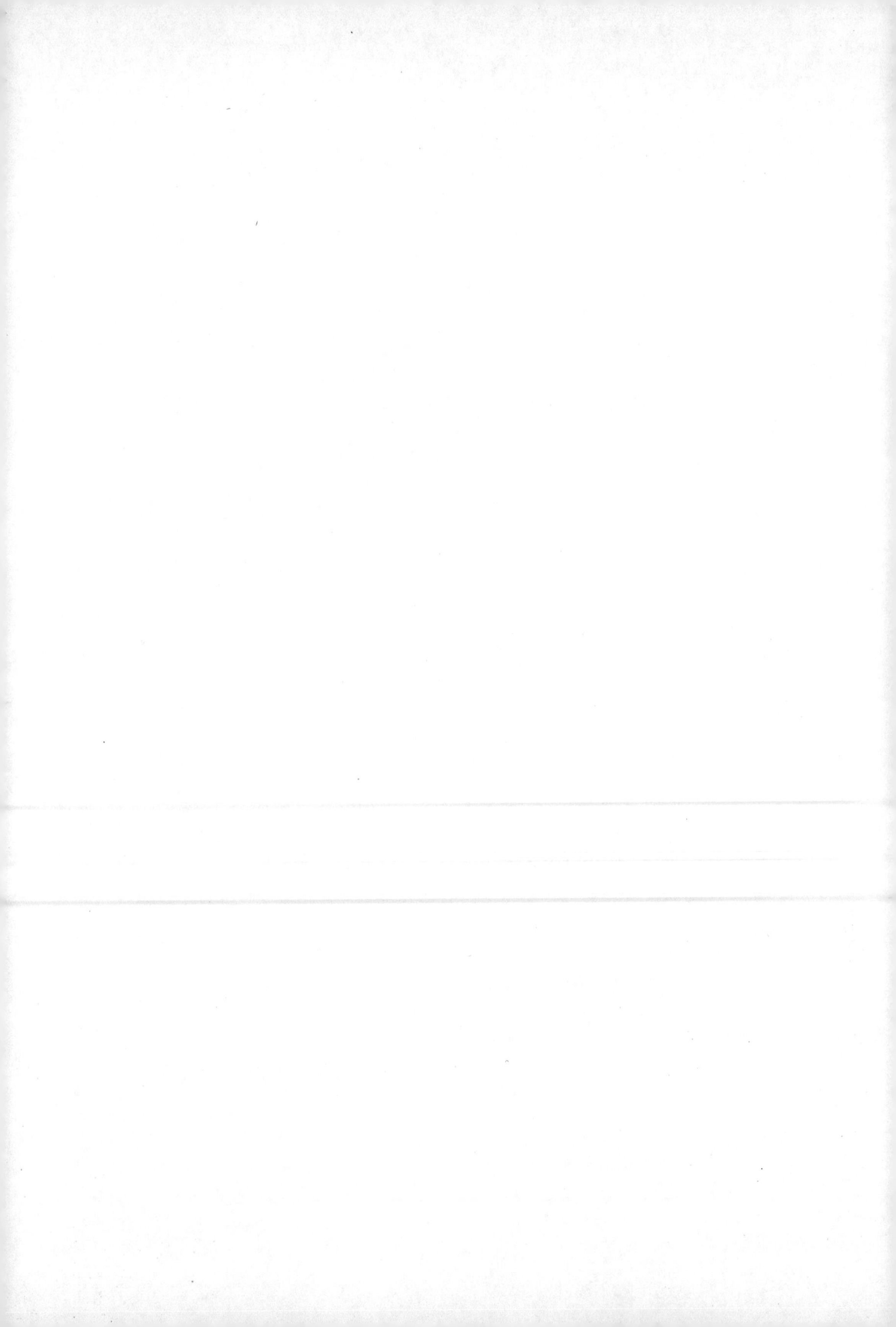